非肿瘤皮肤病的皮肤镜应用

Dermoscopy in General Dermatology

主　编　Aimilios Lallas
　　　　Enzo Errichetti
　　　　Dimitrios Ioannides

主　译　刘　洁　徐　峰

人民卫生出版社

图书在版编目(CIP)数据

非肿瘤皮肤病的皮肤镜应用 /(希)艾米利俄斯•拉利亚斯(Aimilios Lallas)主编;刘洁,徐峰主译. —

北京:人民卫生出版社,2020

ISBN 978-7-117-30085-8

Ⅰ. ①非… Ⅱ. ①艾…②刘…③徐… Ⅲ. ①皮肤病
—镜检 Ⅳ. ①R751.04

中国版本图书馆 CIP 数据核字(2020)第 102254 号

人卫智网	www.ipmph.com	医学教育、学术、考试、健康,
		购书智慧智能综合服务平台
人卫官网	www.pmph.com	人卫官方资讯发布平台

版权所有,侵权必究!

图字:01-2019-3235

非肿瘤皮肤病的皮肤镜应用

主　　译:刘　洁　徐　峰
出版发行:人民卫生出版社(中继线 010-59780011)
地　　址:北京市朝阳区潘家园南里 19 号
邮　　编:100021
E - mail: pmph @ pmph.com
购书热线:010-59787592　010-59787584　010-65264830
印　　刷:北京盛通印刷股份有限公司
经　　销:新华书店
开　　本:889×1194　1/16　印张:20
字　　数:591 千字
版　　次:2020 年 7 月第 1 版　2020 年 7 月第 1 版第 1 次印刷
标准书号:ISBN 978-7-117-30085-8
定　　价:238.00 元
打击盗版举报电话:010-59787491　E-mail: WQ @ pmph.com
质量问题联系电话:010-59787234　E-mail: zhiliang @ pmph.com

译者名单

主　译　刘　洁　徐　峰

顾　问　晋红中　徐金华

秘　书　舒　畅　朱晨雨　慕彰磊　刘孟国

译　者（按姓氏拼音排序）

陈　典	清华大学附属北京清华长庚医院	王钧程	北京协和医院
郝建春	北京市垂杨柳医院	王上上	复旦大学附属华山医院
胡瑞铭	复旦大学附属华山医院	王诗琪	北京协和医院
李　乔	复旦大学附属华山医院	王轶伦	复旦大学附属华山医院
刘　洁	北京协和医院	王煜坤	北京协和医院
刘孟国	复旦大学附属华山医院	徐　峰	复旦大学附属华山医院
刘兆睿	北京协和医院	徐晨琛	中国中医科学院广安门医院
罗毅鑫	北京协和医院	张　峥	复旦大学附属华山医院
慕彰磊	北京大学人民医院	郑其乐	福建医科大学附属第一医院
乔祖莎	山西医科大学第二医院	朱晨雨	北京协和医院
任　捷	复旦大学附属华山医院	朱沁媛	复旦大学附属华山医院
舒　畅	北京协和医院		

编者名单

Prashant Agarwal
Skindent Clinic
Udaipur, India

Aurora Alessandrini
Institute of Dermatology
Department of Specialized Experimental
 and Diagnostic Medicine
Alma Mater Studiorum
University of Bologna
Bologna, Italy

Balachandra Suryakant Ankad
Department of Dermatology
S. Nijalingappa Medical College
Bagalkot, India

Zoe Apalla
First Department of Dermatology
Aristotle University
Thessaloniki, Greece

Manal Bosseila
Kasr AlAini Faculty of Medicine
Cairo University
Cairo, Egypt

Paola Corneli
Institute of Dermatology
"Maggiore" University Hospital
Trieste, Italy

Enzo Errichetti
Institute of Dermatology
University Hospital "Santa Maria della Misericordia"
Udine, Italy

Ignacio Gómez Martín
Department of Dermatology
Hospital Sant Pau i Santa Tecla
Tarragona, Spain

Atula Gupta
Skinaid Clinic
Gurugram, India

Vishal Gupta
Department of Dermatology and Venereology
All India Institute of Medical Sciences
New Delhi, India

Dimitrios Ioannides
First Department of Dermatology
Aristotle University
Thessaloniki, Greece

Yasmeen Jabeen Bhat
Department of Dermatology, STD, and Leprosy
Government Medical College
Srinagar, India

Deepak Jakhar
Department of Dermatology
Deen Dayal Upadhyay Hospital
Hari Enclave, Hari Nagar
New Delhi, India

Feroze Kaliyadan
Department of Dermatology
College of Medicine
King Faisal University
Al-Hofuf, Saudi Arabia

Arshdeep
Kubba Skin Clinic
Delhi Dermatology Group
New Delhi

Tejinder Kaur
Department of Dermatology, STD, and Leprosy
Government Medical College
Amritsar, India

Abhijeet Kumar Jha
Department of Dermatology and STD
Patna Medical College and Hospital
Patna, India

Francesco Lacarrubba
Dermatology Clinic
University of Catania
Catania, Italy

Aimilios Lallas
First Department of Dermatology
Aristotle University
Thessaloniki, Greece

Sonali Langar
Apollo Hospital
and
Skin Remedies Clinic and Laser Centre
Noida, India

Dionysios Lekkas
First Department of Dermatology
Aristotle University
Thessaloniki, Greece

Giuseppe Micali
Dermatology Clinic
University of Catania
Catania, Italy

Nicola di Meo
Institute of Dermatology
"Maggiore" University Hospital
Trieste, Italy

Bianca Maria Piraccini
Institute of Dermatology
Department of Specialized Experimental and
    Diagnostic Medicine
Alma Mater Studiorum
University of Bologna
Bologna, Italy

Adriana Rakowska
Department of Dermatology
Medical University of Warsaw
Warsaw, Poland

Lidia Rudnicka
Department of Dermatology
Medical University of Warsaw
Warsaw, Poland

Rashmi Sarkar
Department of Dermatology, STD, and Leprosy
MAMC-LN Hospital
New Delhi, India

Mathapati Shivamurthy Sukesh
Skin and Hair Sciences
Bengaluru, India

Sidharth Sonthalia
The Skin Clinic and Research Center
Gurugram, India

Sakshi Srivastava
Department of Dermatology and Plastic Surgery
Jaypee Hospital
Noida, India

Michela Starace
Institute of Dermatology
Department of Specialized Experimental
    and Diagnostic Medicine
Alma Mater Studiorum
University of Bologna
Bologna, Italy

Anna Elisa Verzì
Dermatology Clinic
University of Catania
Catania, Italy

Pedro Zaballos
Department of Dermatology
Hospital Sant Pau i Santa Tecla
Tarragona, Spain

Iris Zalaudek
Institute of Dermatology
"Maggiore" University Hospital
Trieste, Italy

中文版序

亲爱的同仁们：

很高兴得知本书的中文翻译已经完成，我非常感谢刘洁教授接受如此繁重的翻译任务。知识和经验的产生即是为了分享，因此，很高兴经过我们长期努力而编写的内容现在可以在中国同道中传播。

皮肤镜在非肿瘤皮肤科学中的应用是相当新颖的，所以对书中的每一部分内容你们都应该批判性地阅读，且未来的证据很有可能大幅修改我们现有的知识。

在我看来，皮肤镜不止是一个成像工具，它与任何其他已有或即将应用的影像技术有本质的区别。皮肤镜是皮肤科临床检查中不可或缺的一部分。2020年的今天，我无法想象没有皮肤镜辅助的皮肤科诊疗，就像无法想象没有听诊器的全科诊疗一样。

在不同人群和不同肤色中，皮疹的亚微观世界有待进一步阐明，希望这本书能激发你更频繁地使用皮肤镜，探索隐匿的结构并丰富整体知识。

正如一位著名的希腊哲学家所言："我唯一知道的就是我一无所知。"知识不储存在任何一本书里，书中蕴藏的是我们对皮肤科学以及改进患者服务的热情。我相信你们也有同样的心境，希望你们会喜爱本书。

致以最美好的祝愿！

Aimilios Lallas
2020年5月

译 者 序

皮肤镜是一种无创、快速、有效的诊断工具,在评估色素性和非色素性皮肤肿瘤的临床检查中已经成为不可替代的工具,显著提高了临床医生对皮肤肿瘤诊断的准确性。随着时间的推移和临床实践研究经验的积累,皮肤镜也逐渐在非肿瘤性皮肤病领域,如炎症性皮肤病、浸润性皮肤病、感染性皮肤病、脱发、甲病,以及评估疗效中得到应用。皮肤镜可以显示裸眼不可见的形态学特征,理论上它可以应用于观察任何一种皮疹。非肿瘤性皮肤病在我国皮肤科医生的临床诊疗中占较大比例,而随着近年来皮肤镜的应用范围逐渐扩展至非肿瘤性皮肤病领域,这项技术也逐渐获得我国皮肤科医生的欢迎,临床实践中迫切需要一本全面介绍这一领域内容的书籍。

过去几年中,设计合理的应用皮肤镜观察非肿瘤皮肤病的研究陆续实施和发表,这表明非肿瘤皮肤病的皮肤镜标准确实存在,但是需要被有效地研究和证实,就如同几十年前建立皮肤肿瘤皮肤镜标准的过程。本书主编 Aimilios Lallas 教授和 Enzo Errichetti 教授等人在非肿瘤皮肤病领域开展了大量的研究工作,并主持制定了非肿瘤皮肤镜术语国际共识。自从获悉他们着手出版这部著作,我们就非常期待,在第一时间阅读了这本著作后,感受到了它的巨大魅力,并决定翻译引进这部优秀的专著。

《非肿瘤皮肤病的皮肤镜应用》开篇详细介绍了非肿瘤皮肤病的皮肤镜下常见结构特征,包括血管、鳞屑、毛囊结构、其他结构及特有线索等,这些结构特征是构成非肿瘤皮肤病皮肤镜下表现的基本元素。全书主体分为五部分,分别介绍了炎症性皮肤病、浸润性皮肤病、感染性皮肤病、毛发和甲病,以及有色人种皮肤病的皮肤镜下特征。

全书紧密结合临床表现,通过细致的观察,使用标准化的语言,详尽叙述了每种疾病不同时期、不同部位、不同亚型和不同皮肤类型的皮肤镜表现,充分展示了皮肤镜作为肉眼视觉的延伸,在观察非肿瘤皮肤病亚微观结构及变化中的优势。附录部分通过表格和相应的图片,对 14 类疾病进行了对比介绍,是全书内容的提炼和总结。

需要强调的是,皮肤镜用于非肿瘤皮肤病的观察,要注意两条原则:

原则一 皮肤镜观察是与临床肉眼观察相伴的,即临床诊断中,病史、皮损形态、分布、症状、触诊,以及皮肤镜观察,每个部分都同样重要。

原则二 在非肿瘤皮肤病学中,基于临床形态建立的鉴别诊断为先,皮肤镜辅助我们在这个范围内进一步鉴别。

在本书中文版面世之际,我们期待通过这部专著的介绍,能让更多的中国医生喜爱并善于使用皮肤镜,希望对大家日常的临床诊疗能够有所帮助。在这里,我们真诚感谢北京协和医院皮肤科晋红中教授和复旦大学附属华山医院皮肤科徐金华教授对我们工作给予的支持以及对专业词汇翻译难点的指导;感谢所有参与翻译工作的青年医师,你们的热情、努力和优异的工作,使得这部书能够在短时间内得以翻译出版;感谢原著主编 Lallas 教授的信任与帮助,并特意为中文版作序;感谢所有同道和前辈的鼓励与关爱!由于部分专业术语尚缺乏中文翻译的共识,本书难免有不足与疏漏之处,敬希读者不吝赐教,以便我们不断地完善和更新。

刘 洁 徐 峰

2020 年 5 月

原 著 序

如今，没有人会质疑"皮肤镜在诊断皮肤肿瘤中是必要的"这一观点。肉眼检查可以发现肿瘤的形态、大小和颜色，但"细微之处"——在模式和颜色变化中构建细节的一笔一画——只有通过皮肤镜才能看到。皮肤镜在皮肤肿瘤识别方面得到了医生们的高度认可，以至于如今在皮肤肿瘤筛查中如果不使用皮肤镜，就显得不够充分。

将皮肤镜应用于皮肤肿瘤以外病变的评估是一种自然的发展趋势。通过归纳总结可以得知，皮肤镜有助于临床评估任意一种皮疹或疾病。然而，探索炎症性、浸润性和感染性皮肤病亚微观表现的最初努力，曾被严重质疑是不可靠的，甚至可能是多余的。

此后不到 10 年，现实生活也像往常一样给出了回应。众多皮肤病的皮肤镜模式被研究、发表和传播。越来越多的皮肤科医生就像全科医生使用听诊器一样在使用皮肤镜——将其作为一种基本的临床工具，作为临床诊断过程中的一部分。

本书的目的是帮助那些希望提升临床能力、学习更多亚微观下皮肤病形态学知识的临床医生。这本书包含了多年研究的成果和各种观点的归纳，这些既会让你满意，也可能会让你失望。当然，如果没有大量患者的"参与"，这本书是不可能诞生的，患者们自愿"提供"他们的皮损，让这本书更为完善。诚挚地感谢患者们，感谢从一开始就认可我们的研究的全世界的皮肤镜专家们，感谢本书中引用的研究成果所涉及的所有研究者们，更为重要的是感谢所有花费宝贵时间努力提升自己、帮助患者的同仁们。感激参与撰写本书的朋友和同仁们。

最后，希望你会喜欢阅读这本书——《非肿瘤皮肤病的皮肤镜应用》。

Aimilios

Enzo

Dimitrios

（王钧程 译，刘洁 审）

目　录

致　　谢

To Zoe, my closest partner in life and work. To Iris and Geppi who taught me the first steps.
To the many friends of the "dermoscopy family" that we keep walking together.

Aimilios Lallas

To my wonderful wife, Sabrina, for her constant love, support, and patience, which continuously push
me to do better in my life and job, and my wise mentor, Prof. Pasquale Patrone, who first believed in
me, giving me the opportunity and the freedom to express myself as best as possible in my profession.

Enzo Errichetti

To the 2 most important women of my life: my mother, Stella, and my life partner, Angeliki.

Dimitrios Ioannides

总　论

Aimilios Lallas，Enzo Errichetti

概览

皮肤镜（dermoscopy/dermatoscopy）是一种无创、快速、有效的诊断工具，它在评估色素性和非色素性皮肤肿瘤的临床检查中是不可替代的一部分[1]。目前的证据强烈表明，皮肤镜显著提高了临床医生对良恶性皮肤肿瘤诊断的准确性[2]。在一些国家，使用皮肤镜被视作皮肤科医生以及所有涉及皮肤肿瘤检测的临床医生的必备条件。

随着时间的推移和临床实践研究经验的积累，皮肤镜也逐渐在非肿瘤性皮肤病领域，如炎症性皮肤病、自身免疫病、感染性皮肤病、脱发、甲部疾病，以及评估治疗或美容手术的效果中得到应用[3]。事实上，因为皮肤镜可以显示裸眼不可见的形态学特征，理论上它就可以应用于任何一种皮疹。

过去 10 年，在炎症性皮肤病和感染性皮肤病领域，许多临床医生和研究人员开始使用皮肤镜并发表了文章，大家对皮肤疾病未知的亚宏观形态世界的探索开始了[4,5]。然而，大多数被描述的皮肤镜标准仅基于个案报道或病例系列分析。因此，尽管"炎症镜""寄生虫镜""毛发镜""甲皱襞皮肤镜"这些领域既崭新又充满吸引力，但很多同仁考虑到临床实践中的可靠性，仍对其持保留态度。的确，在几年前，皮肤肿瘤以外的领域缺少关于皮肤镜的高质量研究。然而在过去几年里，设计合理的研究陆续实施和发表，这表明：可靠的标准确实存在，但是需要被有效地研究和证实，就像几十年前皮肤肿瘤的皮肤镜标准建立一样[4,6,7]。

基本原则

在本书的开头，笔者想强调一下皮肤镜的两个基本原则。第一条原则适用于皮肤镜的所有适用疾病，包括皮肤肿瘤、炎症性疾病、脱发和其他皮肤疾病。第二条原则也对所有适用疾病有效，但与普通皮肤病学（非肿瘤性疾病）尤其相关。

原则一　皮肤镜本身在临床实践中无任何意义。尽管在教学、邮件交流或智能手机的 app 中，使用者经常遇到仅有皮肤镜图片的情况，但在真实临床环境中，皮肤镜永远是与临床，即肉眼观察相伴的。皮肤病学诊断的艺术是一个收集和结合多种不同来源信息的多因素的复杂过程——包括临床形态、症状、皮疹经过、患者病史、触诊、玻片压诊、刮诊、放大镜观察，以及皮肤镜观察。在临床诊断中，上述的每一个部分都很重要。比起其他部分，皮肤镜的重要性不比其他部分多，但绝不比其他部分少。

原则二　在普通皮肤病学中，诊断经常是基于临床视诊就可以得出的。即使是一些不能直接诊断的病例，也可以根据临床表现和皮疹分布给出鉴别诊断。像皮肤镜甚至组织病理这样的辅助检查，永远应该在临床建立的鉴别诊断的范围内解读。因此，在普通皮肤病学中，使用皮肤镜应该被认为是两步法的第二步，即永远要以基于临床形态建立的鉴别诊断为先。换言之，通过皮肤镜观察时，应该从临床的鉴别诊断出发，如果可能的话，试着将其逐个排除，使范围缩小至一种疾病。而可见于多种疾病的非特异性的皮肤镜标准，在特定的鉴别诊断中，可能会变得非常有用。例如，线状血管可见于多种肿瘤、炎症性和感染性疾病，甚至正常皮肤，因此不被认为是一种疾病的特异性的特征。然而它在皮炎和蕈样肉芽肿的鉴别诊断中具有高度的特异性，因为它仅出现在其中一种疾病（蕈样肉芽肿）当中。

皮肤镜的选择

对于皮肤肿瘤的皮肤镜表现来说，主要的皮肤镜结构都是由于色素在皮肤的不同深度沉积所

1

导致的。血管结构和其他特征也可见，但相对于色素特征来说，重要性略低。与之相反，炎症性和感染性疾病的主要组织病理学改变通常与色素无关，而主要包括细胞浸润、血管结构，以及表皮厚度和解剖结构的改变。因此，选择能够保持血管形态并使其更利于观察的设备，在非肿瘤性皮疹的观察中比在皮肤肿瘤中更重要。老式非偏振光手持皮肤镜需要镜片直接接触皮肤表面，可能导致血管结构的形态改变甚至消失。使用超声凝胶替代液体浸润可以减轻对血管的压力，更好地保持血管形态。而二代手持皮肤镜的问世从根本上解决了上述问题，它使用偏振光，无须接触皮肤。除了能够消除压力的问题，偏振光皮肤镜也能更好地突出血管结构，还可以观察到亮白色结构（在非偏振光皮肤镜下很难见到甚至是不可见的）。因此，笔者强烈建议，使用非接触式偏振光皮肤镜进行普通皮肤病的观察。

皮肤镜特征的主要分类

总体来说，每种疾病在皮肤镜下都有 1～2 种典型的主要特征。主要特征是指在皮疹中的大部分区域能够观察到的结构，多于其他同时存在的特征。在炎症性皮肤病中，最常见的结构是血管、鳞屑或结痂，以及与毛囊相关的结构。普通皮肤病的皮肤镜检查中最重要的指标如下：

1. 血管

1A. 形态

已有文献对部分血管形态进行过描述，比如点状、肾小球状、逗号状、发夹样、分支状、不规则线状、螺旋状等[8]。上述某些形态类型与特定的肿瘤相关（例如，分支状血管与基底细胞癌相关，逗号状血管与皮内痣相关）[9]。然而，有学者认为，评估血管形态类型的观察者内一致性很低[10]。的确，目前使用的部分用语之间存在明显的重叠，特别是在线状血管的描述中（不规则线状和分支状，逗号状和发夹样，等）。同时，鉴于上文提到的几种血管形态类型在任何炎症性或感染性疾病当中均未见有诊断学意义的报道，因此，笔者建议，在普通皮肤病学的皮肤镜应用中使用如下的简化分类（图 0.1）。

a. 点状血管 该类别包括任何大小的圆形血管，无须区分是针尖样还是小球形的点状血管（两者的区别仅在于直径）。不同大小的点状血管经常同时出现在同一个皮疹上。点状血管可见于大多数常见的炎症性皮肤疾病。起初，人们认为点状血管是银屑病的皮肤镜下的标志，但之后发现，许多其他炎症性皮肤疾病［包括皮炎（所有类别）、扁平苔藓、玫瑰糠疹、汗孔角化症等[11]］的皮肤镜下也可见点状血管。

b. 线状血管（不弯曲非树枝状） 线状血管最常出现于日光损伤的皮肤，也见于任何长期使用糖皮质激素治疗的疾病的皮损。最常见的以线状血管为特征的皮肤疾病是玫瑰痤疮，其特征为多边形排列（多角形血管）[12]。

c. 线状树枝状血管 与基底细胞癌中的典型血管有一些类似，线状树枝状血管可见于肉芽肿性皮肤疾病（结节病和结核）和盘状红斑狼疮的晚期[13, 14]。

d. 线状弯曲的血管 与常见于皮内痣的被描述为逗号状的血管类似，可见于扁平苔藓、肉芽肿性疾病和蕈样肉芽肿[11, 15]。

1B. 分布（图 0.2）

a. 规则 血管结构均一地分布在整个皮损表面，这种血管排列方式以银屑病为代表[11]。

b. 外周 血管结构主要分布在皮损的外周，这种排列方式常见于扁平苔藓[11]。

c. 散在 血管结构不遵循任何特定形式而随机排列，也被称为不对称或非特异性分布。可见于皮炎和玫瑰糠疹[11]。

d. 网状 血管结构形成一种网络，这种排列方式可见于银屑病（点状血管），在玫瑰痤疮中也很典型（线状血管）[12, 16]。

2. 鳞屑

2A. 鳞屑颜色（图 0.3）

a. 白色 是最常见的鳞屑颜色，可见于大多数的红斑鳞屑性和丘疹鳞屑性皮肤疾病，如银屑病和扁平苔藓[4]。

b. 黄色 黄色结痂是由浆液外渗导致的，黄色鳞屑是浆液混合角质导致的。黄色结痂和鳞屑是所有类型的皮炎的皮肤镜下的标志，组织病理上对应下方的海绵水肿[11]。

c. 棕色 色素性角化不全可能出现在一些皮

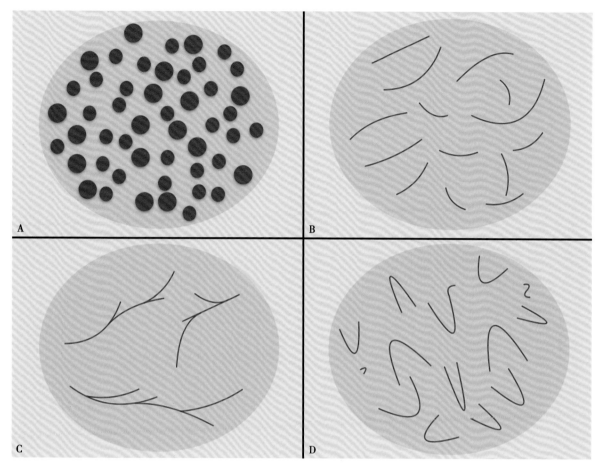

图 0.1　血管的形态分类：A. 不同直径大小的点状血管。B. 不弯曲非树枝状的线状血管。C. 线状树枝状血管。D. 线状弯曲的血管

肤病中，形成棕色的鳞屑，外源性色素是另一种造成棕色鳞屑的可能原因。

2B. 鳞屑分布（图 0.4）

a. 弥漫　鳞屑覆盖皮损的整个表面，不具有诊断特异性，因为弥漫分布的鳞屑可见于多种角化过度性皮肤病。

b. 中央　鳞屑在皮损中央更明显。同样，这种模式也不具有特异性，尽管其更常见于银屑病。

c. 外周　鳞屑不覆盖皮损中央，而主要分布在外周。这是玫瑰糠疹的经典特征，也可见于体癣和其他疾病。

d. 散在　鳞屑随机不对称分布，可见于多种疾病。

3. 毛囊相关

原发累及毛囊的炎症性疾病是存在的，在这些疾病中，皮肤镜显示，毛囊改变为突出特征。主

要的毛囊相关的皮肤镜特征如下（图 0.5）：

a. 毛囊角栓　白色或黄色的角质栓充满毛囊开口，可见于多种疾病，但被认为是早期盘状红斑狼疮的皮肤镜下标志[14]。

b. 毛囊红点　代表毛囊周围炎症和血管扩张的结果。这是盘状红斑狼疮的典型表现，但也可见于毛囊黏蛋白病。

c. 毛囊周围白色区　围绕每个毛囊的白色圆环和 / 或毛囊之间的区域充满白色。可能对应毛囊周围纤维化（如盘状红斑狼疮），或表皮增生（如肥厚性扁平苔藓），或毛囊周围色素脱失（如白癜风）[3, 14, 17]。

d. 毛囊周围色素沉着　色素加深主要围绕毛囊，可见于脱发，但也是白癜风复色的首要特征[3]。

4. 其他结构

一些除了血管、鳞屑、毛囊特征以外的结构也可能见于炎症性、浸润性、感染性疾病。它们是表

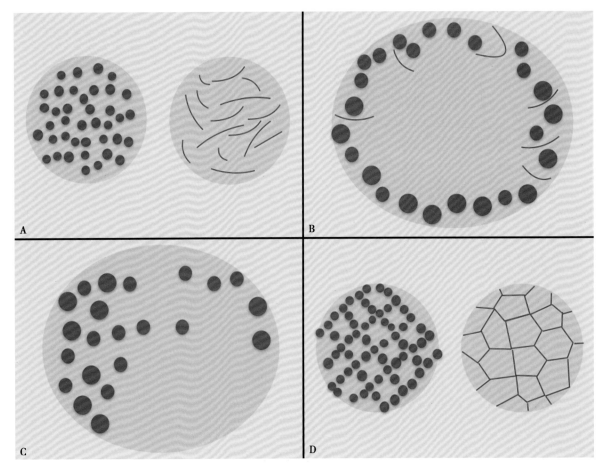

图 0.2　可能出现的血管分布：A. 规则。B. 外周。C. 散在。D. 网状

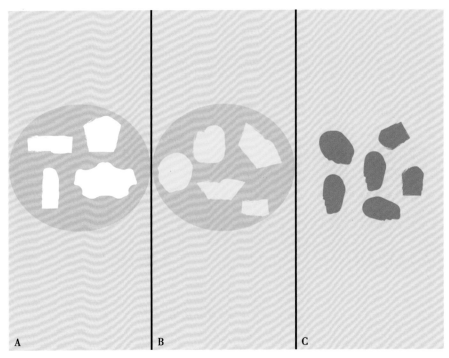

图 0.3　鳞屑的颜色：A. 白色鳞屑。B. 黄色结痂或鳞屑。C. 棕色鳞屑

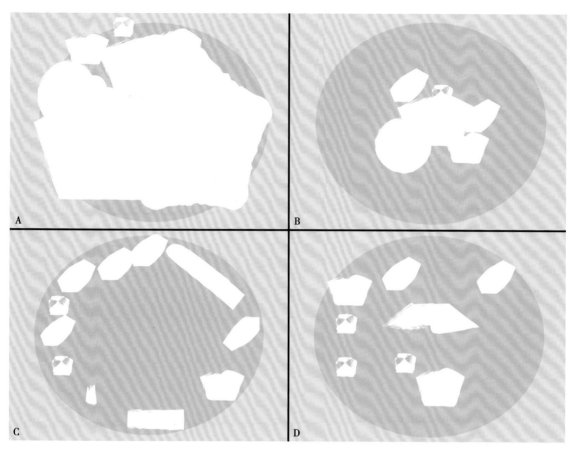

图 0.4　可能见到的鳞屑分布：A. 弥漫。B. 中央。C. 外周。D. 散在

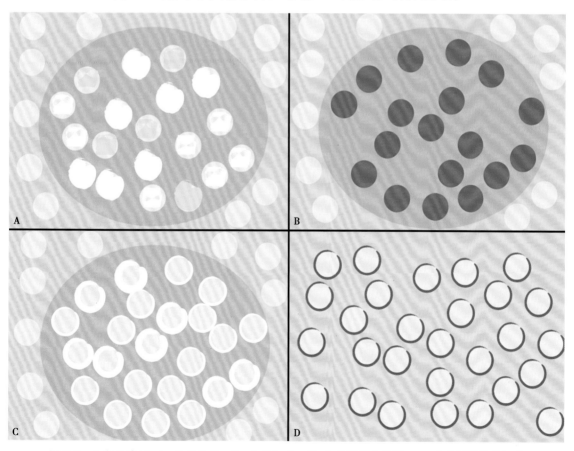

图 0.5　毛囊的特征：A. 毛囊角栓。B. 毛囊红点。C. 毛囊周围白色区。D. 毛囊周围色素沉着

皮改变、细胞浸润、黑素或其他物质沉积等多种组织病理改变的结果。根据颜色和形状，这些结构可分为以下几种：

4A. 其他结构——颜色

a. 白色 组织病理上可能对应纤维化、黑素细胞或黑素减少、表皮增生（棘层或颗粒层增厚）或钙质沉积。

b. 棕色 对应表皮基底层或真皮浅层的黑素。

c. 灰色 对应真皮乳头的黑素或褐黄色色素。

d. 蓝色 由真皮网状层色素沉积导致。

e. 橘黄色 组织病理学对应真皮内肉芽肿、密集的细胞浸润或真皮内含铁血黄素沉积。

f. 黄色 通常由真皮内脂质沉积导致。

g. 紫色 对应红细胞外溢（紫癜）。

4B. 其他结构——形状（图0.6）

a. 无结构区 无结构区可能是弥漫性的，形成相对均质的背景；也可能是局灶性的无特定形状的有颜色的区域，缺乏任何可识别结构。

b. 点或小球

c. 线 可以是平行、网状、垂直、成角或非特异性的排列。

d. 环

5. 特有的线索

特有的线索仅见于一种疾病而在其他任何疾病中不可见，特别是在鉴别诊断中的疾病里不可见。因此，特有的线索出现时，强烈提示某一种疾病。很多疾病具备特有的线索，但人们仅针对部分疾病开展了包含对照的合理设计的研究。特有的线索的例子包括：扁平苔藓的白色相交线（Wickham 纹）和汗孔角化症的外周角化性边沿（图0.7）[18-21]。

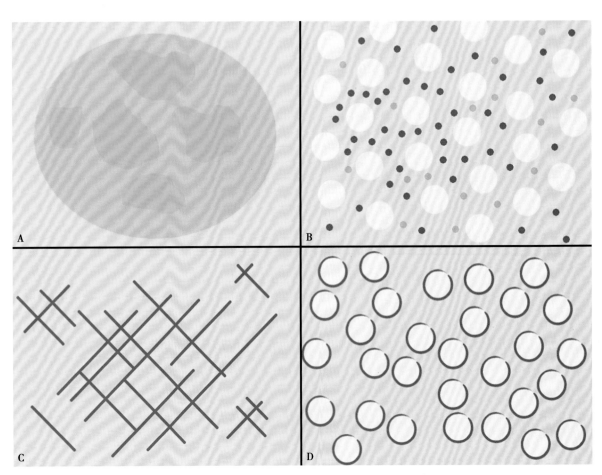

图0.6 其他结构的形状：A. 灶状无结构区。B. 点。C. 线。D. 环

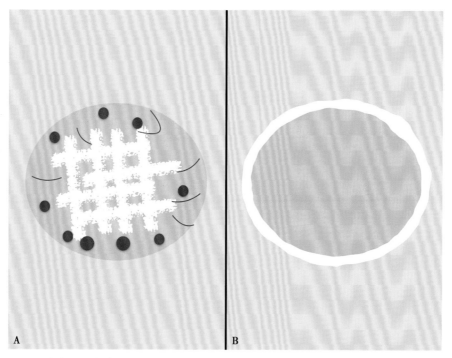

图 0.7　特有的线索举例：A. 扁平苔藓的 Wickham 纹。B. 汗孔角化症的白色角化性边沿

（徐晨琛 译，刘洁 校）

参考文献

1. Zalaudek I, Lallas A, Moscarella E et al. The dermatologist's stethoscope—traditional and new applications of dermoscopy. *Dermatol Pract Concept* 2013; 3: 67–71.

2. Vestergaard ME, Macaskill P, Holt PE, Menzies SW. Dermoscopy compared with naked eye examination for the diagnosis of primary melanoma: a meta-analysis of studies performed in a clinical setting. *Br J Dermatol* 2008; 159: 669–76.

3. Lallas A, Argenziano G. Dermatoscope—the dermatologist's stethoscope. *Indian J Dermatol Venereol Leprol* 2014; 80: 493–4.

4. Lallas A, Zalaudek I, Argenziano G et al. Dermoscopy in general dermatology. *Dermatol Clin* 2013; 31: 679–94.

5. Vazquez-Lopez F, Kreusch J, Marghoob AA. Dermoscopic semiology: further insights into vascular features by screening a large spectrum of nontumoral skin lesions. *Br J Dermatol* 2004; 150: 226–31.

6. Zalaudek I, Argenziano G, Di Stefani A et al. Dermoscopy in general dermatology. *Dermatology* 2006; 212: 7–18.

7. Lallas A, Giacomel J, Argenziano G et al. Dermoscopy in general dermatology: practical tips for the clinician. *Br J Dermatol* 2014; 170: 514–26.

8. Zalaudek I, Kreusch J, Giacomel J et al. How to diagnose nonpigmented skin tumors: a review of vascular structures seen with dermoscopy: part II. Nonmelanocytic skin tumors. *J Am Acad Dermatol* 2010; 63: 377–86.

9. Argenziano G, Zalaudek I, Corona R et al. Vascular structures in skin tumors: a dermoscopy study. *Arch Dermatol* 2004; 140: 1485–9.

10. Argenziano G, Soyer HP, Chimenti S et al. Dermoscopy of pigmented skin lesions: results of a consensus meeting via the Internet. *J Am Acad Dermatol* 2003; 48: 679–93.

11. Lallas A, Kyrgidis A, Tzellos TG et al. Accuracy of dermoscopic criteria for the diagnosis of psoriasis, dermatitis, lichen planus and pityriasis rosea. *Br J Dermatol* 2012; 166: 1198–205.

12. Lallas A, Argenziano G, Longo C et al. Polygonal vessels of rosacea are highlighted by dermoscopy. *Int J Dermatol* 2014; 53: e325–7.

13. Pellicano R, Tiodorovic-Zivkovic D, Gourhant J-Y et al. Dermoscopy of cutaneous sarcoidosis. *Dermatology* 2010; 221: 51–4.

14. Lallas A, Apalla Z, Lefaki I et al. Dermoscopy of discoid lupus erythematosus. *Br J Dermatol* 2012; 168: 284–8.

15. Lallas A, Apalla Z, Lefaki I et al. Dermoscopy of early stage mycosis fungoides. *J Eur Acad Dermatol Venerol* 2012; 27: 617–21.

16. Vázquez-López F, Zaballos P, Fueyo-Casado A, Sánchez-Martín J. A dermoscopy subpattern of plaque-type psoriasis: red globular rings. *Arch Dermatol* 2007; 143: 1612.

17. Coelho de Sousa V, Oliveira A. Inflammoscopy in the diagnosis of hypertrophic lichen planus. *J Am Acad Dermatol* 2015; 73: e171–3.

18. Vázquez-López F, Manjón-Haces JA, Maldonado-Seral C et al. Dermoscopic features of plaque psoriasis and lichen planus: new observations. *Dermatology* 2003; 207: 151–6.

19. Delfino M, Argenziano G, Nino M. Dermoscopy for the diagnosis of porokeratosis. *J Eur Acad Dermatol Venereol* 2004; 18:194–5.

20. Errichetti E, Stinco G. The practical usefulness of dermoscopy in general dermatology. *G Ital Dermatol Venereol* 2015; 150: 533–46.

21. Errichetti E, Stinco G. Dermoscopy in general dermatology: a practical overview. *Dermatol Ther (Heidelb)* 2016; 6: 471–507.

第一部分

炎症性疾病

第1章　丘疹鳞屑性疾病

Aimilios Lallas，Enzo Errichetti

1.1 银屑病

1.1.1 简介

银屑病是一种常见的易复发的慢性炎症性皮肤病，具有遗传性、表型变异性，可能与银屑病性关节炎和代谢综合征有关。银屑病中角质形成细胞剧烈增殖，这种角质形成细胞的增殖被认为是炎症介质细胞和细胞因子驱动的一系列免疫反应的结果[1-3]。

1.1.2 临床表现

银屑病的典型临床特征为大小不一、边界清楚的红斑，上覆银白色鳞屑（图1.1）。最常见的受累部位是头皮、肘和膝，其次是下背、臀、甲、脐周、躯干、手掌和足底，但银屑病皮损可发生于任何部位。患者皮损严重程度有很大差异，从少量小斑块到累及绝大部分皮肤（红皮病）[1-3]。银屑病的主要临床类型如下：

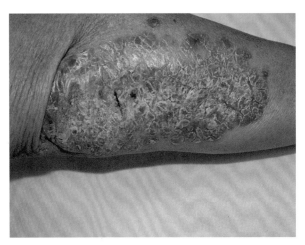

图1.1　典型银屑病皮损：境界清楚的红色斑块上覆银白色鳞屑

1.1.2.1 寻常型银屑病

寻常型银屑病，也称为慢性斑块型银屑病，是

临床上最常见的一种类型，具有银屑病典型皮损。早期皮损表现为红色鳞屑性丘疹，融合形成圆形、卵圆形，上覆银白色鳞屑的斑块（图1.2）。皮损角化程度取决于发病部位：在头皮或者掌跖部位较重，间擦部位则无角化（图1.3）。鳞屑通常中央黏附，边缘游离。刮除鳞屑后，皮损可见小出血点（Auspitz征）。最常见的受累部位如前文所述。皮损也可出现于外伤部位（Koebner征）。一般来说，本病无明显症状，但多数患者可出现瘙痒[1-3]。

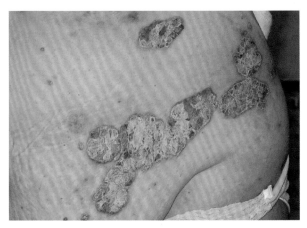

图1.2　银屑病患者皮损融合形成较大斑块

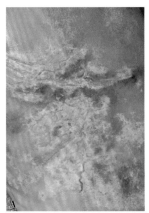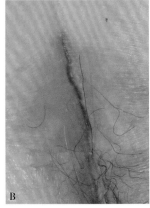

图1.3　A.掌部皮损的特征是严重角化。B.间擦部位皮损未见角化

1.1.2.2 点滴型银屑病

点滴型银屑病的临床特征为急性起病的多发性较小红色鳞屑性丘疹,常发生于急性感染之后,如链球菌性咽炎(图1.4)。点滴型银屑病可以是银屑病的首发表现,也可以是既往寻常型银屑病的急性加重期[1-3]。

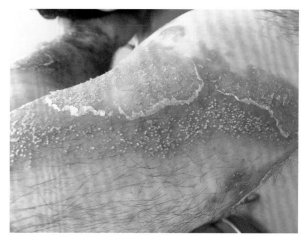

图1.5 泛发性脓疱型银屑病,红斑上可见多个小脓疱

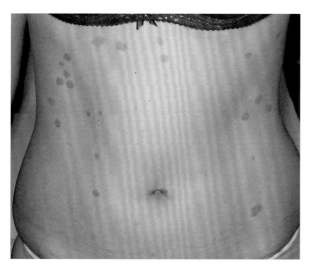

图1.4 点滴型银屑病的临床特征为躯干部位为主的新发小丘疹/斑块

1.1.2.3 反向性银屑病

反向性银屑病仅累及褶皱部位(如腹股沟、臀部、乳房下、腋下和会阴部)及生殖器部位,常发生于肥胖患者。皮损表现为边界清楚的红色斑块,没有明显的鳞屑,仅局限于皮肤褶皱部位[1-3]。

1.1.2.4 脓疱型银屑病

脓疱型银屑病具有几种不同的亚型,泛发性脓疱型银屑病(Von Zumbusch型)是最严重的一种,为系统性疾病。通常泛发性脓疱型银屑病出现在银屑病患者停用系统类固醇治疗之后。本病常为急性起病,表现为甲周或手掌红斑边缘出现无菌性脓疱(图1.5)。这些脓疱可迅速扩大并融合,形成脓湖。黏膜受累常见,常出现"地图舌"。全身症状包括发热、腹泻、关节炎和寒战[1-3]。

局限性脓疱型银屑病可发生于掌跖,也称为掌跖脓疱病(图1.6)。此类的特征是掌跖部位的红色斑块上出现脓疱,随后结痂,形成弥漫性的疼痛性的皮损。连续性肢端皮炎是掌跖脓疱病的一种特殊类型,其特征是指尖和甲部受累严重[1-3]。

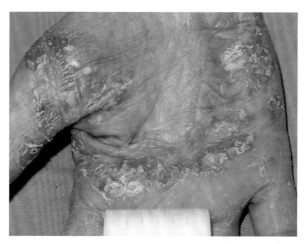

图1.6 掌跖脓疱病的典型特征是掌跖出现红斑、结痂和脓疱

其他少见类型包括环状脓疱型银屑病(Milian-Katchoura)和妊娠相关的脓疱型银屑病(疱疹样脓疱病)[1-3]。

1.1.2.5 红皮病型银屑病

这是一种严重的急性起病的银屑病类型,其特征是泛发性红斑和广泛脱屑累及超过体表面积90%的皮肤。患者常具有系统性表现,如发热、寒战和关节炎。最危险的并发症为电解质紊乱和败血症[1-3]。

1.1.2.6 其他类型银屑病

基于特有的临床表现,目前还报道了一些其他的银屑病类型,如蛎壳状银屑病、地图状银屑病、回状银屑病、盘状银屑病、环状银屑病和毛囊性银屑病等。部分亚型见图1.14A～图1.20A和图1.21[1-3]。

1.1.3　皮肤镜表现

10多年前,银屑病的皮肤镜表现被首次描述,近期研究进一步关注了其皮肤镜特征和在其他红斑鳞屑性皮肤病的鉴别诊断中的价值[4-6]。

点状血管是银屑病最常见的皮肤镜特征,可见于所有银屑病斑块中(图1.7)。实际上,发现点状血管之外的其他任何一种类型的血管,都需考虑其他疾病[6-8]。

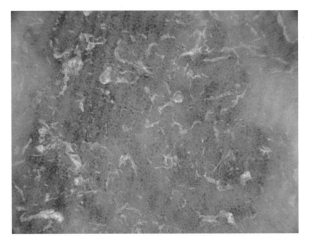

图1.7　规则分布的红色小点是所有类型银屑病的特征性皮肤镜表现

较厚的鳞屑会影响血管结构的观察,在鳞屑较厚的银屑病皮损上,有时无法观察到规则分布的点状血管(图1.8)[9]。但去除鳞屑后,即能观察到银屑病特有的血管模式,可伴有微小的红色出血点,称为皮肤镜下的"Auspitz征"(图1.9)[5]。

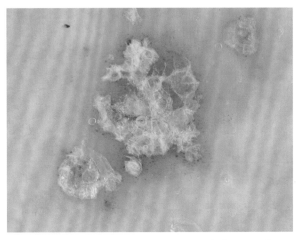

图1.8　较厚鳞屑妨碍银屑病皮损血管特征的观察

"红色小球"一词也被用来描述同样的皮肤镜特征[4,5]。点状和球状血管的区别在于直径(点状的直径更小),这两种结构的区分在黑素细胞肿瘤

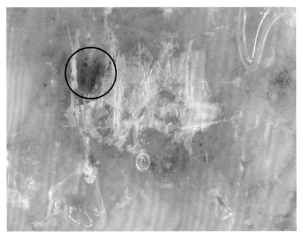

图1.9　去除鳞屑后不仅显示出了点状血管,还出现了点状出血,符合"皮肤镜下Auspitz征"(圆圈示)

的皮肤镜检查中可能很重要;但在银屑病中,这两个词都可以使用,因为圆形血管的直径可以不同,虽然在同一皮损内它们的大小通常一致。在高倍皮肤镜(×100~×400)下,银屑病血管表现为扩张、拉长和卷曲的毛细血管[10]。组织病理学上,红色点状血管对应延长的真皮乳头内垂直分布的血管(图1.10)。

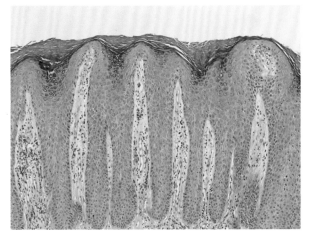

图1.10　银屑病的主要组织病理学改变是棘层增厚和乳头瘤样增生,伴有皮突规则延长。皮肤镜下红色小点对应组织病理上变薄的表皮下的真皮乳头内的血管

虽然红色点状血管是银屑病最常见的皮肤镜特征,但其不足以用于与其他红斑鳞屑性皮肤病的鉴别,因为许多其他的红斑鳞屑性皮肤病皮肤镜下也可观察到点状血管[6]。银屑病特有的特征是红色点状血管在皮损内均匀或规则分布,组织病理学上对应表皮内的均一的银屑病样增生(真皮乳头和表皮突的延长)。点状血管的环状分布(红色小球环状分布)作为银屑病皮损中一种特殊的皮肤镜下模式也被描述过(图1.11)[11]。后一种模

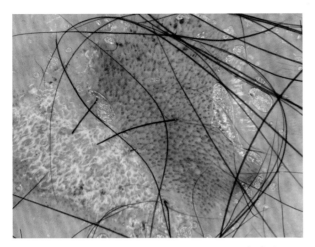

图 1.11 红色点状血管的环状分布是银屑病高特异性低敏感性的皮肤镜特征

构,在去除鳞屑后,血管结构则可见(图 1.13)[9]。

不同类型银屑病的皮肤镜表现见图 1.14B～图 1.20B 和图 1.21。

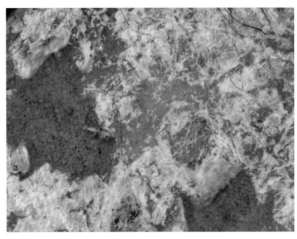

图 1.13 明显的角化过度可影响红色点状血管的观察,去除鳞屑后可被观察到

式在银屑病的诊断中特异性较高,但敏感性相对较低[6]。其他类型的血管分布在银屑病中非常罕见。

亮红背景色和白色浅表鳞屑是银屑病两个常见的附加皮肤镜特征。最近一项关于银屑病诊断准确性的研究表明,鳞屑颜色对于鉴别银屑病和所有类型的湿疹具有特别的价值[6]。

特殊部位银屑病的皮肤镜特征,如头皮、间擦部位或掌跖部位,与前文所述没有本质上的不同。事实上,特殊部位银屑病的皮肤镜特征和寻常型银屑病一致,鳞屑的严重程度的不同取决于病变的部位[9]。在银屑病性龟头炎和反向性银屑病中,皮损缺乏鳞屑,但典型的血管模式仍为规则分布的红色小点,并且在皮肤镜检查中较为明显(图 1.12)。鳞屑较少或缺乏鳞屑也是点滴型银屑病的典型表现,因为点滴型银屑病常急性发病,因此几乎无角化过度。相反,在头皮或掌跖部位的银屑病中,斑块表面严重角化过度,无法观察到下方的血管结

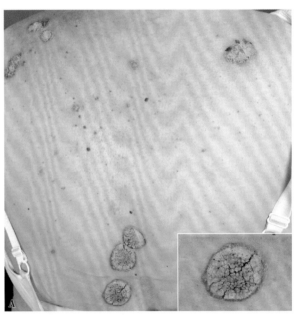

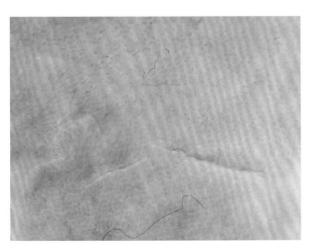

图 1.12 典型银屑病性龟头炎,规则分布的点状血管,表面无鳞屑

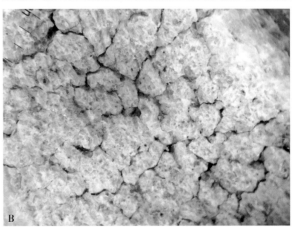

图 1.14 A. 蛎壳状银屑病的特点为具有严重角化过度性皮损。B. 不清除鳞屑无法观察到血管结构

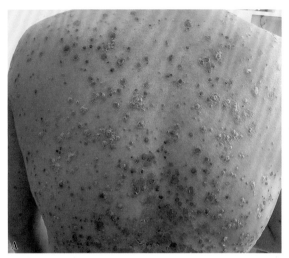
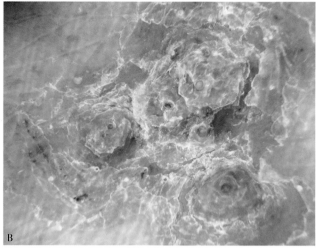

图 1.15　A. 蛎壳状银屑病以锥形角化过度的丘疹和斑块为特征。B. 同样,较厚的鳞屑影响血管结构的观察

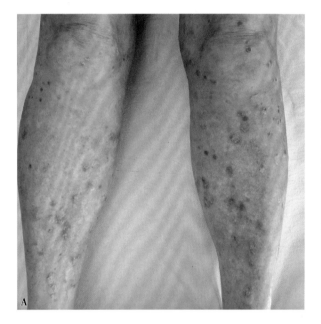
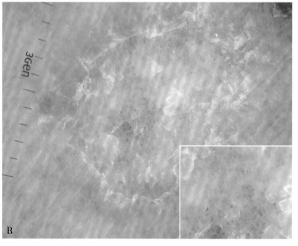

图 1.16　A. 环状银屑病是一种特殊的亚型,鳞屑在皮损边缘更明显。B. 单发皮损的临床与皮肤镜表现和玫瑰糠疹类似,但具有规则分布的点状血管(方框中显示更为清晰),可用于与玫瑰糠疹的鉴别

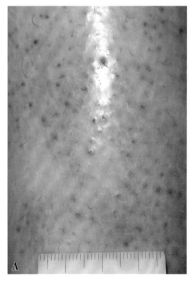
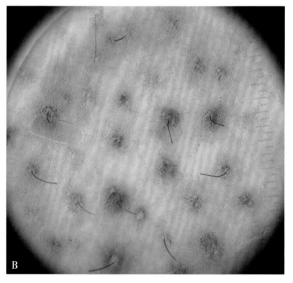

图 1.17　A. 毛囊性银屑病的典型临床表现为毛囊性丘疹。B. 早期皮肤镜典型表现为毛囊部位多发的点状血管

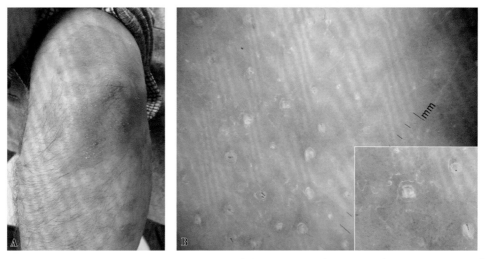

图 1.18　A. 充分发展的毛囊性银屑病皮损。B. 毛囊角栓伴规则分布的点状血管（方框中显示更为清晰）

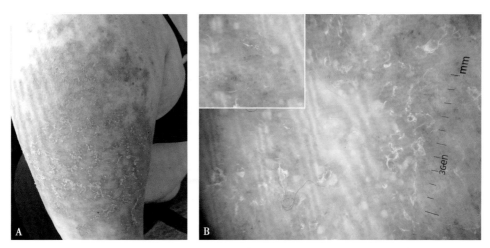

图 1.19　A. 泛发性脓疱型银屑病。B. 皮肤镜可协助观察脓疱、白色鳞屑和红色点状血管（方框中显示更为清晰）

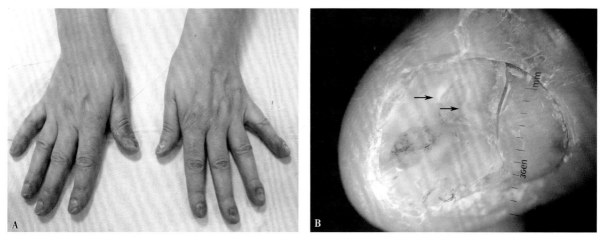

图 1.20　A. 早期连续性肢端皮炎。B. 皮肤镜有助于观察临床检查中无法观察到的小脓疱（箭头）

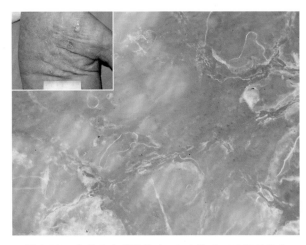

图 1.21　手掌脓疱型银屑病，皮肤镜下可观察到脓疱

1.1.4　皮肤镜在银屑病治疗监测中的应用

皮肤镜除了用于鉴别银屑病与其他红斑鳞屑炎症性皮肤病外，还可以用于监测局部治疗或系统治疗的效果。具体来说，皮肤镜下出血点的出现是生物制剂治疗对患者有效的一个指标，此特征的出现比皮损的临床缓解要早很多（图 1.22 显示了生物制剂治疗后，银屑病皮损的皮肤镜特征变化）[12]。此外，球状血管是窄谱中波紫外线光疗无效的预测指标（作者的个人观察）。

除了对治疗效果的评估外，皮肤镜检查还可用于早期发现疾病复发（图 1.23 和图 1.24）。后者可能具有重要意义，因为药物失效是皮肤病治疗遇到的最主要的问题 [13]。此外，皮肤镜已经被证实能够在毛细血管明显扩张这一临床表现出现之前，通过观察到特征性的线状血管，在早期阶段就检测出类固醇引起的皮肤萎缩（图 1.25）[14]。据此，建议对长期外用类固醇治疗的患者使用皮肤镜进行随访。

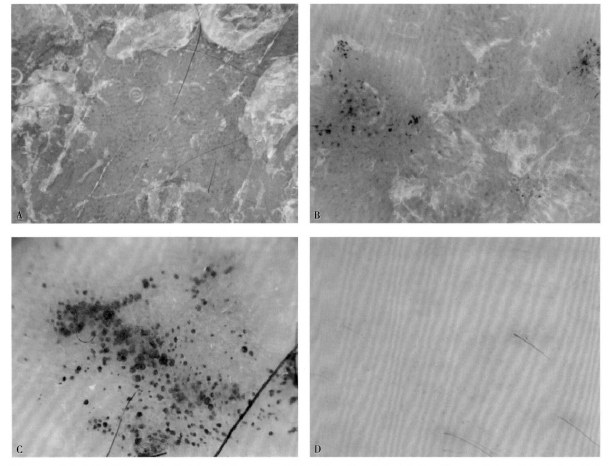

图 1.22　接受生物制剂治疗的银屑病患者皮损。A. 治疗前：多发且规则分布的点状血管。B. 治疗 2 周后：部分皮损出现瘀点，但点状血管依然明显。C. 治疗 4 周后：瘀点明显，点状血管几乎消失。D. 治疗 8 周后：所有皮肤镜特征均消失

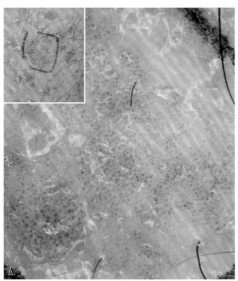
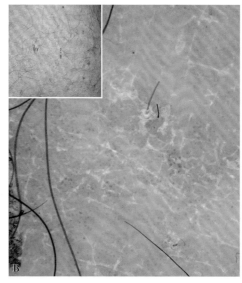

图 1.23　银屑病皮损。A. 治疗前基线。B. 生物制剂治疗 4 个月后：临床观察显示患者对治疗反应良好，但皮肤镜下仍存在点状血管，提示疾病仍未痊愈

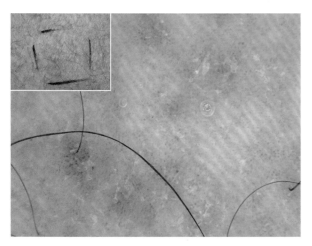

图 1.24　生物制剂治疗后达到完全缓解的银屑病患者，在临床表现出现之前，皮肤镜已经能够显示出疾病复发

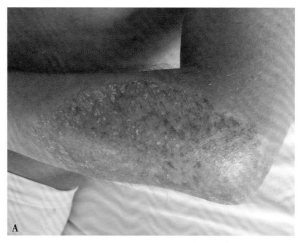
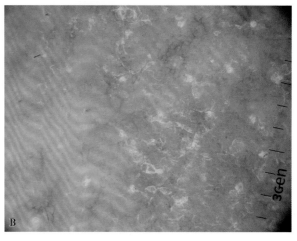

图 1.25　A. 长期外用类固醇治疗的银屑病皮损。B. 皮肤镜下可见线状血管，提示皮肤萎缩的发生

1.2　皮炎

1.2.1　简介

　　"皮炎"一词包括在病因和病理生理方面不同的一组疾病，但通常主要是根据其相似的组织病理学改变，即急性期的海绵水肿和慢性期的苔藓样变进行分类的 [1]。湿疹和皮炎被看作同一类疾病。除了组织病理学上的相似之处，所有类型的皮炎具有一些相同的主要临床特征：急性期皮损表现为典型的水肿性红斑，可伴有针尖大小水疱

（图 1.26）。亚急性期皮损常表现为红斑伴结痂，而慢性期皮损可覆有干燥鳞屑或已出现苔藓化（图 1.27）。瘙痒在所有类型皮炎中普遍存在，是最明显的临床症状[1]。

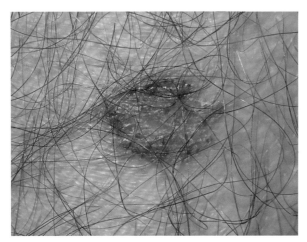

图 1.26　急性期皮炎的典型临床表现：红斑、水疱伴有浆液性渗出

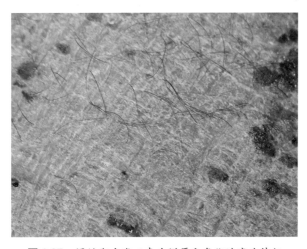

图 1.27　慢性期皮炎以表皮增厚和角化过度为特征

1.2.2　临床表现

尽管不同类型皮炎的临床和组织病理特征具有相似之处，但是它们的发病机制、病因和临床表现特征有很大差异[1]。其中常见类型如下：

1.2.2.1　脂溢性皮炎

脂溢性皮炎的特征是红斑和黄色、油腻的鳞屑，好发于头皮、眉毛、眼睑和鼻唇沟（图 1.28）。本病常表现为慢性病程，头屑是病情最轻的表现。患者可伴有严重瘙痒。少数患者的皮损可累及躯干和生殖器区域[1]。

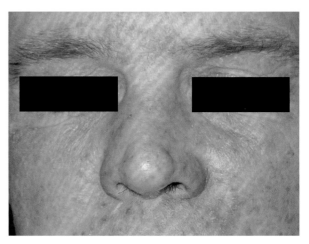

图 1.28　脂溢性皮炎常累及眉间和鼻唇沟

1.2.2.2　特应性皮炎

本病具有特应性的皮肤表现——对各种抗原产生过敏反应，并具有遗传倾向。特应性皮炎的主要免疫途径是 Th2 介导的免疫应答被激活。虽然一般认为这种疾病是由免疫反应引起的，但表皮屏障功能异常也具有重要的作用。特应性皮炎可发生在出生后 1 个月内（新生儿），也可发生在儿童时期。对于部分患者，本病可以持续至成年后。本病好发部位包括：婴儿面部、肘窝和腘窝，儿童腕部屈侧和眼睑，成人手部（图 1.29）。然而，无论患者年龄大小，其皮损均可泛发，甚至发展为红皮病。皮损的临床表现取决于所处的疾病阶段，可表现为水肿性斑块伴渗出，鳞屑性红色斑块或苔藓样皮损[1]。

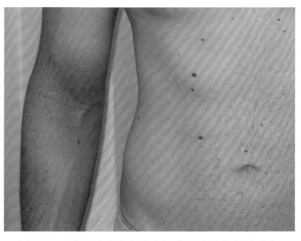

图 1.29　特应性皮炎患者皮损特征性的发生于肘窝

1.2.2.3　接触性皮炎

变应性接触性皮炎和刺激性接触性皮炎是指

对先前致敏（变应性）或非致敏（刺激性）的物质产生的炎症反应。这两种类型的接触性皮炎与所有其他类型的皮炎类似，可表现为急性、亚急性和慢性。然而，刺激性接触性皮炎具有在急性期症状更严重的特点（图 1.30）[1]。

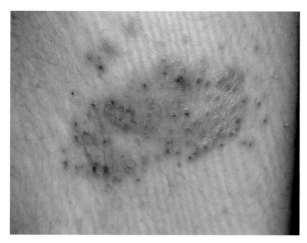

图 1.30　伴有严重瘙痒和烧灼感的刺激性接触性皮炎

1.2.2.4　局限性湿疹

　　局限性湿疹包括耳部湿疹、眼睑湿疹、乳房湿疹、尿布湿疹和手部湿疹（图 1.31）。局限性湿疹可能发生在特应性皮炎病程中，也可能是接触性皮炎或钱币状湿疹的表现形式。根据临床表现可分为急性、亚急性和慢性[1]。

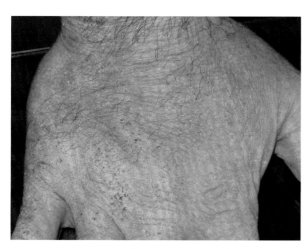

图 1.31　手部慢性局限性湿疹

1.2.2.5　钱币状湿疹

　　钱币状湿疹的典型临床表现是下肢出现钱币状红斑和水肿性水疱（图 1.32）。本病病程慢性，特征是伴有严重瘙痒。

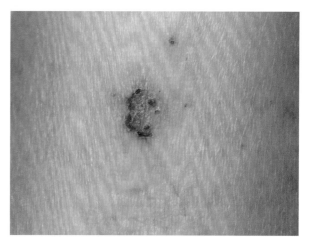

图 1.32　钱币状湿疹典型圆形皮损

1.2.2.6　其他类型

　　乏脂性湿疹和淤积性皮炎是两种湿疹常见的亚型，常累及下肢，分别表现为皮肤干燥和静脉淤滞[1]。

1.2.3　皮肤镜表现

　　皮炎的皮肤镜表现取决于疾病的进展阶段。详细来说，急性期皮炎的皮肤镜典型表现为黄色鳞屑和结痂，组织病理上对应海绵水肿（图 1.33 和图 1.34），此特点在亚急性期皮炎中不明显，在慢性皮炎的苔藓样皮损中可能不存在[6]。不同部位及不同疾病阶段的皮损，鳞屑的严重程度不同[6]。点状血管在各阶段皮损中均常见，但在亚急性皮炎和慢性皮炎中更为常见[6]。点状血管的数量和分布与在银屑病中不同，皮炎中的点状血管数量较少且分布不规则[6]。血管分布通常不遵循任何特定的模式，特征是非特异性 / 不规则或散在分布（图 1.35 和图 1.36）。然而在慢性皮炎的苔藓样皮损中，点状血管可呈弥漫性分布（见第 1.12 节）[6]。

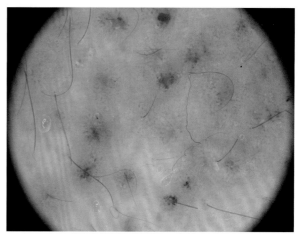

图 1.33　多发黄色浆痂是急性湿疹的典型皮肤镜特征

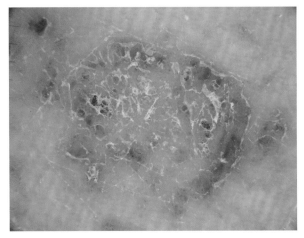

图 1.34　多发黄色浆痂及黄白色鳞屑

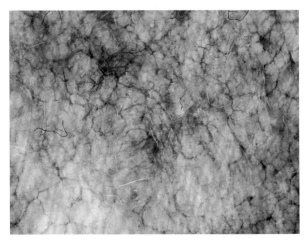

图 1.37　过量外用类固醇的湿疹皮损,可见扩张的线状血管

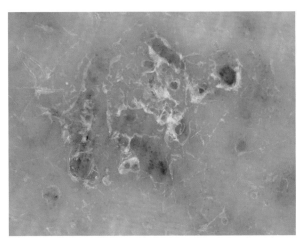

图 1.35　除黄色结痂外,该皮损还可见小灶状分布的点状血管

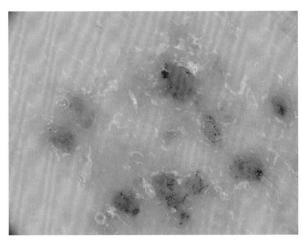

图 1.38　黄色结痂和搔抓造成的点状出血

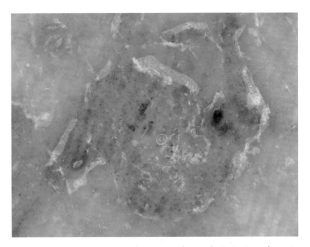

图 1.36　该皮损可见更多点状血管,但在整个皮损表面分布不规则

线状血管可出现在长期局部使用类固醇治疗的皮损中,是药物导致毛细血管扩张的结果(图 1.37)。也可见出血,后者是由于剧烈搔抓所致(图 1.38)。

所有类型的皮炎具有相似的皮肤镜特征,这是由于它们也具有相似的组织病理学改变(图 1.39～图 1.47)[6-8,15,16]。然而,特殊类型的湿疹可能有独特的表现。淤积性皮炎皮肤镜下常表现为球状或肾小球状血管(图 1.48)。慢性手部湿疹皮肤镜下常表现为褐色小点/球(对应组织病理上海绵状水疱)(图 1.49),乏脂性湿疹皮肤镜下常表现为双层边缘游离的白色鳞屑("轨道状"外观)(图 1.50)。脂溢性皮炎皮肤镜下常表现为非点状血管(通常是线状或分支状血管),特别是在躯干(图 1.51 和图 1.52)和头皮(主要是分支状血管)部位的皮损。值得注意的是,脂溢性银屑病同时具有银屑病和脂溢性皮炎的临床表现,皮肤镜下常表现为混合的皮肤镜特征,即弥漫的点状血管和淡黄色的鳞屑,也可见白色鳞屑(图 1.53)。

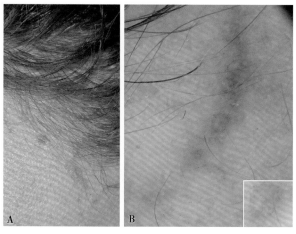

图 1.39　A. 脂溢性皮炎。B. 不规则分布的点状血管（方框中可见局部放大）和黄色结痂

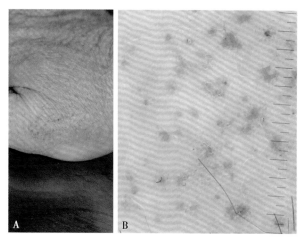

图 1.42　A. 手部湿疹。B. 不规则分布的点状血管和黄色浆痂

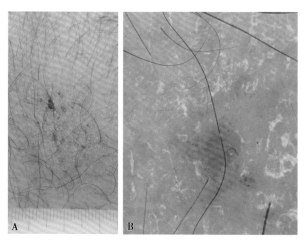

图 1.40　A. 特应性皮炎。B. 不规则分布的点状血管和黄色浆痂

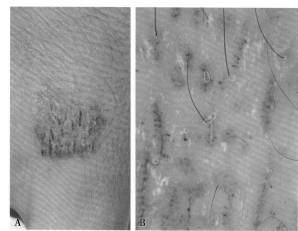

图 1.43　A. 刺激性接触性皮炎。B. 黄白色鳞屑和搔抓引起的点状出血

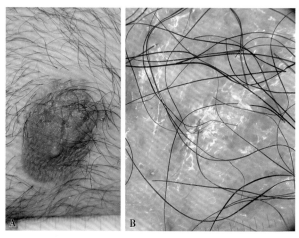

图 1.41　A. 乳头湿疹。B. 皮肤镜下可见极少点状血管，明显的黄色浆痂

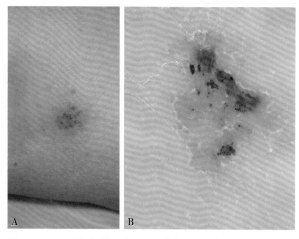

图 1.44　A. 钱币样湿疹。B. 黄色浆痂，部分点状血管和搔抓引起的明显出血

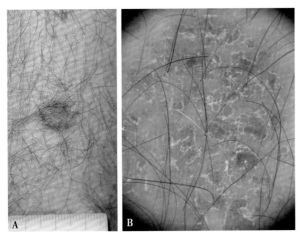

图 1.45　A. 湿疹急性期皮损。B. 可见多发黄色浆痂

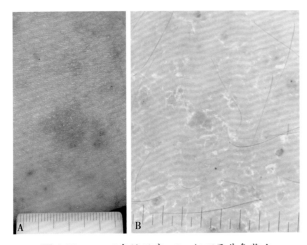

图 1.46　A. 亚急性湿疹。B. 仍可见黄色浆痂

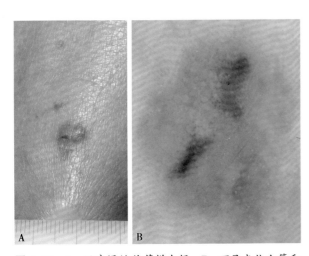

图 1.47　A. 湿疹慢性苔藓样皮损。B. 可见点状血管和出血,未见黄色浆痂

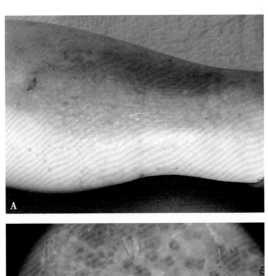

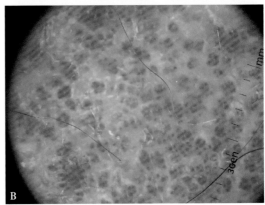

图 1.48　A. 淤积性皮炎。B. 皮肤镜下可见红白色背景上规则分布的球状血管

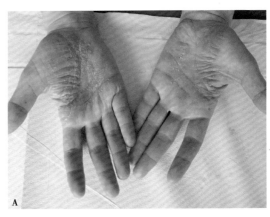

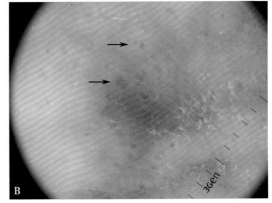

图 1.49　A. 慢性手部湿疹。B. 橙红色点 / 小球(海绵状水疱)(箭头)伴有黄色鳞屑及白色鳞屑

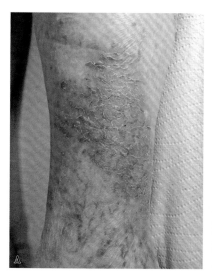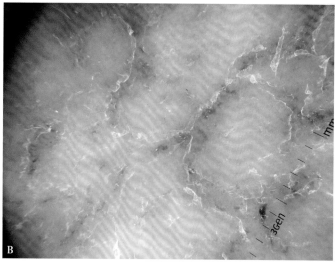

图 1.50　A. 乏脂性湿疹。B. 黄色鳞屑和特征性"轨道样"双层边缘游离的白色鳞屑

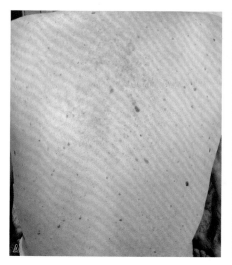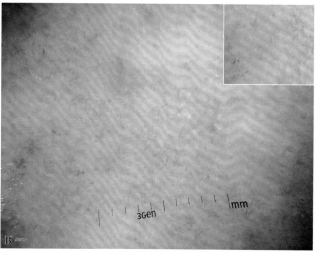

图 1.51　A. 背部脂溢性皮炎。B. 灰黄色鳞屑，散在的点状血管和线状血管（方框中可见局部放大）

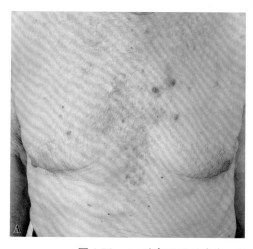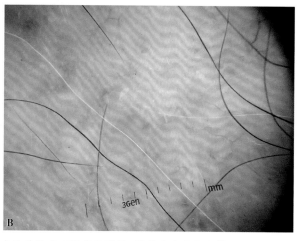

图 1.52　A. 胸部脂溢性皮炎。B. 皮肤镜检查可见黄色鳞屑，线状和分支状血管

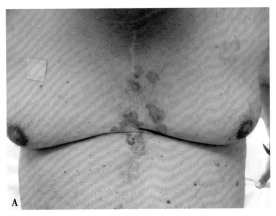
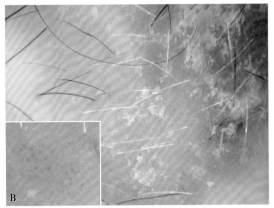

图 1.53　A. 脂溢性银屑病。B. 皮肤镜下可见多种特征，规则分布的点状血管和黄色鳞屑

1.2.4　皮肤镜在皮炎鉴别诊断中的应用

1.2.4.1　皮炎、银屑病、玫瑰糠疹和扁平苔藓的鉴别

皮肤镜可以用于皮炎与其他丘疹性疾病的鉴别，包括银屑病、扁平苔藓和玫瑰糠疹[6]。黄色鳞屑 / 结痂被认为是皮炎主要的皮肤镜特征。规则分布的点状血管是银屑病主要的皮肤镜特征，皮损周围细小鳞屑是玫瑰糠疹主要的皮肤镜特征，

白色条纹（Wickham 纹）是扁平苔藓主要的皮肤镜特征（图 1.54）。

1.2.4.2　慢性皮炎和蕈样肉芽肿的鉴别

皮肤镜可用于慢性皮炎和早期蕈样肉芽肿的鉴别诊断[15]，其中，血管结构被认为是最有效的鉴别特征。慢性湿疹皮肤镜下的血管结构主要为点状血管，而蕈样肉芽肿则以较短小、纤细、略微弯曲的线状血管为特征，后者可与点状血管结合，形

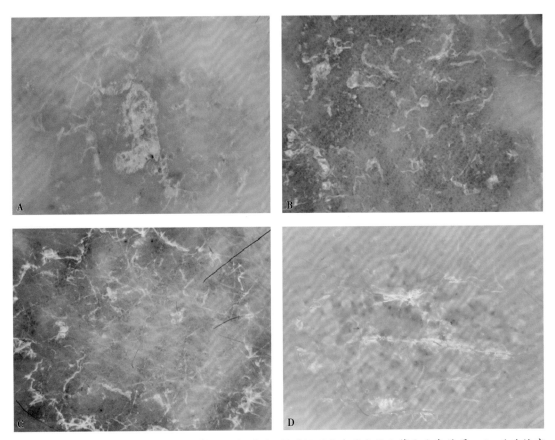

图 1.54　A. 皮炎：黄色浆痂和少量点状血管。B. 银屑病：较多规则分布的点状血管和白色鳞屑。C. 玫瑰糠疹：皮损周围细小鳞屑和不规则分布的点状血管。D. 扁平苔藓：白色交错的条纹和少量散在分布的点状血管

成类似精子的特殊结构（精子样血管）（图 1.55）。

1.2.4.3 脂溢性皮炎，玫瑰痤疮，盘状红斑狼疮和结节病的鉴别

皮肤镜可用于脂溢性皮炎和其他面部红斑性皮肤病的鉴别诊断 [16]。黄色鳞屑和点状血管高度提示脂溢性皮炎；玫瑰痤疮以线状血管组成多边形（多角形血管）为特征；盘状红斑狼疮以毛囊改变（角栓和毛囊周围白晕）为特征；结节病则以橙色背景和线状血管为特征（图 1.56）。

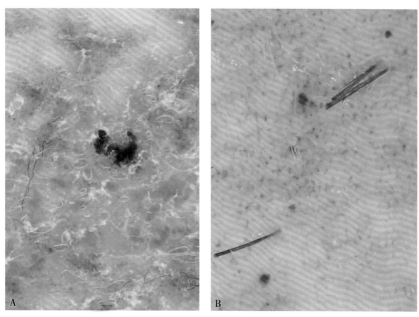

图 1.55　A. 皮炎。B. 草样肉芽肿，点状血管见于湿疹，草样肉芽肿皮肤镜下以短小、纤细、略微弯曲的线状血管为主

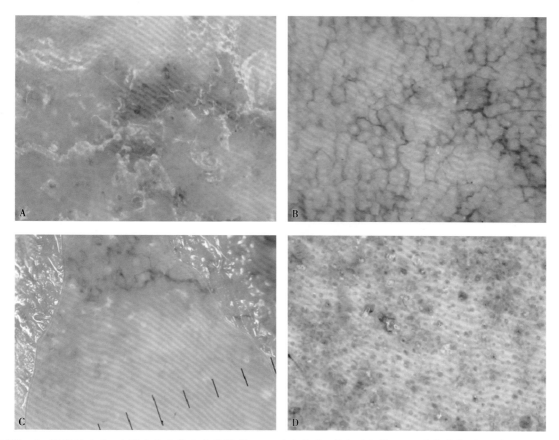

图 1.56　A. 脂溢性皮炎：少量点状血管和黄色鳞屑。B. 玫瑰痤疮：多角形血管。C. 寻常狼疮：橘红色斑片和线状血管。D. 盘状红斑狼疮：毛囊角栓和毛囊周围白晕

1.3　扁平苔藓

1.3.1　简介

扁平苔藓是一种常见的瘙痒性炎症性皮肤病,可累及皮肤、黏膜和毛囊。病理生理学上,扁平苔藓是由 T 细胞介导的免疫反应。扁平苔藓主要累及皮肤,但黏膜和甲也可受累。本病常有剧烈瘙痒,特别是在疾病早期和活动期[17]。

1.3.2　临床表现

活动期扁平苔藓的初发皮损为扁平的多角形丘疹,开始为红色,逐渐变为特征性的紫红色(图1.57),表面常附有黏着性鳞屑(图1.58)。皮损好发于腕部屈侧和手背,但躯干、腋窝、大腿和小腿均可受累(图1.59~图1.61)。扁平苔藓是自限性疾病,皮损可自行消退,但常留有色素沉着(图1.62)[1]。

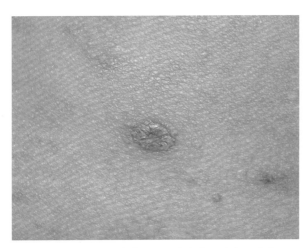

图1.57　扁平苔藓特征性的紫色扁平多角形丘疹

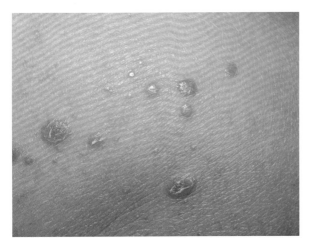

图1.58　扁平苔藓的特征性表现是多发丘疹,部分附有黏着性鳞屑

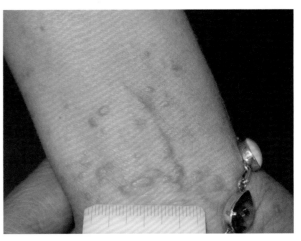

图1.59　手腕屈侧是扁平苔藓常累及的部位

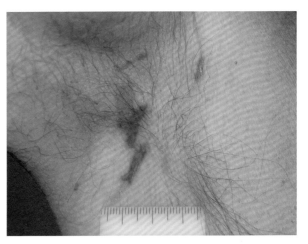

图1.60　腋窝也是扁平苔藓的好发部位

黏膜扁平苔藓中,口腔黏膜受累最为常见,皮损表现为红斑伴有白色网状条纹(Wickham 纹)(图1.63)[18],也可出现溃疡。累及牙龈、外阴和阴道的溃疡性扁平苔藓被称为"外阴 - 阴道 - 牙龈综合征"[19,20]。

扁平苔藓可表现为甲部不同形式的受累,以纵脊和裂缝最常见,翼状胬肉最具有特征性[1]。

除了典型扁平苔藓表现以外,还存在特殊类型的扁平苔藓:

环状扁平苔藓　以环状皮损为特征,常累及生殖器部位、阴囊或腋窝(图1.64)[21]。

线状扁平苔藓　典型皮损沿 Blaschko 线分布,由合子后突变导致(镶嵌现象)(图1.65)[21]。

肥厚性扁平苔藓　常累及下肢,皮损表面呈疣状凸起,可能由于长期瘙痒搔抓导致的苔藓化(图1.66)[21]。

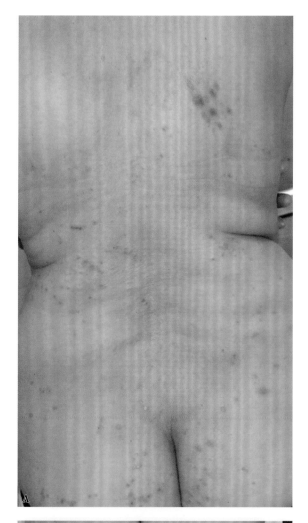

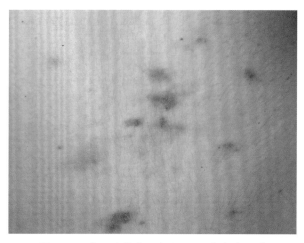

图 1.62　扁平苔藓消退期皮损,棕色色素沉着

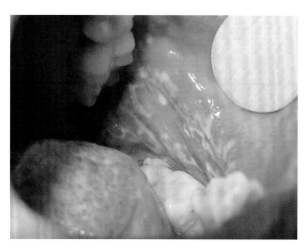

图 1.63　口腔黏膜部位扁平苔藓,典型的 Wickham 纹

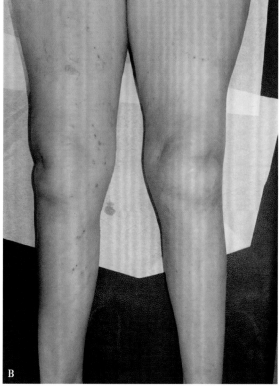

图 1.61　A,B. 全身泛发的扁平苔藓

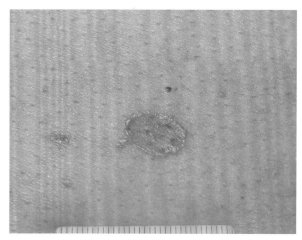

图 1.64　环状扁平苔藓的特征是紫红色隆起边缘

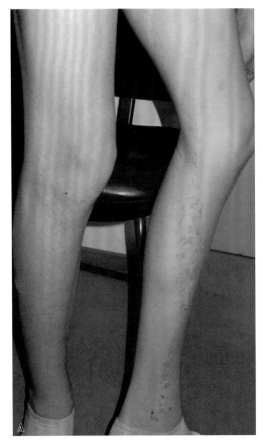

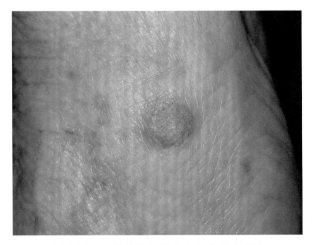

图 1.66　肥厚性扁平苔藓皮损表面呈疣状

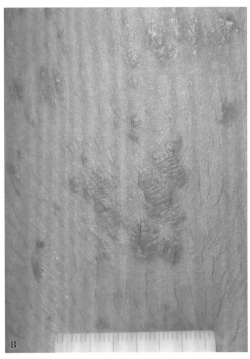

图 1.65　A. 沿 Blaschko 线分布的线状扁平苔藓（镶嵌现象）。B. 近距离观察

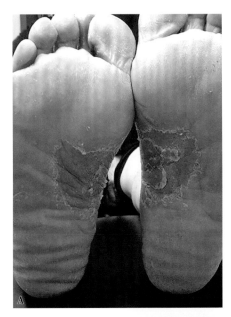

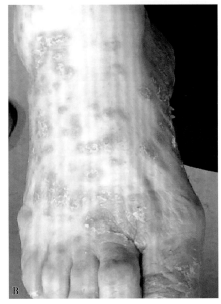

溃疡性扁平苔藓　可见于黏膜，皮肤少见。特殊的亚型可表现为足和足趾长期疼痛的溃疡性皮损（图 1.67）[21]。

图 1.67　溃疡性扁平苔藓。A. 足底。B. 足趾和足背

反向性扁平苔藓、色素性扁平苔藓、光化性扁平苔藓和大疱性扁平苔藓　是其他少见的特殊类型，特征分别为反向性扁平苔藓的皮损仅位于皮肤褶皱部位；色素性扁平苔藓的棕色斑片主要位于日光暴露部位和皮肤褶皱部位；光化性扁平苔藓皮损表现为边界清楚的多发棕色斑片，具有紫色或色素减退晕；大疱性扁平苔藓表现为苔藓样皮损伴有大疱[21]。

1.3.3　皮肤镜表现

活动期扁平苔藓的显著皮肤镜特征为 Wickham 纹，表现为互相交错形成网状的白色线条（图 1.68）[4, 6, 22]。Wickham 纹在组织病理上对应表皮颗粒层增厚，这是本病特征性的组织病理学改变[22]。

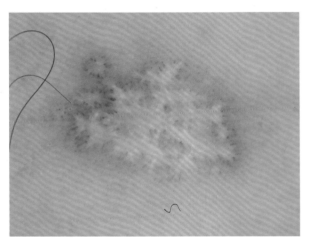

图 1.68　扁平苔藓典型特征：白色网状线条（Wickham 纹）

类似于 Wichham 纹的白色网状结构也可见于瘢痕和其他皮肤疾病的消退阶段（假性 Wickham 纹），如盘状红斑狼疮，结节性疥疮（图 1.69）和结节性痒疹（作者的个人观察），这是由于真皮纤维化导致的。可利用血管模式对假性 Wickham 纹和 Wickham 纹进行鉴别，假性 Wickham 纹上的血管扩张比 Wickham 纹更加明显（图 1.69）。

皮肤镜下的 Wickham 纹和临床上黏膜部位扁平苔藓观察到的很像（图 1.70）。Wickham 纹有时可用肉眼观察到，如果肉眼观察不到，使用皮肤镜可以在绝大多数扁平苔藓的活动期皮损上观察到（图 1.71）。

值得注意的是，皮肤镜检查中，Wickham 纹可表现为其他颜色（如黄色或蓝白色，黄色在掌跖部位更常见（见附录Ⅲ），蓝白色在皮肤颜色较深的

患者中更常见）和其他形状 [如线状，放射状，环状，圆形，叶脉样（从中心白色脉络分出的纤细纹络，有一端相连，类似雪花的晶状结构）和"星空样"（簇集的毛囊白色小点）][6, 23]。

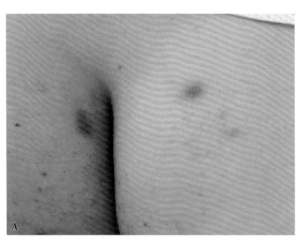

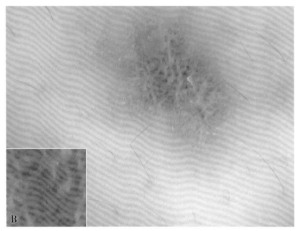

图 1.69　A. 结节性疥疮消退期皮损。B. 假性 Wickham 纹，其上血管扩张更加明显（方框中更加清晰）

扁平苔藓典型的活动期皮损中，网状 Wickham 纹位于皮损中心部分，周围伴有血管结构（图 1.72）[6]。扁平苔藓皮肤镜下可观察到各种类型的血管，包括点状血管、球状血管、短线状血管和弯曲的血管（图 1.73）[6]。

消退期皮损临床上可有色素沉着，皮肤镜下表现为多发的弥漫性棕色色素或棕色 / 棕灰色小球（小点）（图 1.74）[23]。上述结构与完全消退的脂溢性角化或黑素细胞性肿瘤的表现非常相似，组织病理上对应真皮浅层较多的噬黑素细胞。有趣的是，有报道称，出现均质无结构区域和浅棕色区域，提示炎症后色素沉着性斑疹 / 斑片持续时间较短，而表现为小球状色素，则提示其持续时间较长[23]。

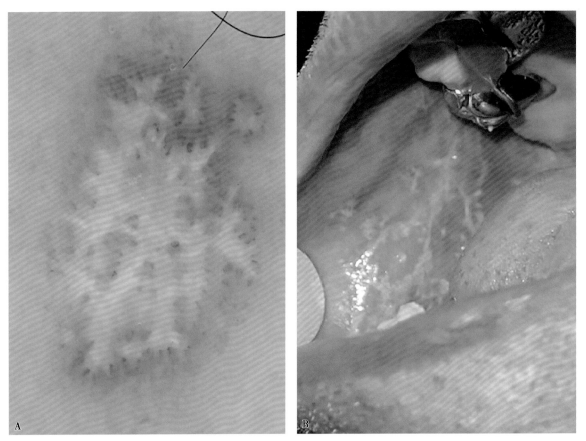

图 1.70   A，B. 皮肤镜观察到皮肤皮损上的白色网状条纹（A）和肉眼观察到的黏膜部位皮损上的白色网状条纹（B）高度相似

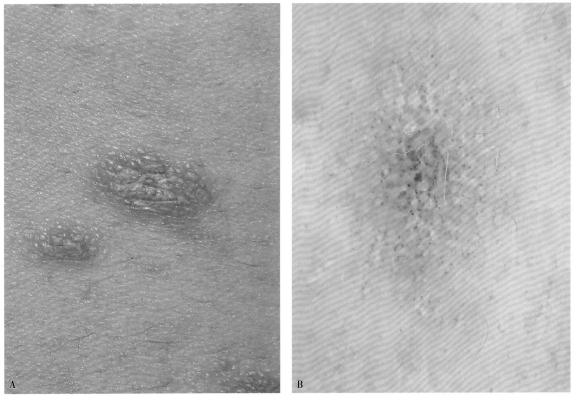

图 1.71   A. 有时白色网状条纹肉眼可见。B. 皮肤镜下更加明显

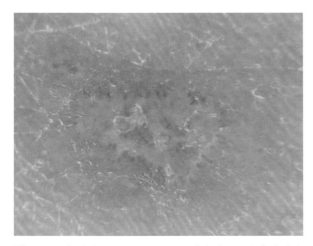

图 1.72　典型的 Wickham 纹，位于皮损中心，通常周围伴有血管结构

除经典扁平苔藓外，一些其他亚型可有独特的皮肤镜表现：

线状扁平苔藓的皮损呈线状排列，皮肤镜特征如前文描述（图 1.75）。环状扁平苔藓皮损的中心区域，在皮肤镜下无白色网状条纹，呈白色萎缩性中心或正常皮肤。Wickham 纹位于皮损边缘，可沿环状皮损凸起的红色边缘分布（图 1.76）。同经典扁平苔藓表现相似，血管结构位于白色网状结构外侧缘。

肥厚性扁平苔藓中，皮肤镜下常见多发角栓，周围伴或不伴白晕（"玉米粒"结构）（图 1.77）[5, 24]。"玉米粒"结构在组织病理上对应表皮增厚，并无特异性，可见于任何表皮增厚的情况，如炎症性疾病，反应性角化过度和角质性肿瘤。在肥厚性扁平苔藓中，Wickham 纹和血管由于角化过度常无法观察到。

色素性扁平苔藓（图 1.78）和反向性扁平苔藓均具有的主要皮肤镜特征是棕色 / 棕灰色小点，反向性扁平苔藓还可见红色背景和 Wickham 纹（作者的个人观察）。

最后，光化性扁平苔藓（图 1.80）和大疱性扁平苔藓（图 1.81）可见 Wickham 纹，表现为早期皮损周围白晕和后期网状白色区域。此外，光化性扁平苔藓通常可见褐色中心，有时可见毛囊角栓，而大疱性扁平苔藓特征为大疱破裂形成的褐色痂（作者的个人观察）。

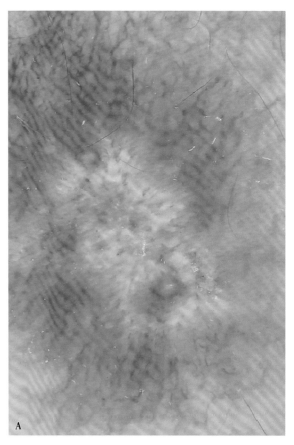

A

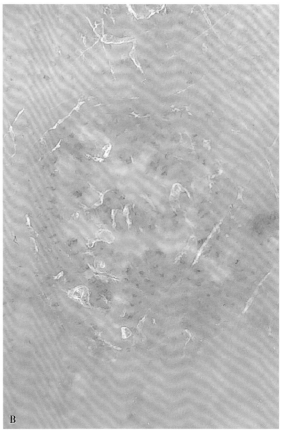

B

图 1.73　扁平苔藓皮损边缘可见不同形状的血管：A. 线状。B. 发卡样和点状

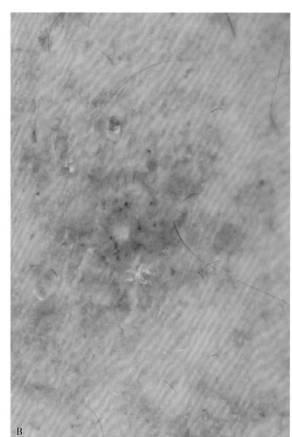

图 1.74　A, B. 灰色小点和小球常见于消退期皮损（色素性扁平苔藓）

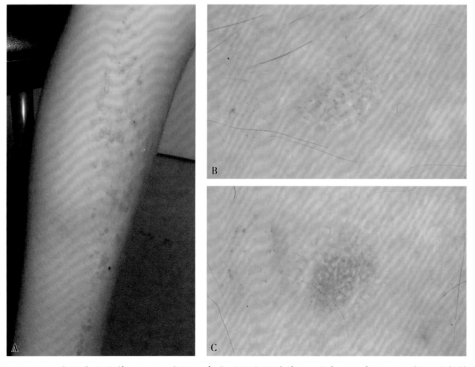

图 1.75　A. 线状扁平苔藓。B, C. 皮损具有典型的皮肤镜特征（白色网状条纹），呈线状模式排列

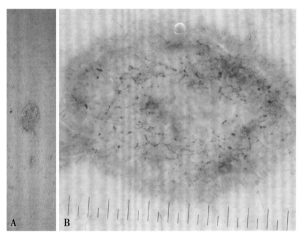

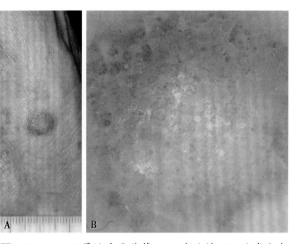

图 1.76 A. 环状扁平苔藓。B. 白色条纹在皮损边缘较为局限的区域,沿皮损凸起的边缘分布,还可见棕色小点

图 1.77 A. 肥厚性扁平苔藓。B. 皮肤镜下可见多发角栓,周围伴有白晕

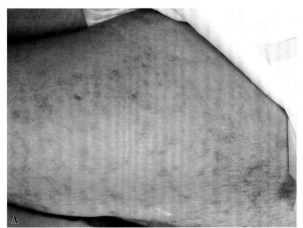

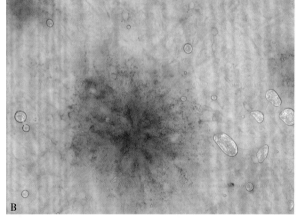

图 1.78 A. 色素性扁平苔藓。B. 皮肤镜显示弥漫棕色小点(胡椒粉样)

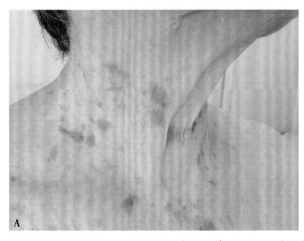

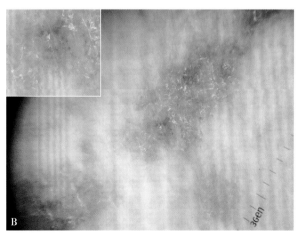

图 1.79 A. 反向性扁平苔藓。B. 皮肤镜检查显示红色背景伴棕色小点(方框中清晰显示)

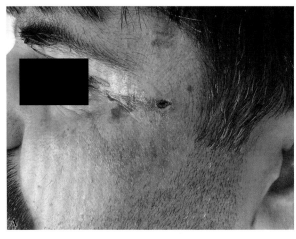
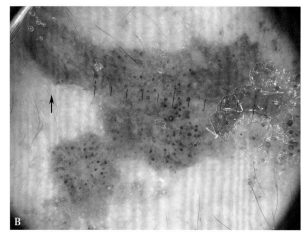

图 1.80　A. 光化性扁平苔藓。B. 皮损中心棕色色素伴有棕色毛囊角栓和周围白色 - 蓝色边沿（Wickham 纹）（箭头）

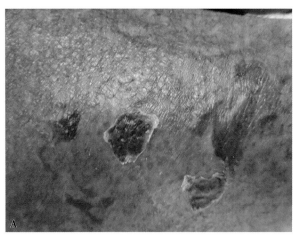
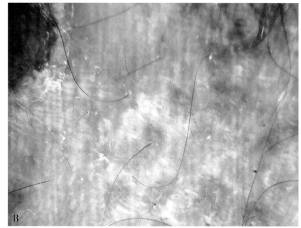

图 1.81　A. 大疱性扁平苔藓。B. Wickham 纹多为网状，通常可见结痂

1.4　光泽苔藓

1.4.1　简介

　　光泽苔藓是特发性炎症性皮肤疾病，可能是由变应原引起的表皮和真皮内抗原提呈细胞被激活，进而发生细胞介导的淋巴细胞聚积，造成典型的炎症性丘疹[25, 26]。本病具有数年内可自愈的特征[25, 26]。

1.4.2　临床表现

　　光泽苔藓典型的临床表现为较小的（1～2mm），无症状的光泽性丘疹（图 1.82A），呈肤色或色素减退（肤色较深患者易出现）。主要累及腹、胸、四肢和生殖器（男性为主）[25, 26]。黏膜、甲、掌跖受累少见[25, 26]。线状排列的皮损可由同形现象造成[25, 26]。目前有报道的本病不常见的临床病理亚型包括：光化性光泽苔藓、泛发性光泽苔藓、线状光泽苔藓、角皮病型光泽苔藓、穿通性光泽苔藓、紫癜型 / 出血型光泽苔藓和水疱型光泽苔藓[25, 26]。

1.4.3　皮肤镜表现

　　光泽苔藓的皮肤镜特征为圆形的光滑均质白色区域（一个白色区域对应一个丘疹），边界清楚，常缺乏生理性皮肤标记（图 1.82B）[26]。阴茎部位虽有褶皱，但皮损的皮肤镜表现与典型皮损相似[26]。掌跖部位的皮损可具有不同的皮肤镜特征：平行的线状排列的鳞屑，以及卵圆形或长条形的境界清楚的凹陷，围绕银白色环状鳞屑[26, 27]。这些表现的不同可能与皮损处角质层的厚度不同、是否受到持续的机械性压力和掌跖部位角化过度有关[26, 27]。

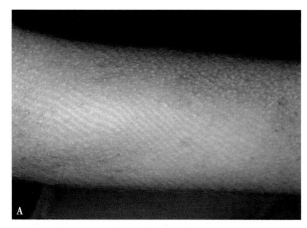

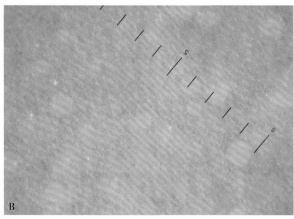

图1.82 光泽苔藓。A. 临床表现。B. 皮肤镜检查示光滑的圆形均质的白色区域（一个丘疹对应一个白色区域），边界清晰，缺乏生理性皮肤标记

皮肤镜特征和组织病理表现具有相关性，白色区域对应表皮较薄的真皮内淋巴细胞、组织细胞炎症细胞的密集浸润，并被延长的表皮突包裹（形成"抱球样"外观）[26]。值得注意的是，皮肤镜下缺乏生理皮肤标记的部位，可能与炎症细胞浸润产生的压力导致真表皮交界处变平有关[26]。此外，掌跖部位的鳞屑对应角化不全。

1.5 玫瑰糠疹

1.5.1 简介

玫瑰糠疹是常见的自限性炎症性皮肤病，可能是由于人疱疹病毒（6型/7型）引起的[1]。本病好发于青少年及青年，3~8周后可自愈[1]。

1.5.2 临床表现

玫瑰糠疹临床表现为多发的橙红色斑片和丘疹，上覆有细小鳞屑，皮损边缘形成领圈样脱屑（图1.83）[1]。典型的玫瑰糠疹首先出现单发的前驱斑或母斑，1周余之后出现多发的"子斑"，散在或聚积形成较大斑块（图1.84）[1]。玫瑰糠疹皮损几乎只位于躯干，横轴与肋骨平行[1]。四肢受累少见，面部受累罕见[1]。

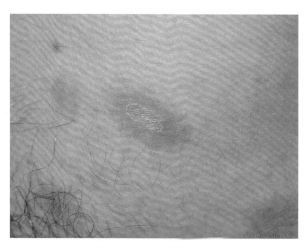

图1.83 玫瑰糠疹。典型皮损，特征为边缘领圈样脱屑

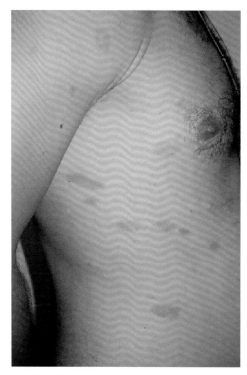

图1.84 躯干部位玫瑰糠疹的典型分布，皮损长轴与肋骨平行

1.5.3　皮肤镜表现

皮肤镜下玫瑰糠疹的前驱斑和继发皮损的特征相同,均表现为主要位于皮损边缘的细小的鳞屑(图1.85),常伴少量非特异性分布的点状血管(图1.86)。皮损呈橘黄色也是本病的皮肤镜特征之一[6]。

根据典型皮损的形态和分布,玫瑰糠疹的临床诊断不难[6]。但皮肤镜可用于判断前驱斑的时期或皮损分布不典型的病例(图1.87)[6]。

玫瑰糠疹基础上可伴发湿疹反应,其皮肤镜检查可显示湿疹的特征,即黄色浆痂(图1.88)[6]。此特征在具有特应性体质的患者中更常见。

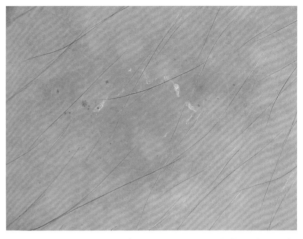

图1.86　可出现点状血管,但数量较少,呈散在或稀疏分布

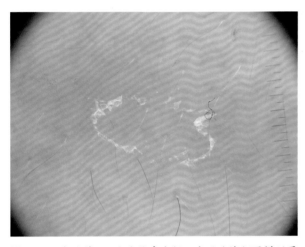

图1.85　皮肤镜下,玫瑰糠疹皮损以出现边缘领圈样脱屑为特征

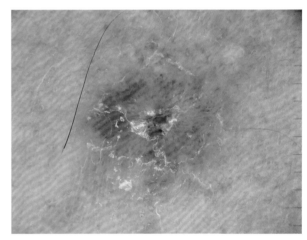

图1.88　玫瑰糠疹伴湿疹反应:黄色痂皮,以及周围细小鳞屑

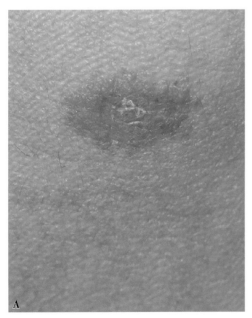

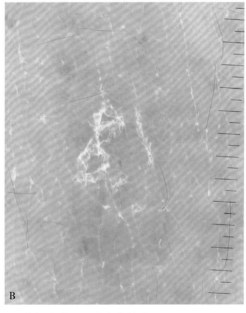

图1.87　A. 玫瑰糠疹前驱斑。B. 皮损边缘细小的白色鳞屑

1.6　毛发红糠疹

1.6.1　简介

毛发红糠疹是一种病因不明的慢性丘疹鳞屑性疾病[28]。其病因可能与抗原引起的异常免疫反应相关，特别是链球菌感染，也可能由于注射疫苗或使用药物引起[28]。毛发红糠疹通常为散发性疾病，但部分病例具有遗传性（V 型，详见临床表现）[28]。

1.6.2　临床表现

根据患者的临床特征、发病年龄和预后的不同，毛发红糠疹分为五种类型：经典成人型（Ⅰ型），非经典成人型（Ⅱ型），经典青少年（Ⅲ型），局限青少年型（Ⅳ型），非经典青少年型（Ⅴ型）[28]。此外，近期新增了一种与 HIV 感染相关的类型[28]。

经典成人型和经典青少年型的临床表现为角化过度的毛囊性丘疹和鳞屑性橙红色斑片，境界清楚，皮损从头至足进展（图 1.89A）[28]。疾病可进展（2～3 个月之后）为泛发性红皮病，具有典型的未受累皮肤（皮岛）（图 1.90A）[28]。大多数患者有掌跖角化病，常为橙色。甲改变和黏膜部位（特别是口腔黏膜）受累也可见到[28]。

非经典成人型和非经典青少年型的特征有毛囊角化性丘疹合并腿部鱼鳞样皮损，并伴有毛发稀疏（成人型），或毛囊角化性丘疹伴肢端硬皮病样改变（青少年型）[28]。

局限青少年型常表现为肘部和膝部境界清楚的红色银屑病样斑块（图 1.91A），常伴有掌跖角化病（图 1.92A）[28]。

HIV 感染相关性毛发红糠疹的临床表现与Ⅰ型相似。此外，其特征还包括聚合性痤疮、化脓性汗腺炎和小棘苔藓[28]。

1.6.3　皮肤镜表现

皮肤镜检查有助于典型毛发红糠疹和局限青少年型毛发红糠疹的诊断[29-30]。

典型毛发红糠疹丘疹的皮肤镜特征为圆形/卵圆形的黄色区域，周围有不同形态的血管（如线状和点状血管），皮损中心有时可见角栓（图 1.89B）[29, 30]。掌跖角化病则具有典型的橙色无结构区域[31]。此外，使用皮肤镜识别红皮病阶段非常便捷，可以检测到此阶段特殊的表现，即橙色斑片和伴有网状血管的正常皮岛；此外，可见白色鳞屑和红色背景上散在的点状血管，但无特异性（图 1.90B）[32]。

对于局限青少年型毛发红糠疹，肘部和膝部皮损的皮肤镜特征为白色毛囊角栓伴黄色角化环，周围常伴红色晕，晕上可见线状和/或点状血管，也可见白色鳞屑（图 1.91B）[33]。此类型中的掌跖角化病表现和典型毛发红糠疹中的掌跖角化病表现相似（图 1.92B）。

从皮肤镜-组织病理相关性角度来说，毛囊角栓对应毛囊角化过度，黄色区域和橙色区域可能分别对应表皮角化过度和真皮含铁血黄素沉积（由于红细胞外溢导致）[34]。

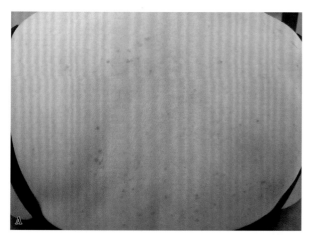
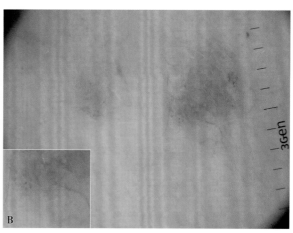

图 1.89　A. 经典成人型毛发红糠疹（丘疹）。B. 皮肤镜下可见圆形黄色区域周围伴有不同形态的血管（线状血管和点状血管——方框中清晰显示）

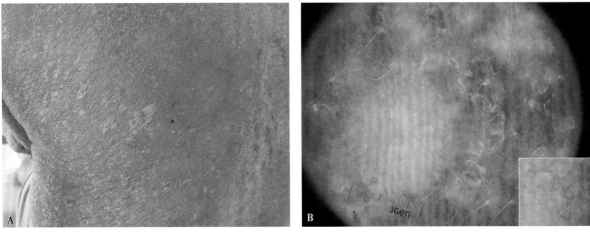

图 1.90　A. 经典成人型毛发红糠疹（红皮病期）。B. 皮肤镜检查示橙色斑片和伴网状血管的散在正常皮岛（方框中清晰显示）；还可见白色鳞屑和红色背景上散在的点状血管

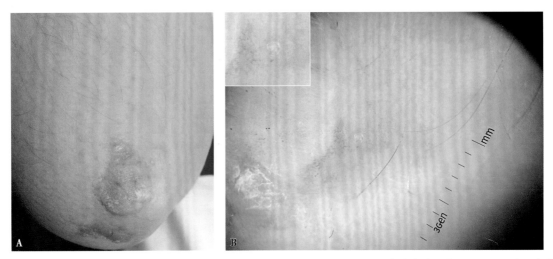

图 1.91　A. 局限青少年型毛发红糠疹（肘部皮损）。B. 皮肤镜示白色毛囊角栓伴有黄色外周角化环，周围伴红色晕，晕上可见线状和 / 或点状血管；还可见白色鳞屑

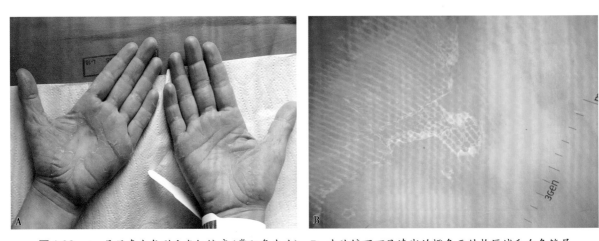

图 1.92　A. 局限青少年型毛发红糠疹（掌跖角皮症）。B. 皮肤镜下可见清晰的橙色无结构区域和白色鳞屑

1.7 汗孔角化症

1.7.1 简介

汗孔角化症是一组具有相同组织病理学改变的异质性疾病。这类疾病的相同组织病理学特征为角化不全柱(即圆锥形板层),临床上对应隆起性角化边缘,伴有中央凹槽(图 1.93)[35-37]。汗孔角化症被认为具有遗传性,慢性皮损具有恶变的风险,主要为鳞状细胞癌[35-37]。

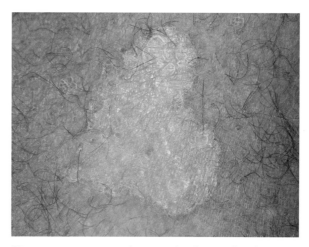

图 1.94 Mibelli 汗孔角化症:伴隆起性边缘的角化性斑块,逐年增大

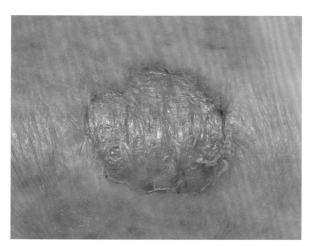

图 1.93 汗孔角化症的特征性隆起性角化边缘

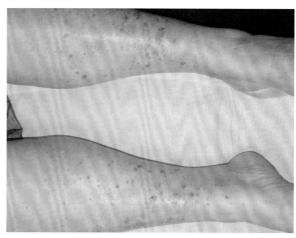

图 1.95 播散性光化性汗孔角化症以腿部多发皮损为特征

1.7.2 临床表现

汗孔角化症有四种主要类型:

Miblelli 汗孔角化症 是一种慢性进展的疾病,特征为角化性丘疹,逐渐增大并进展为具有隆起性边缘的萎缩性斑块,常好发于手足(图 1.94)[38]。

播散性光化性汗孔角化症 是最常见的类型,特征为曝光部位多发的红斑或轻度色素沉着性斑片,具有特征性角化边缘(图 1.95)[37]。

线性汗孔角化症 常在出生后不久起病,特征为节段性分布的丘疹/斑块,可伴溃疡[35]。这类汗孔角化症进展成鳞状细胞癌的风险最高(图 1.96)[35]。

播散性汗孔角化症 是罕见的类型,特征为泛发角化性丘疹和斑块,初发于掌/跖,逐渐进展至全身(图 1.97)[35]。

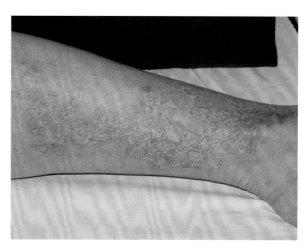

图 1.96 线性汗孔角化症:下肢线状排列的角化性丘疹。出生后即出现皮损,具有反复溃疡的病史

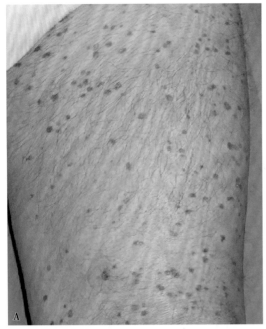

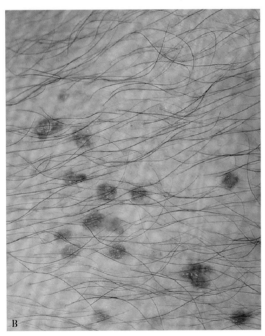

图 1.97　播散性汗孔角化症大面积累及躯干和四肢

状或球状血管（图 1.101）；退行性皮损中心为蓝 / 灰色小点 / 小球（图 1.102）；晚期皮损中心为白色区域，可能对应组织病理学上真皮萎缩 / 纤维化（图 1.103）[39-42]。

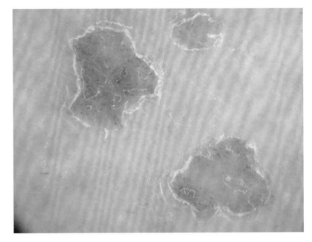

图 1.98　汗孔角化症典型的皮损边缘的内外两侧分离的"白色轨道征"

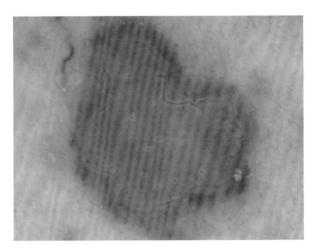

图 1.99　汗孔角化症皮损透明的外周隆起性角化边缘

1.7.3　皮肤镜表现

　　汗孔角化症的皮肤镜特征主要在浅表播散性汗孔角化症中观察到。主要的皮肤镜特征为外周境界清楚、内外两侧分离、可连续分布或局部"断裂"的白色边缘（"白色轨道征"）（图 1.98），有时，上述结构可呈透明或轻度色素沉着（肤色较深的患者多见）（图 1.99 和图 1.100）[39-42]。隆起性角化边缘被描述为"火山口样"[39-42]。皮损中心的皮肤镜特征取决于所处的阶段：活动性皮损中心为点

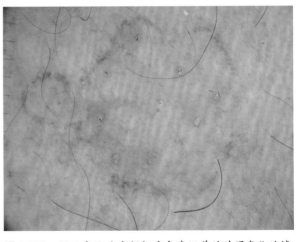

图 1.100　汗孔角化症皮损轻度色素沉着的外周角化边缘

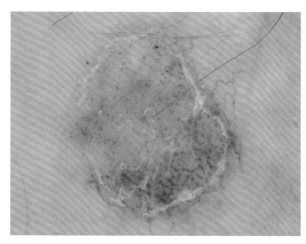

图 1.101　汗孔角化症活动期皮损中心多发点状血管

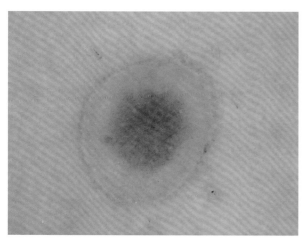

图 1.102　汗孔角化症消退期皮损中心多发灰色点和小球

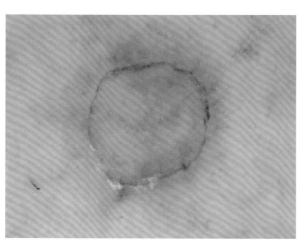

图 1.103　汗孔角化症晚期皮损中心为白色区域

1.8　苔藓样糠疹

1.8.1　简介

苔藓样糠疹是一组病谱性疾病，其中包括两个主要类型：急性痘疮样苔藓样糠疹（pityriasis lichenoides et varioliformis acuta，PLEVA）和慢性苔藓样糠疹（pityriasis lichenoides chronica，PLC），此外，还存在中间型和重叠型[43,44]。发热性溃疡坏死性 Mucha-Habermann 病（Febrile ulceronecrotic Mucha-Habermann disease，FUMHD）是罕见且侵袭性强的亚型，但在本节中不涉及[43,44]。急性痘疮样苔藓样糠疹和慢性苔藓样糠疹的确切病因不明，可能由于感染抗原或 T 细胞失调后产生的继发性炎症反应和免疫复合物介导的超敏反应性血管炎导致。药物和感染（尤其是病毒感染）是主要的诱发因素[43,44]。急性痘疮样苔藓样糠疹和慢性苔藓样糠疹的平均病程均为 18～20 个月[43,44]。

1.8.2　临床表现

急性痘疮样苔藓样糠疹和慢性苔藓样糠疹的皮损表现多样，不同发展阶段的皮损可同时存在[43,44]。两者各自的皮损特征不同[43,44]。急性痘疮样苔藓样糠疹（图 1.104A～图 1.106A）皮损为无症状的，直径 2～3mm 的红色斑片，可迅速转变为粉红色水肿性丘疹，这些丘疹在自发消退前，可于中心形成水疱 / 脓疱、出血、坏死、溃疡和 / 或结痂；几周后，皮损消退后，留有色素异常（主要是色素减退）和痘疮样瘢痕[43,44]。最常见的受累部位为躯干、大腿和上臂[43,44]。

慢性苔藓样糠疹（图 1.107A 和图 1.108A）的皮损为无症状的、坚实的、直径 3～10mm 的丘疹，中心红褐色，附着云母状鳞屑，轻轻刮擦可整片剥离；炎症后色素沉着或色素减退斑常见。躯干和四肢近端是最常累及的部位[43,44]。

1.8.3　皮肤镜表现

急性痘疮样苔藓样糠疹的皮肤镜特征随皮损阶段而变化，早期皮损具有紫癜样外观（由于红细胞外渗而出现或多或少的弥漫性出血区）（图 1.104B 和图 1.105B），成熟皮损具有中央无定形的棕色结痂（由于表皮坏死所致）（图 1.106B），愈合期皮损的特征性皮肤镜表现为中央白色区域（由于纤维

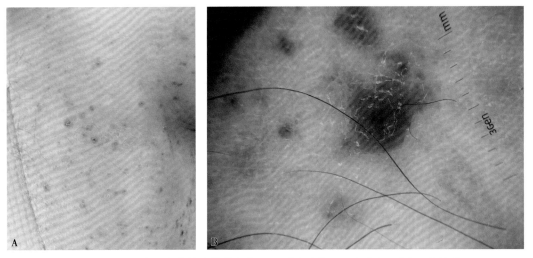

图 1.104 　A. 急性痘疮样苔藓样糠疹。B. 早期皮损：出血区域，周围环状鳞屑

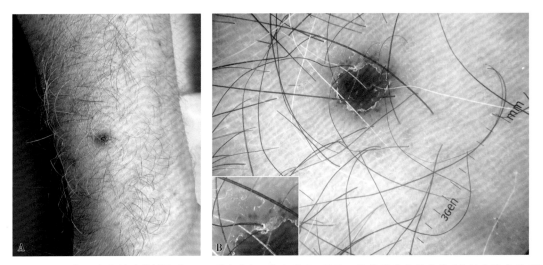

图 1.105 　A. 急性痘疮样苔藓样糠疹。B. 早期皮损：出血区域，周围环状鳞屑伴点状血管(方框中清晰显示)

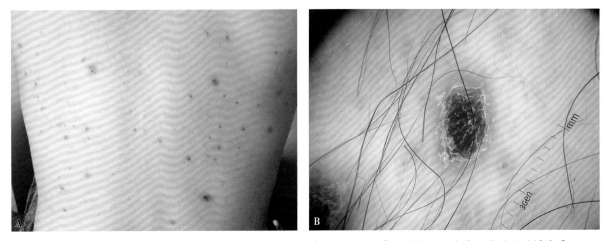

图 1.106 　A. 急性痘疮样苔藓样糠疹。B. 成熟皮损：中心无定型棕色痂皮伴周围内缘游离的领圈样鳞屑

化所致)[43-45]。皮损周围可见环状分布的点状和 /
或线状血管,形成靶样外观(图 1.106B)[43-45]。这类
血管结构在高倍镜下表现为扩张和卷曲的血管,
其中一些呈肾小球样外观或线状排列。此外,所
有阶段的皮损周围均可见内缘游离的领圈样鳞屑
(图 1.104B～图 1.106B),在成熟和愈合的皮损中
更为明显。

　　慢性苔藓样糠疹的典型皮肤镜特征为橙黄色
无结构区域(组织病理上对应红细胞外渗引起的
真皮内含铁血黄素沉积)和非点状血管(包括小
球状血管、线状不规则血管和 / 或分支状血管)
(图 1.107B)[43,44,46]。此外,还可见弥漫分布和 / 或
位于皮损边缘的白色鳞屑,灶状分布的点状血管
(图 1.107B 和图 1.108B),点状出血(图 1.108B)和

色素减退区[43,44,46]。值得注意的是,色素减退区在
慢性皮损中更多见,后者临床上常见灶状炎症后
色素减退[43,44,46]。在肤色较深的患者中,橙色区域
则很难观察到(图 1.108B)。

1.9　慢性移植物抗宿主病

1.9.1　简介

　　慢性移植物抗宿主病(graft versus host disease,
GVHD)是在同种异体移植至少 100 天后发生的
一种免疫性多器官疾病,发病率约占长期移植存
活患者的 60%～80%[47]。

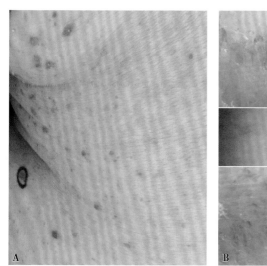
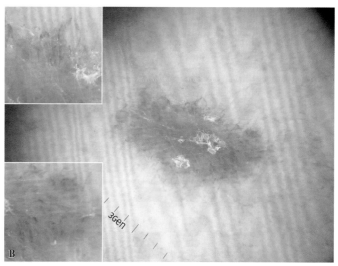

图 1.107　A. 慢性苔藓样糠疹。B. 中央橙色区域伴白色鳞屑,非点状(线状不规则)血管(上方方框),灶状分布的点状
血管(下方方框)

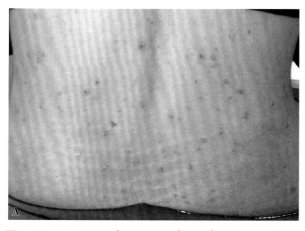
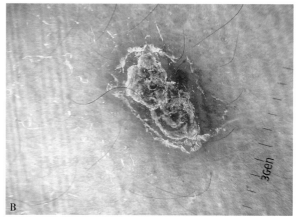

图 1.108　A. 较深肤色的慢性苔藓性糠疹患者。B. 皮损中央的鳞屑及皮损周围的领圈样鳞屑,伴灶状分布的点状血管
和紫癜样点

1.9.2   临床表现

本病皮肤和黏膜受累极为常见且临床表现多样[48]。皮肤/皮下表现可主要分为两大类，即"炎症性"[苔藓样（最常见，图1.109A），银屑病样（图1.110A），湿疹样，脂膜炎样和光敏性皮疹]和"硬化性"[硬斑病样和硬皮病样（最常见，图1.111A），筋膜炎和结节性纤维瘤][48]。此外，还可见角化过度和/或附属器表现异常、血管表现异常（如皮肤异色症）和色素改变（图1.112A和图1.113A）[48]。

1.9.3   皮肤镜表现

与典型的扁平苔藓相似，典型的苔藓样慢性移植物抗宿主病表现为Wickham纹和线状和/或点状血管（图1.109B）。但由于慢性移植物抗宿主病具有比典型扁平苔藓更显著的/弥漫的真皮内炎症，其血管结构的密度更高。这也解释了为什么色素性慢性移植物抗宿主病的皮损具有更密集/弥漫的点状棕色色素沉着（图1.112B和图1.113B）。

皮肤镜检查也有助于银屑病样慢性移植物抗宿主病和银屑病的鉴别诊断。前者皮肤镜特征为白色鳞屑伴多种形态的血管，即点状和线状血管（图1.110B）。

硬斑病样和硬皮病样慢性移植物抗宿主病与典型硬斑病的皮肤镜特征相似，为白色的纤维样云状结构，多种形态的血管和色素结构（特别是褐色线条）（图1.111B）。值得注意的是，与典型硬斑病/硬皮病相比，硬斑病样和硬皮病样慢性移植物抗宿主病的色素改变通常更明显。

皮肤镜检查也有助于增强对本病甲变化的观察，如"背侧翼状胬肉"，即近端甲襞向甲板的V形延伸，使背侧皮肤与甲床粘连，从而导致部分甲板丢失。与扁平苔藓的"背侧翼状胬肉"相比，慢性移植物抗宿主病的"背侧翼状胬肉"有更明显的血管化，即可见近端甲襞上扩张的血管和树枝状血管（图1.114）。

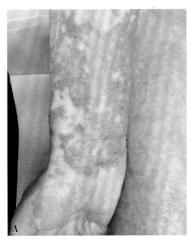
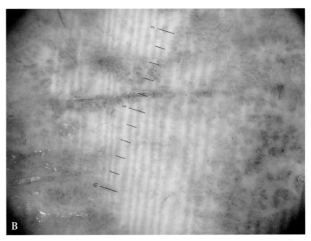

图1.109   A. 苔藓样慢性移植物抗宿主病。B. 皮肤镜下可见Wickham纹及弥漫的点状血管

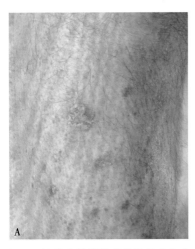
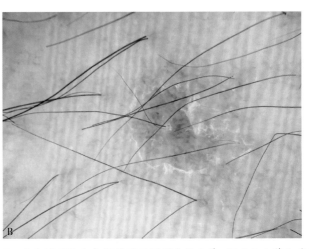

图1.110   A. 银屑病样慢性移植物抗宿主病。B. 皮肤镜下见白色鳞屑伴不同形态的血管，即点状血管和线状血管

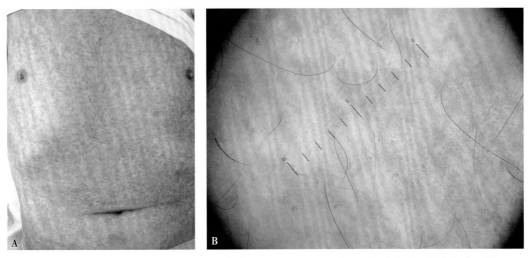

图 1.111　A. 慢性移植物抗宿主病的色素性皮损。B. 皮肤镜下见弥漫的点状棕色色素沉着

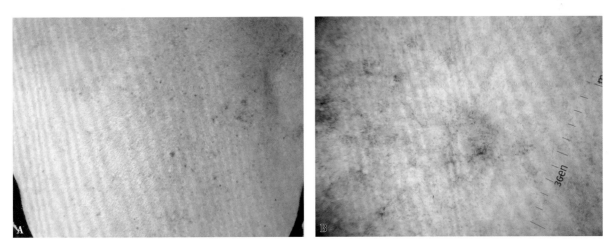

图 1.112　A. 慢性移植物抗宿主病的色素性皮损。B. 皮肤镜下见弥漫的点状棕色色素沉着

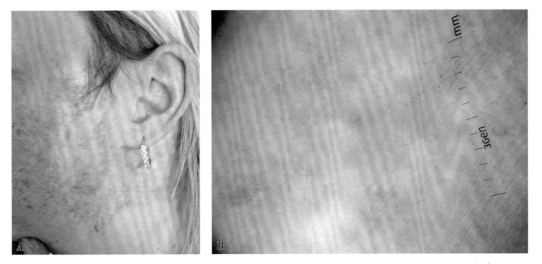

图 1.113　A. 硬皮病样慢性移植物抗宿主病。B. 皮肤镜下见白色纤维样云状结构伴线状色素结构

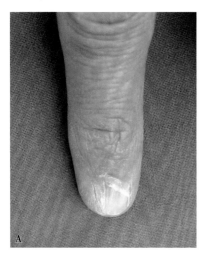
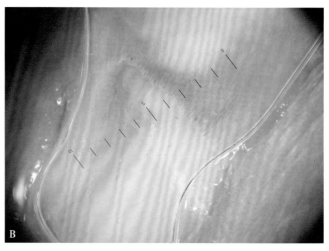

图 1.114　A. 慢性移植物抗宿主病的"背侧翼状胬肉"。B. V 型近端甲皱襞向甲板延伸,导致部分甲板缺失,近端甲皱襞延伸部位可见扩张的血管和分支状血管

1.10　慢性浅表性鳞屑性皮炎(小斑块型副银屑病)

1.10.1　简介

本病为良性的慢性炎症性疾病,病因不明,常中年起病,男性好发[49]。所有人种均可发病,但在肤色较深人种中少见[49]。躯干和四肢是最常见的发病部位,面部、手掌和足底常不受累[49]。

1.10.2　临床表现

本病皮损表现为圆形、卵圆形或指状(尤其是在躯干部位)红色斑片,上覆细小鳞屑(图 1.115A 和图 1.116A)[49]。皮损可为粉红色、棕色或淡黄色,表面略有褶皱,呈烟纸状外观[49]。症状常较轻,可有轻度瘙痒[49]。皮损直径通常<5cm(指状皮损除外)。但有时会出现较大的斑块,常位于下肢[49]。

1.10.3　皮肤镜表现

本病主要的皮肤镜特征为皮纹部位的白色细小鳞屑(图 1.115B 和图 1.116B)。背景颜色多样,可从粉红色/淡红色(图 1.115B)到黄色/橙色(图 1.116B)。血管结构常缺失,偶见稀疏的点状血管。圆形紫癜样点可较为明显(作者的个人观察)。

皮肤镜特征和组织病理表现具有相关性[49],皮纹部位的鳞屑对应组织病理学上片状角化过度,红色或黄色背景分别对应组织病理学上真皮内轻度炎症/血管扩张和真皮内含铁血黄素沉积。紫癜样点对应组织病理学上的红细胞外渗。

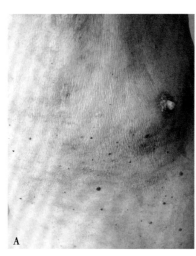

图 1.115　A. 慢性浅表性鳞屑性皮炎(小斑块型副银屑病)临床图片可见特征性的指状皮损。B. 皮肤镜下可见淡红色背景,主要位于皮纹部位的白色鳞屑

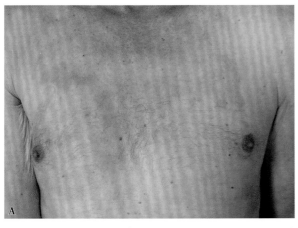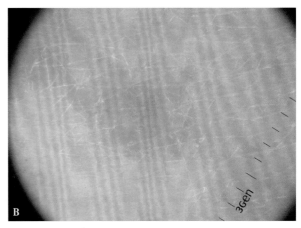

图 1.116　A. 慢性浅表性鳞屑性皮炎（小斑块型副银屑病）特征性临床图片。B. 黄色背景，皮纹部位的白色鳞屑

1.11　胫前瘙痒性丘疹性皮炎

1.11.1　简介

胫前瘙痒性丘疹性皮炎（pretibial pruritic papular dermatitis，PPPD）是一种近期新提出的疾病，是由胫前皮肤长期持续摩擦造成的，可由多种因素导致（包括皮肤干燥、与刺激物接触和情绪困扰）[50]。

1.11.2　临床表现

本病临床表现为单侧或双侧胫前，多发，散在的，呈皮色至红色，直径 3～8mm 的光滑圆形丘疹，可融合为典型的鹅卵石外观（图 1.117A）[50]。本病罕见，但由于其在临床上常被误诊为其他瘙痒性丘疹或丘疹鳞屑性疾病，胫前瘙痒性丘疹性皮炎的发病率可能被低估[50]。

1.11.3　皮肤镜表现

本病最常见的皮肤镜特征为粉色至白色背景上的点状或球状血管（最常见），皮损边缘白色领圈样鳞屑形成花瓣样（图 1.117B）[50]。也可见血痂和少量白色鳞屑[50]。

皮肤镜特征和组织病理表现具有相关性，粉色至白色背景对应组织病理学上真皮浅层的炎症和纤维化；点状和球状血管对应组织病理学上真皮乳头内扩张的血管，由于角化过度导致的皮突变平使血管更加明显；鳞屑对应组织病理学上角化过度[50]。

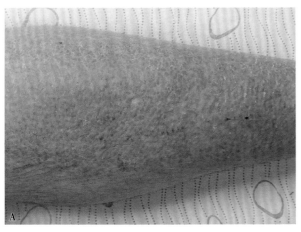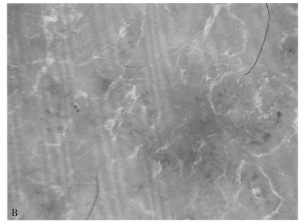

图 1.117　A. 胫前瘙痒性丘疹性皮炎临床图片。B. 皮肤镜显示粉色至白色背景上点状 / 球状血管，皮损边缘白色领圈样鳞屑形成花瓣样

1.12 慢性单纯性苔藓和苔藓样变

1.12.1 简介

"苔藓样变"一词是指由于反复慢性搔抓或摩擦导致的继发性皮肤增厚，并伴有不同程度的鳞屑[50]。苔藓样变可为自发性（皮肤某个特定区域瘙痒而没有潜在的皮肤病理改变），称为慢性单纯性苔藓，或者继发于湿疹皮炎或其他瘙痒性炎症性皮肤病[50]。

1.12.2 临床表现

慢性单纯性苔藓和既往存在的皮损的苔藓样变表现为在皮肤干燥、红斑的基础上，表面轻度粗糙；随病情进展，皮肤明显增厚伴严重角化过度（图 1.118A）[50]。肛门和颈部是慢性单纯性苔藓最常累及的部位，但其他部位也可受累（图 1.119A）[50]。

1.12.3 皮肤镜表现

慢性单纯性苔藓最典型的皮肤镜特征是规则分布的点状血管，对应组织病理学上延长的真皮乳头内的扩张的血管，与银屑病的组织病理学表现类似（图 1.118B）。然而，与银屑病不同的是，慢性单纯性苔藓的背景为白色（血管周围的白色晕，常形成白色网络）（图 1.118B），而不是红色（图 1.120）。这是由于慢性单纯性苔藓有颗粒层增厚及更明显的棘层增厚，皮肤镜下显示为白色。（作者的个人观察）。

本病皮肤镜下有时可见散在的白色圆形结构（组织病理学上对应毛囊角化过度，在偏振光下为玫瑰花瓣征），周围伴点状血管，在有多个毛囊的

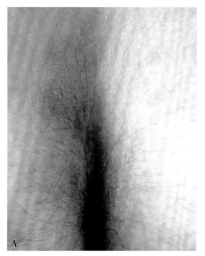
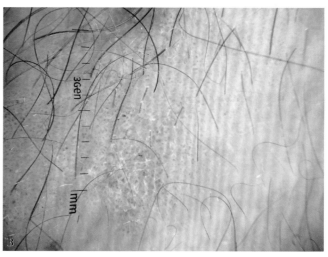

图 1.118　A. 慢性单纯性苔藓。B. 规则分布的点状血管，周围伴有白色晕，形成白色网络

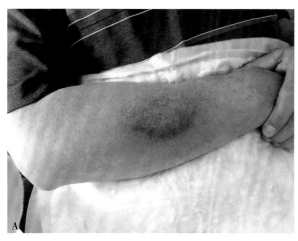
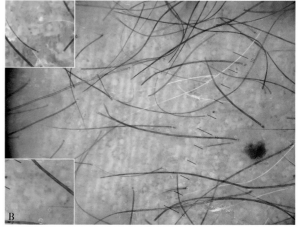

图 1.119　A. 慢性单纯性苔藓。B. 散在的白色圆形结构（下方方框中清晰显示），周围伴点状血管；白色结构在偏振光皮肤镜下为玫瑰花瓣征（上方方框）

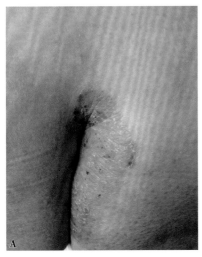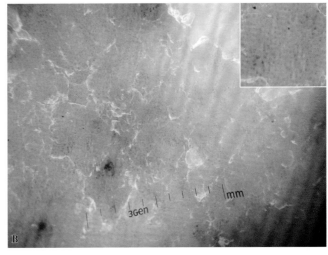

图 1.120　A. 银屑病。B. 皮肤镜下可见典型特征,红色背景上弥漫的白色鳞屑和规则分布的点状血管(方框中清晰显示)

区域更明显(图 1.119B)(作者的个人观察)。其他皮肤镜特征包括白色鳞屑 / 角化过度、糜烂、结痂和点状出血。

继发性苔藓化皮损具有相似的皮肤镜特征,但也可观察到原发疾病的皮肤镜特征(例如湿疹皮炎中的黄色鳞屑)。(作者的个人观察)。

(罗毅鑫　译,徐晨琛　校,刘洁　审)

参考文献

1. James W, Berger T, Elston D. *Andrews' Diseases of the Skin: Clinical Dermatology*, 10th ed. 2006.
2. Lebwohl M. Psoriasis. *Lancet* 2003; 361: 1197–204.
3. Christophers E, Kiene P. Guttate and plaque psoriasis. *Dermatol Clin* 1995; 13: 751–6.
4. Vazquez-Lopez F, Kreusch J, Marghoob AA. Dermoscopic semiology: further insights into vascular features by screening a large spectrum of nontumoral skin lesions. *Br J Dermatol* 2004; 150: 226–31.
5. Vázquez-López F, Manjón-Haces JA, Maldonado-Seral C et al. Dermoscopic features of plaque psoriasis and lichen planus: new observations. *Dermatology* 2003; 207: 151–6.
6. Lallas A, Kyrgidis A, Tzellos TG et al. Accuracy of dermoscopic criteria for the diagnosis of psoriasis, dermatitis, lichen planus and pityriasis rosea. *Br J Dermatol* 2012; 166: 1198–205.
7. Lallas A, Zalaudek I, Argenziano G et al. Dermoscopy in general dermatology. *Dermatol Clin* 2013; 31: 679–94.
8. Lallas A, Giacomel J, Argenziano G et al. Dermoscopy in general dermatology: practical tips for the clinician. *Br J Dermatol* 2014; 170: 514–26.
9. Lallas A, Apalla Z, Argenziano G et al. Dermoscopic pattern of psoriatic lesions on specific body sites. *Dermatology* 2014; 228: 250–4.
10. De Angelis R, Bugatti L, Del Medico P et al. Videocapillaroscopic findings in the microcirculation of the psoriatic plaque. *Dermatology* 2002; 204: 236–9.
11. Vázquez-López F, Zaballos P, Fueyo-Casado A, Sánchez-Martín J. A dermoscopy subpattern of plaque-type psoriasis: red globular rings. *Arch Dermatol* 2007; 143: 1612.
12. Lallas A, Argenziano G, Zalaudek I et al. Dermoscopic hemorrhagic dots: an early predictor of response of psoriasis to biologic agents. *Dermatol Pract Concept* 2016; 6: 7–12.
13. van den Reek JMPA, van Lümig PPM, Driessen RJB, et al. Determinants of drug survival for etanercept in a long-term daily practice cohort of patients with psoriasis. *Br J Dermatol* 2014; 170: 415–24.
14. Vázquez-López F, Marghoob AA. Dermoscopic assessment of long-term topical therapies with potent steroids in chronic psoriasis. 2004; 51: 811–3.
15. Lallas A, Apalla Z, Lefaki I et al. Dermoscopy of early stage mycosis fungoides. *J Eur Acad Dermatol Venerol* 2012; 27: 617–21.
16. Lallas A, Argenziano G, Apalla Z et al. Dermoscopic patterns of common facial inflammatory skin diseases. *J Eur Acad Dermatol Venerol* 2013; 28: 609–14.
17. Kurago ZB. Etiology and pathogenesis of oral lichen planus: an overview. *Oral Surg Oral Med Oral Pathol Oral Radiol* 2016; 122: 72–80.
18. Alrashdan MS, Cirillo N, McCullough M. Oral lichen planus: a literature review and update. *Arch Dermatol Res* 2016; 308: 539–51.
19. Mauskar M. Erosive lichen planus. *Obstet Gynecol Clin North Am* 2017; 44: 407–20.
20. Lucchese A, Dolci A, Salerno C et al. Vulvovaginal gingival lichen planus: report of two cases and review of literature. *Oral Implantol (Rome)* 2016; 9: 54–60.
21. Weston G, Payette M. Update on lichen planus and its clinical variants. *Int J Womens Dermatol* 2015; 1: 140–9.
22. Vazquez-Lopez F, Alvarez-Cuesta C, Hidalgo-García Y, Pérez-Oliva N. The handheld dermatoscope improves the recognition of Wickham striae and capillaries in Lichen planus lesions. *Arch Dermatol* 2001; 137: 1376.
23. Vazquez-Lopez F, Maldonado-Seral C, López-Escobar M, Pérez-Oliva N. Dermoscopy of pigmented lichen planus lesions. *Clin Exp Dermatol* 2003; 28: 554–5.
24. Coelho de Sousa V, Oliveira A. Inflammoscopy in the diagnosis of hypertrophic lichen planus. *J Am Acad Dermatol* 2015; 73: e171–3.

25. Daoud MS, Pittelkow MR. Lichen nitidus. In: Goldsmith LA, Katz SI, Gilchrest BA, Paller AS, Leffell DJ, Wolff K, eds. *Fitzpatrick's Dermatology in General Medicine.* 8th ed. New York: McGraw-Hill; 2012: 312–6.

26. Errichetti E, Stinco G. Lichen nitidus. In: Micali G, Lacarrubba F, Stinco G, Argenziano G, Neri I, eds. *Atlas of Pediatric Dermatoscopy.* 1st ed. Switzerland: Springer International Publishing; 2018. doi.org/10.1007/978-3-319-71168-3_13.

27. Qian G, Wang H, Wu J et al. Different dermoscopic patterns of palmoplantar and nonpalmoplantar lichen nitidus. *J Am Acad Dermatol* 2015; 73: e101–3.

28. Bruch-Gerharz D, Ruzicka T. Pityriasis rubra pilaris. In: Goldsmith LA, Katz SI, Gilchrest BA, Paller AS, Leffell DJ, Wolff K, eds. *Fitzpatrick's Dermatology in General Medicine.* 8th ed. New York: McGraw-Hill; 2012: 279–84.

29. Errichetti E, Stinco G. The practical usefulness of dermoscopy in general dermatology. *G Ital Dermatol Venereol* 2015; 150: 533–46.

30. Lallas A, Apalla Z, Karteridou A, Lefaki I. Photoletter to the editor: dermoscopy for discriminating between pityriasis rubra pilaris and psoriasis. *J Dermatol Case Rep* 2013; 7: 20–2.

31. Errichetti E, Stinco G. Dermoscopy as a supportive instrument in the differentiation of the main types of acquired keratoderma due to dermatological disorders. *J Eur Acad Dermatol Venereol* 2016; 30: e229–31.

32. Errichetti E, Piccirillo A, Stinco G. Dermoscopy as an auxiliary tool in the differentiation of the main types of erythroderma due to dermatological disorders. *Int J Dermatol* 2016; 55: e616–8.

33. López-Gómez A, Vera-Casaño Á, Gómez-Moyano E et al. Dermoscopy of circumscribed juvenile pityriasis rubra pilaris. *J Am Acad Dermatol* 2015; 72: S58–9.

34. Ackerman AB. *Clues to Diagnosis in Dermatopathology—An Algorithmic Method for Accurate Diagnosis.* 2nd ed. Available at: https://www.derm101.com/clues/pityriasis-rubra-pilaris-checkerboard-sign/explanation/ [accessed February 20, 2018].

35. Sertznig P, Felbert von V, Megahed M. Porokeratosis: present concepts. *J Eur Acad Dermatol Venereol* 2012; 26: 404–12.

36. Sasson M, Krain AD. Porokeratosis and cutaneous malignancy. A review. *Dermatol Surg* 1996; 22: 339–42.

37. Sehgal VN, Jain S, Singh N. Porokeratosis. *J Dermatol* 1996; 23: 517–25.

38. Schamroth JM, Zlotogorski A, Gilead L. Porokeratosis of Mibelli. Overview and review of the literature. *Acta Dermato Venereol* 1997; 77: 207–13.

39. Pizzichetta MA, Canzonieri V, Massone C, Soyer HP. Clinical and dermoscopic features of porokeratosis of Mibelli. *Arch Dermatol* 2009; 145: 91–2.

40. Moscarella E, Longo C, Zalaudek I et al. Dermoscopy and confocal microscopy clues in the diagnosis of psoriasis and porokeratosis. 2013; 69: e231–3.

41. Delfino M, Argenziano G, Nino M. Dermoscopy for the diagnosis of porokeratosis. *J Eur Acad Dermatol Venereol* 2004; 18: 194–5.

42. Zaballos P, Puig S, Malvehy J. Dermoscopy of disseminated superficial actinic porokeratosis. *Arch Dermatol* 2004; 140: 1410.

43. Stinco G, Errichetti E, Lacarrubba F, Micali G. Pityriasis lichenoides. In: Micali G, Lacarrubba F, eds. *Dermatoscopy in Clinical Practice—Beyond Pigmented Lesions.* 2nd ed. Boca Raton, FL: CRC Press, 2016: 105–9.

44. Errichetti E, Stinco G. Pityriasis lichenoides. In: Micali G, Lacarrubba F, Stinco G, Argenziano G, Neri I, eds. *Atlas of Pediatric Dermatoscopy.* 1st ed. Switzerland: Springer International Publishing; 2018: https://doi.org/10.1007/978-3-319-71168-3_13.

45. Lacarrubba F, Micali G. Dermoscopy of pityriasis lichenoides et varioliformis acuta. *Arch Dermatol* 2010; 146: 1322.

46. Errichetti E, Lacarrubba F, Micali G, Piccirillo A, Stinco G. Differentiation of pityriasis lichenoides chronica from guttate psoriasis by dermoscopy. *Clin Exp Dermatol* 2015; 40: 804–6.

47. Ratanatharathorn V, Ayash L, Lazarus HM, Fu J, Uberti JP. Chronic graft-versus-host disease: clinical manifestation and therapy. *Bone Marrow Transplant* 2001; 28: 121–9.

48. Bolognia JL, Schaffer JV, Duncan KO, Ko JC, eds. *Dermatology Essential.* 1st ed. Oxford: Saunders Elsevier, 2014: 374–80.

49. Ingram JR. Eczematous disorders. In: Griffiths CEM, Barker J, Bleiker T, Chalmers R, Creamer D, eds. *Rook's Textbook of Dermatology.* 9th ed. Oxford: Wiley-Blackwell; 2016: 39.1–35.

50. Errichetti E, Stinco G. Dermoscopy for improving the diagnosis of pretibial pruritic papular dermatitis. *Australas J Dermatol* 2018; 59: e74–5.

第 2 章　其他丘疹结节性疾病

Enzo Errichetti, Aimilios Lallas, Dimitrios Ioannides

2.1　Darier 病

2.1.1　简介

　　毛囊角化病（Darier 病）是一种常染色体显性遗传的棘层松解性遗传性皮肤病，由编码细胞内钙泵［肌浆 / 内质网 Ca^{2+}-ATP 异构 2 蛋白（SERCA2）］的 *ATP2A2* 基因突变所致[1]。

2.1.2　临床表现

　　本病常发生于 6～20 岁人群，通常表现为散在分布的油腻性角化性皮色、红棕色或黄棕色丘疹，患者自觉瘙痒或无症状，皮疹一般累及皮脂溢出区域和皮肤皱褶部位（图 2.1A）[1]，有时可融合为广泛的结痂性或糜烂性（皮肤皱褶部位）斑块（图 2.2A 和图 2.3A）[1]。本病常常可见甲异常、肢端皮损和黏膜改变，以上表现可能为本病的首发症状[1]。也可能出现由于合子后突变（嵌合现象）而导致的节段型（图 2.4A）。

2.1.3　皮肤镜表现

　　Darier 病的丘疹性皮损（包括经典型和节段型）在皮肤镜下的特征性表现为中央多角形、星状形或圆 / 椭圆形的黄棕色区域（组织病理上对应中央致密的角质物），边缘一定程度的围绕细的白色晕，组织病理对应表皮棘层肥厚（图 2.1B 和图 2.4B）[1-5]。皮损边缘也可见由于真皮内炎症所致的红色背景，伴或不伴白色鳞屑，以及点状和 / 或线状血管（图 2.4B）[1-5]。

　　值得注意的是，类似的皮肤镜特征也可见于其他组织病理上存在棘层松解和角化不良的皮肤疾病，如 Galli-Galli 病、棘层松解性角化不良瘤和 Grover 病（Darier 样型，详见下一节）[1-5]。

　　有趣的是，皮肤镜甚至也可协助评估 Darier 病的斑块性皮损，因为其可能出现相关的表现，包括平行的粉红色沟回（由于棘层松解导致的糜烂），形状可为星状、不规则形或线状（更为常见），可伴有白色 / 黄色鳞屑 / 结痂（干燥区域）或白色和粉色混

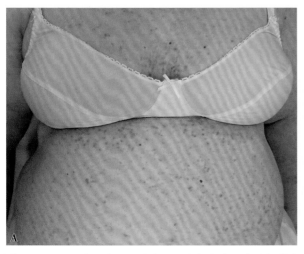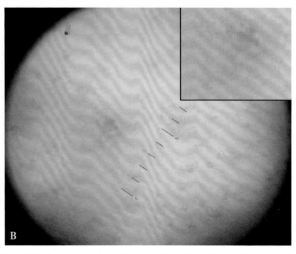

图 2.1　Darier 病。典型的胸骨区和腹部散在分布的红棕色角化性丘疹。A. 临床图片。B. 皮肤镜下特征为黄色的中央多角形区域，边缘围绕白色晕（方框中更清晰显示）

合的区域（潮湿区域，如皮肤皱褶部位），形成整体上"车轮胎面样"（图 2.2B 和图 2.2C）或"干裂的河床样"（图 2.3B）外观（作者的个人观察）。重要的是，类似的表现也可见于 Hailey-Hailey 病，两者的鉴别点包括，后者无上文所提及的丘疹，皮疹出现的年龄不同，以及肢端/甲表现不同（详见第 9.9 节）。

最后，皮肤镜检查也可用于清晰显示 Darier 病的肢端表现，后者在临床上有时难以观察。例如，手背的肢端角化性疣状丘疹、手掌出血性皮损、点状角皮病，手掌凹点（图 2.5），以及甲部红色/白色纵行条带伴有甲游离缘 V 形缺口（图 2.6）（作者的个人观察）。

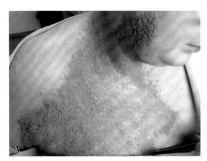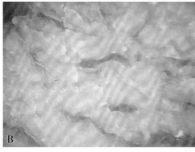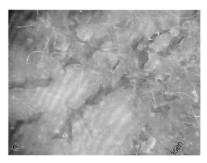

图 2.2　Darier 病。斑块型皮损。A. 临床图片。B，C. 皮肤镜检查示粉红色线状（B，C）或星状/不规则（C）沟回，可见黄色鳞屑/结痂（干燥区域，B）或白色和粉色混合区域（潮湿区域，C），呈"车轮胎面样"外观（B，C）

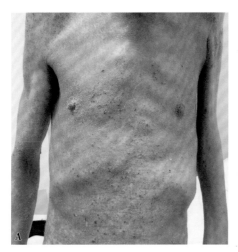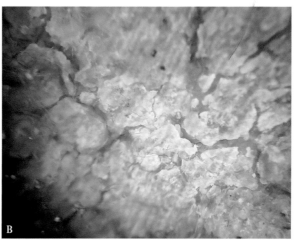

图 2.3　Darier 病。罕见的亚红皮病情况伴有弥漫角化性斑块。A. 临床图片。B. 皮肤镜检查可见数个线状粉红色沟回伴有白色/黄色结痂，呈"干裂的河床样"外观

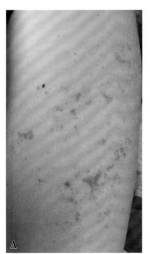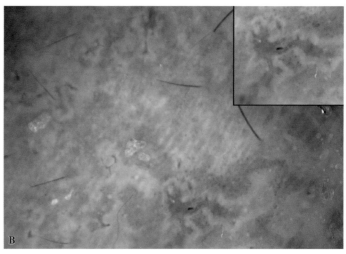

图 2.4　Darier 病。罕见的节段型，可见左大腿沿 Blaschko 线分布的丘疹。A. 临床照片。B. 皮肤镜检查可见黄棕色区域，边缘围绕白色晕，外周点状血管也明显可见，方框中可见放大观

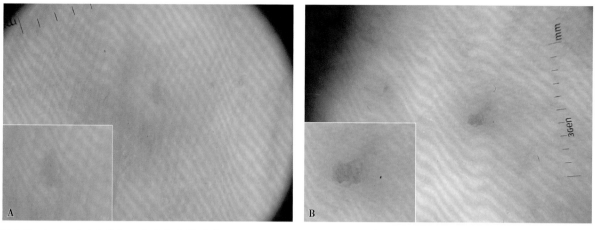

图 2.5　A. Darier 病掌部凹点的皮肤镜图片。B. Gorlin-Goltz 综合征。两者的区别很明显，Darier 病的皮肤镜特征与其丘疹性皮损类似（中央圆形黄棕色区域伴有细微的白色晕）（A），Gorlin-Goltz 综合征的特征性表现是红色区域伴有点状血管

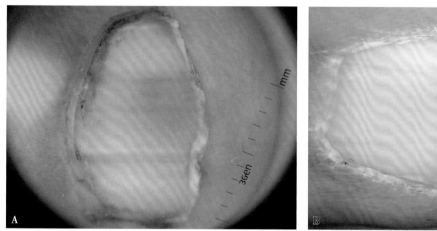
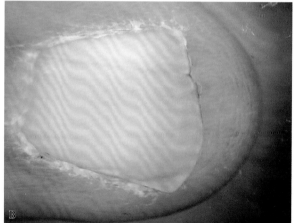

图 2.6　Darier 病（甲改变）。A，B. 皮肤镜突出显示了典型的甲部红色 / 白色条带伴有甲游离缘 V 形缺口，即使其在临床难以观察（B）

2.2 Grover 病

2.2.1 简介

Grover 病是一种不常见的后天性疾病，常发生于 40 岁以上皮肤较白的人群，可能由于某些促进出汗的因素（如发热性疾病或热量吸收）或皮肤干燥而触发[6]。本病可表现为多种组织病理学模式，如 Darier 样、海绵水肿样、落叶型天疱疮样、寻常型天疱疮样和 Hailey-Hailey 样，其中以前两种模式最为多见[6,7]。

2.2.2 临床表现

本病临床上通常表现为躯干散在瘙痒性的红棕色丘疹伴有不同程度的角化过度，有时也可见丘疱疹（罕见大疱）或湿疹样斑块（图 2.7A 和图 2.8A）[6,7]。躯干是最常累及的部位，颈部和 / 或四肢近端也可受累[6,7]。

2.2.3 皮肤镜表现

Grover 病由于组织病理学亚型的不同可表现出不同的皮肤镜特征。尤其是在 Darier 样型中，丘疹性皮损在皮肤镜下的特征性表现为星状、多角形分支状或圆形 - 椭圆形的黄棕色区域，周围围绕白色晕（图 2.7B）。而海绵水肿型则表现为红黄色背景上覆白色鳞屑（图 2.8B）[7]。两种类型中均可能出现点状和 / 或线状 / 不规则血管[7]。

重要的是，由于组织病理学改变相似，Darier 样 Grover 病与 Darier 病和 BRAF 抑制剂所致的棘

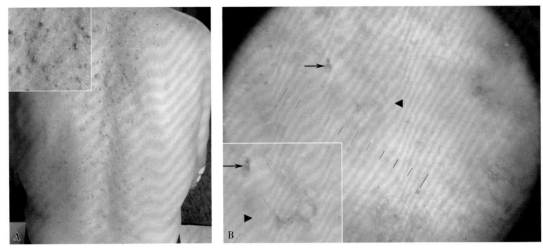

图 2.7 Grover 病（Darier 样型）。A. 临床图片。B. 皮肤镜检查显示中央星状（箭头所示）或圆形 - 椭圆形（三角箭头所示）黄棕色区域，周围围绕白色晕（方框中更清晰显示）

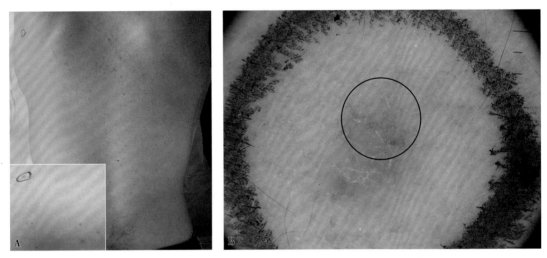

图 2.8 Grover 病（海绵水肿样型）。A. 临床图片。B. 皮肤镜下显示黄红色背景上覆白色鳞屑，以及边界模糊的扩张的毛细血管（圆圈所示）

层松解性角化不良的皮肤镜表现有所重叠，均可表现为中央黄棕色区域和白色晕，对应组织病理学上致密的角化过度和棘层肥厚 [5,7]。

2.3 BRAF 抑制剂所致棘层松解性角化不良

2.3.1 简介

棘层松解性角化不良可能是 BRAF 抑制剂的副作用之一，在组织病理上类似 Darier 样 Grover 病和 Darier 病 [8]。

2.3.2 临床表现

本病临床表现为瘙痒性 / 疼痛性的角化性 / 鳞屑性的红色丘疹，直径 2～3mm，最常累及躯干（图 2.9A），目前也有上肢和面部受累的报道 [8]。

2.3.3 皮肤镜表现

由于组织病理学表现相同，BRAF 抑制剂所致棘层松解性角化不良与 Darier 样 Grover 病和 Darier 病的皮肤镜表现相同，即星状 / 多角形分支状 / 圆形 - 椭圆形的黄棕色区域，周围围绕白色晕，粉红色均质无结构的背景，伴或不伴白色鳞屑，以及点状血管和 / 或线状血管（图 2.9B）[5]。

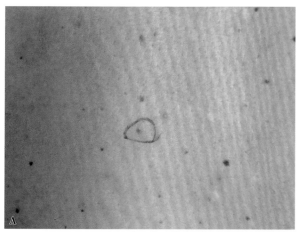
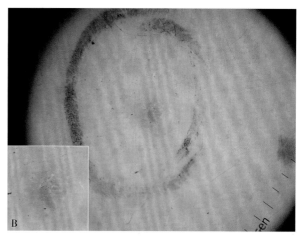

图 2.9　BRAF 抑制剂所致棘层松解性角化不良。A. 临床图片。B. 皮肤镜下显示中央圆形 / 椭圆形黄色区域围绕白色晕（方框中更清晰显示）

2.4　丘疹性荨麻疹

2.4.1　简介

丘疹性荨麻疹是一种常见疾病，是由于对蚊子、跳蚤、臭虫或其他昆虫叮咬的超敏反应所致[9]。

2.4.2　临床表现

丘疹性荨麻疹临床表现为慢性或复发性的分批出现的瘙痒性丘疹和丘疱疹，可位于躯体暴露的部位和衣物覆盖的部位（较少见），搔抓可导致糜烂和溃疡（图 2.10A 和图 2.11A）[9]。

2.4.3　皮肤镜表现

皮肤镜有助于清晰显示皮损中央出血性斑点，对应昆虫叮咬的部位；或显示一个或数个出血点，对应真皮内外溢的红细胞（丘疹性荨麻疹组织病理上的常见表现）[9]（图 2.10B 和图 2.11B）。其他较少见 / 特异性不高的表现包括，粉红色背景、糜烂、红色 / 黄色结痂以及混合形态的模糊的血管（作者的个人观察）。

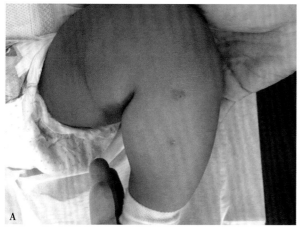
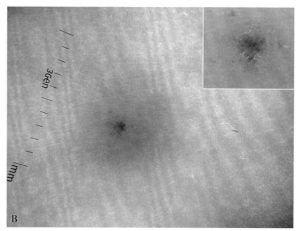

图 2.10　丘疹性荨麻疹。A. 临床图片。B. 皮肤镜检查清晰显示了中央出血性斑点，对应昆虫叮咬的部位（方框中更清晰显示）

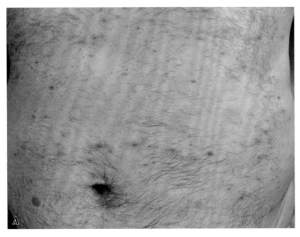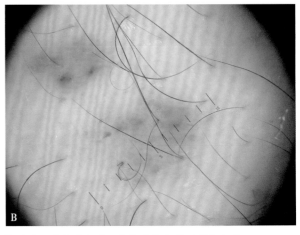

图 2.11　丘疹性荨麻疹。A. 临床图片。B. 皮肤镜下显示多个出血点，对应真皮内外溢的红细胞

2.5　结节性痒疹

2.5.1　简介

结节性痒疹是一种慢性炎症性皮肤疾病，通常发生于 20～60 岁人群[10]。虽然目前报道了数个与本病相关联的情况，但本病的发病机制尚未完全阐明[10]。

2.5.2　临床表现

本病临床表现为瘙痒性的色素沉着性的或红色 - 紫罗兰色的坚实丘疹，表面角化过度或可见抓痕，直径 0.5～3cm（图 2.12），皮疹主要位于躯干和四肢伸侧。也可出现色素增加或色素减退，伴或不伴结痂。

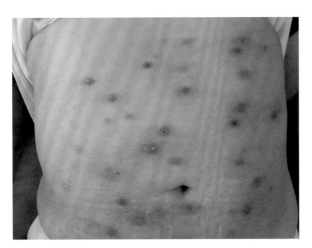

图 2.12　结节性痒疹的临床图片

2.5.3　皮肤镜表现

结节性痒疹皮肤镜下的标志（角化过度性皮

损和表皮剥脱性皮损）是出现所谓的"白色星爆"模式，由棕色和 / 或红色背景上，放射状排列的白色条纹（图 2.13A）或边缘白色晕伴有一些离心性的粗的凸起组成（图 2.13B）[10, 11]。

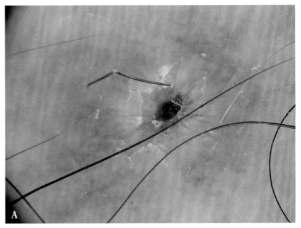

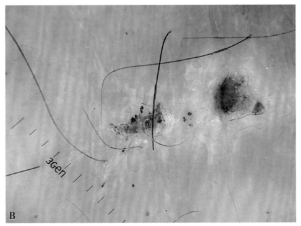

图 2.13　结节性痒疹。A，B. 皮肤镜表现为所谓的"白色星爆"模式，由棕色和 / 或红色背景上，放射状排列的白色线（A）或边缘白色晕伴有一些离心性的粗的凸起（B）组成。还可见中央浆液性出血性痂皮（A，B）和点状出血（B）

从皮肤镜 - 病理对应的角度，白色区域对应真皮纤维化，红色和棕色区域分别对应血管扩张和炎症后色素沉着[10]。尤其需要强调的是，增粗的胶原纤维通常在真皮乳头内呈现出特有的垂直分布，因此，当通过皮肤镜（水平方向）观察皮损时，其表现为白色条纹 / 凸起，特别是在皮损边缘，对比红斑性和 / 或色素沉着性皮肤更容易观察。

此外还可见一些附加的皮肤镜特征，特别是在皮损的中央，包括角化过度 / 脱屑（更为常见于角化过度性皮损）、一处或多处表皮剥脱（更为常见于表皮剥脱性皮损）、结痂、毛囊角栓（仅见于角化过度性皮损）、点状出血和点状 / 球状血管[10, 11]。

有趣的是，皮肤镜也可用于回顾性诊断，因为消退期 / 非活跃皮损常常保留前文提到的"白色星爆"模式（图 2.14）[10]。

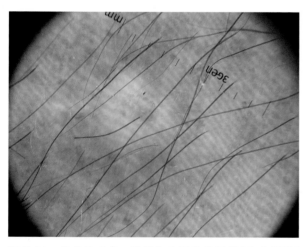

图 2.14　结节性痒疹。消退期皮损常常保留"白色星爆"模式，因此有助于回顾性诊断

2.6　获得性穿通性皮病

2.6.1　简介

"获得性穿通性皮病"这一名称包含了一组最常发生于慢性肾脏疾病或糖尿病患者，以表皮内陷（可为毛囊性或毛囊周围性），真皮成分排出为特征的疾病，由于组织病理学亚型的不同，穿通物质的成分不同，例如，获得性反应性穿通性胶原病（acquired reactive perforating collagenosis, ARPC）中的胶原束，获得性匐行性穿通性弹力纤维变性（acquired elastosis perforans serpiginosa, AEPS）中的弹力纤维，Kyrle 病（Kyrle's disease, KD）中的无定型真皮物质和 / 或角蛋白，穿通性毛囊炎（perforating folliculitis, PF）中的变性的胶原和细胞外基质，上述疾病重叠出现的情况也不罕见[12]。

2.6.2　临床表现

皮损表现为瘙痒性的圆形的肤色、红色或色素沉着性丘疹和结节，中央有脐凹并可见结痂或角栓，主要累及四肢伸侧和躯干（图 2.15A 和图 2.16A）[12]。

2.6.3　皮肤镜表现

获得性反应性穿通性胶原病、穿通性毛囊炎和 Kyrle 病的特征性皮肤镜表现为出现三个同心区域（"三带同心"模式），这一表现由于组织病理亚型的不同而不同：ARPC 表现为中央圆形棕绿色 / 黄棕色无结构区（Ⅰ），外侧围绕白色角化性领

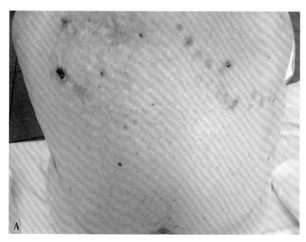

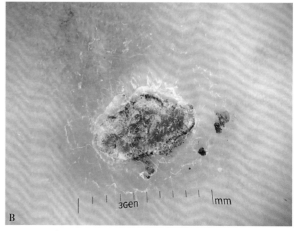

图 2.15　获得性穿通性皮病（ARPC 亚型）。A. 临床图片。B. 皮肤镜下可见"三带同心"模式，中央圆形棕绿色无结构区（Ⅰ），外侧围绕白色角化性领圈样结构（Ⅱ），最外层红色晕（Ⅲ）；皮损外周可见由于搔抓所致的点状出血（B）

圈样结构（Ⅱ），最外层红色晕伴或不伴点状血管（Ⅲ）[5, 11, 13]（图 2.15B）；PF 表现为中央亮白色团块（Ⅰ），围绕灰色无结构区（Ⅱ），最外侧棕色网纹（Ⅲ）[14]；KD 表现为中央亮白色 - 棕色鳞屑（Ⅰ），围绕灰白色无结构区域（Ⅱ），外周细微的棕色色素沉着[15]。

　　值得注意的是，根据笔者的经验，出现皮肤镜表现的重叠现象并不罕见，这与可能存在的组织病理学表现的重叠是相符的（图 2.16B）。

　　此外，有报道称，AEPS 皮肤镜下可见中央白色无结构区域伴冠状分支状血管[16]，或中央粉色 - 黄色改变，边缘棕色结痂性丘疹，最外侧围绕白色晕，以"群岛状"模式排列[17]。

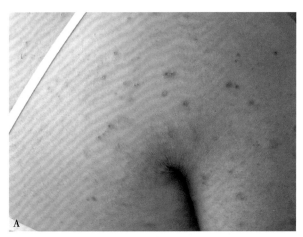

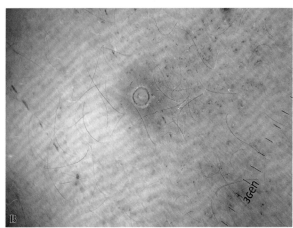

图 2.16　获得性穿通性皮病（PF 亚型）。A. 临床图片。B. 皮肤镜检查可见类似于 ARPC 的模式，表现为中央黄棕色区域，围绕白色角化性领圈样结构和白色 / 红色晕。因此，支持在多种获得性穿通性皮病中，出现皮肤镜表现重叠的情况

　　　　　　　　　（徐晨琛 译，罗毅鑫 校，刘洁 审）

参考文献

1. Errichetti E, Stinco G, Verzì AE et al. Miscellaneous disorders. In: Micali G, Lacarrubba F, eds. *Dermatoscopy in Clinical Practice—Beyond Pigmented Lesions.* 2nd ed. Boca Raton: CRC Press; 2016: 169–78.
2. Errichetti E, Stinco G, Lacarrubba F, Micali G. Dermoscopy of Darier's disease. J Eur Acad Dermatol Venereol 2016; 30: 1392–4.
3. Lacarrubba F, Verzì AE, Errichetti E, Stinco G, Micali G. Darier disease: dermoscopy, confocal microscopy, and histologic correlations. J Am Acad Dermatol 2015; 73: e97–9.
4. Errichetti E, Maione V, Pegolo E, Stinco G. Dermoscopy: a useful auxiliary tool in the diagnosis of type 1 segmental Darier's disease. Dermatol Pract Concept 2016; 6: 53–5.
5. Errichetti E, Stinco G. Dermoscopy in general dermatology: a practical overview. Dermatol Ther (Heidelb) 2016; 6: 471–507.
6. Burge S, Hovnanian A. Acantholytic disorders of the skin. In: Goldsmith LA, Katz SI, Gilchrest BA, Paller AS, Leffell DJ, Wolff K, eds. Fitzpatrick's Dermatology in General Medicine. 8th ed. New York: McGraw-Hill; 2012: 560–2.
7. Errichetti E, De Francesco V, Pegolo E, Stinco G. Dermoscopy of Grover's disease: variability according to histological subtype. J Dermatol 2016; 43: 937–9.
8. Chu EY, Wanat KA, Miller CJ et al. Diverse cutaneous side effects associated with BRAF inhibitor therapy: a clinicopathologic study. J Am Acad Dermatol 2012; 67: 1265–72.
9. Schwartz RA. Papular urticaria. Available at: https://emedicine.medscape.com/article/1051461-overview [accessed January 13, 2018].
10. Errichetti E, Piccirillo A, Stinco G. Dermoscopy of prurigo nodularis. J Dermatol 2015; 42: 632–4.
11. Errichetti E, Stinco G. The practical usefulness of dermoscopy in general dermatology. G Ital Dermatol Venereol 2015; 150: 533–46.
12. Minocha JS, Schlosser BJ. Acquired perforating disorders. In: Goldsmith LA, Katz SI, Gilchrest BA, Paller AS, Leffell DJ, Wolff K, eds. Fitzpatrick's Dermatology in General Medicine. 8th ed. New York: McGraw-Hill; 2012: 727–31.
13. Kittisak P, Tanaka M. Dermoscopic findings in a case of reactive perforating collagenosis. Dermatol Pract Concept 2015; 5: 75–7.
14. Ramirez-Fort MK, Khan F, Rosendahl CO, Mercer SE, Shim-Chang H, Levitt JO. Acquired perforating dermatosis: a clinical and dermatoscopic correlation. Dermatol Online J 2013; 19: 18958.
15. Russo T, Piccolo V, Mascolo M, Staibano S, Alfano R, Argenziano G. Dermoscopy of Kyrle disease. J Am Acad Dermatol 2016; 75: e99–101.
16. Navarrete-Dechent C, Puerto Cd, Bajaj S, Marghoob AA, González S, Jaque A. J Am Acad Dermatol 2015; 73: e7–9.
17. Ramírez-Bellver JL, Bernárdez C, Macías E et al. Dermoscopy and direct immunofluorescence findings of elastosis perforans serpiginosa. *Clin Exp Dermatol* 2016; 41: 667–70.

第 3 章　非感染性肉芽肿

Enzo Errichetti, Aimilios Lallas

3.1　结节病

3.1.1　简介

结节病是一种病因不明的系统性肉芽肿性疾病，病理上以非干酪样、"裸"结节（上皮样肉芽肿，周边几乎无淋巴细胞）为特征。所有器官均可受累，最常累及肺、皮肤、眼和淋巴结[1]。

3.1.2　临床表现

结节病的皮肤表现通常分为非特异性（如结节性红斑）和特异性（组织学特征为典型的"裸"结节）皮损[1]。

特异性结节病皮损可出现于皮肤和黏膜的任何部位，对称或不对称，最常见于头颈部[1]。已报道的皮损形态多样，如斑疹、丘疹（最常见）、斑片、斑块（环状和非环状）和结节（图 3.1A～图 3.3A）[1]。皮损的颜色通常为红棕色、黄棕色或紫红色，可存在或不存在皮肤表面改变，包括萎缩、鳞屑、角化过度、溃疡等。也可表现为单一皮损，但相对少见（图 3.4A）[1]。头皮受累时表现为脱发，也可出现甲改变。

普遍认可的皮损主要包括冻疮样狼疮型（图 3.5A）、皮下结节病型（Darier-Roussy 结节）、鱼鳞病样型、苔藓样型（图 3.6A）和瘢痕型结节病（累及陈旧瘢痕）（图 3.7）[1]。

3.1.3　皮肤镜表现

各种形态的皮肤结节病皮损的皮肤镜标志性表现为局部或弥散分布的结构——浅橙色区域，组织学上对应致密的肉芽肿性浸润（"质量效应"）（图 3.1B～图 3.7B）[2-4]。值得注意的是，上述结构通过对皮肤施加轻微压力（由于红斑减少）可以更好地观察，而当肉芽肿位置过深（如皮下结节病型）或存在明显的表皮改变时（角化过度、溃疡等），可能很难看到[2-4]。

血管结构也很常见，并且可能表现出不同的形态，其中线状 / 不规则线状和分支状最常见（图 3.1B～图 3.6B）[2-4]。重要的是，血管通常聚焦良好，因为肉芽肿将真皮血管推向上方（靠近皮肤表面），所以血管看起来更清晰（图 3.1B～图 3.6B）。也可见点状和肾小球状血管，但不甚常见（图 3.2B）[2-4]。

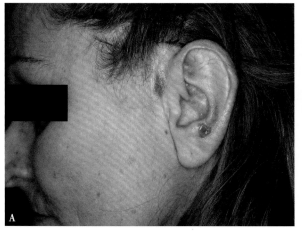
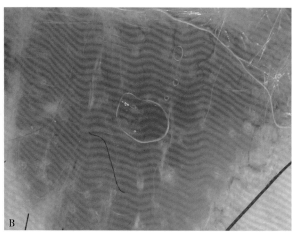

图 3.1　典型面部皮肤结节病。A. 临床表现。B. 皮肤镜检查可见弥漫橙色区域和聚焦良好的不规则线状血管，也可见白色毛囊角栓

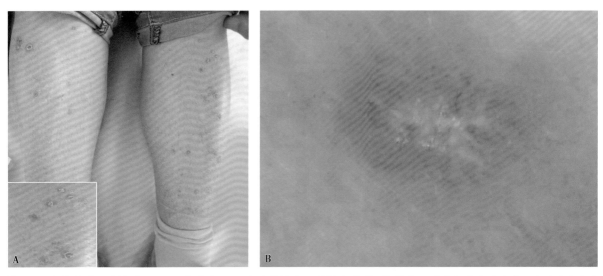

图 3.2　丘疹鳞屑性结节病。A. 临床图片。B. 皮肤镜检查可见橙色背景，聚焦良好的线状和点状血管，同时存在白色区域和白色鳞屑

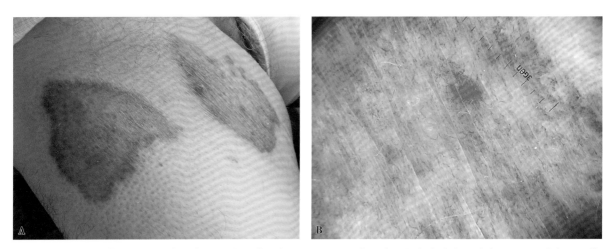

图 3.3　斑块型结节病。A. 临床图片。B. 皮肤镜检查可见局灶性橙色区域和数个聚焦良好的线状 / 不规则线状血管

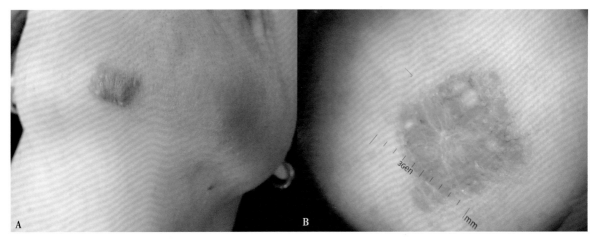

图 3.4　"单一皮损"结节病。A. 临床图片。B. 皮肤镜检查可见橙色区域，聚焦良好的线状和分支状血管，粟粒样囊肿和白色线状区域

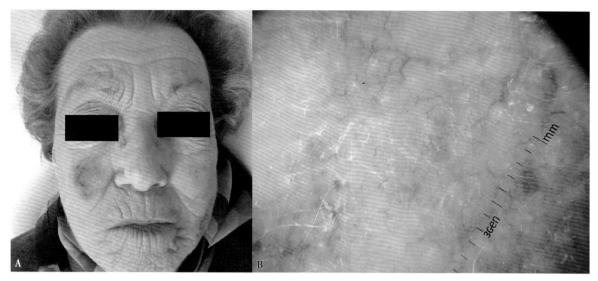

图 3.5　冻疮样狼疮型结节病。A. 临床表现。B. 皮肤镜检查可见局灶性橙色区域和数个聚焦良好的分支状 / 不规则线状血管

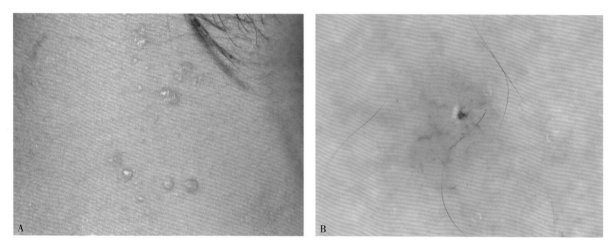

图 3.6　苔藓样型结节病。A. 临床图片。B. 皮肤镜检查可见橙黄色背景，线状不规则血管和中央白色区域

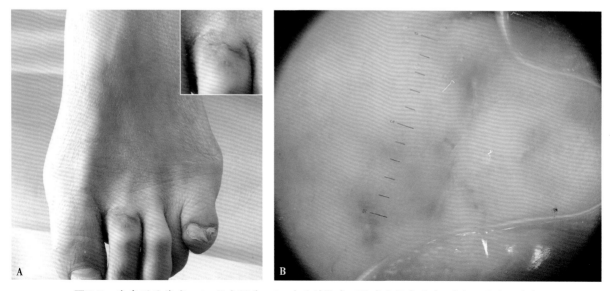

图 3.7　瘢痕型结节病。A. 临床图片。B. 皮肤镜检查可见多发橙色区域，其上可见陈旧瘢痕

其他少见/特异性差的皮肤镜特征包括色素沉着结构，毛囊角栓，白色/黄色鳞屑，扩大的毛囊，粟粒样囊肿，白色无结构区/瘢痕样色素脱失和晶状体结构（图 3.1B，图 3.2B，图 3.4B 和图 3.6B）[2-4]。

3.2　类脂质渐进性坏死

3.2.1　简介

类脂质渐进性坏死是一种胶原变性导致的疾病，伴有肉芽肿反应、血管壁增厚和脂肪沉积，最常发生于糖尿病患者（但并非唯一）。

3.2.2　临床表现

类脂质渐进性坏死表现为直径 1～3mm，边界清楚的红褐色丘疹，逐渐增大形成斑块，具有活跃的、更加硬化的边缘和蜡样萎缩性伴毛细血管扩张的黄色中心（图 3.8A 和图 3.9A）[5]；可出现溃疡，尤其在创伤部位（图 3.10A 和图 3.11A）[5]。胫前区是最常受累区域，但其他部位也可受累。

3.2.3　皮肤镜表现

类脂质渐进性坏死最典型的皮肤镜特征包括：或多或少的弥漫性橙黄色无结构区和聚焦良好的血管，血管形态根据疾病阶段不同而变化（图 3.8B～图 3.11B）[3, 4, 6-8]。特别的是，点状、球状、逗号状和肾小球状血管在早期病变或活动性皮损的边界更常见（图 3.9B 和图 3.10B），而网状、线状和发夹状血管在充分发展的病变（成熟）更常见，分支状 - 蛇形血管（直径通常从病变的中心到周边逐渐变

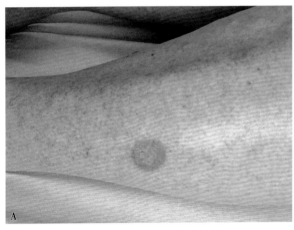
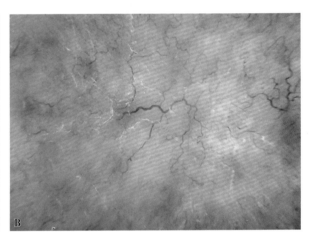

图 3.8　类脂质渐进性坏死。A. 左腿部典型成熟/晚期病变。B. 皮肤镜表现为多灶性黄橙色和白色区域，聚焦良好的分支状 - 蛇形血管，其直径从中心向外围逐渐减小

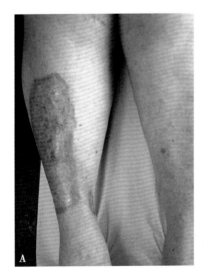
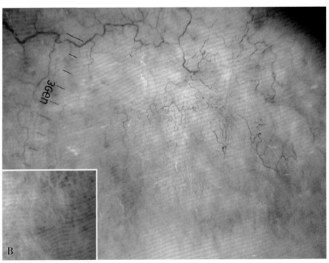

图 3.9　类脂质渐进性坏死。A. 右胫前典型晚期皮损。B. 皮肤镜表现为橙黄色区域，以及聚焦良好的分支状 - 蛇形血管，其直径从中心向外围逐渐减小；在炎症活跃的边界可见点状/球状血管（方框中更清晰）

细）在晚期更常见（图 3.8B 和图 3.9B）[3, 4, 6-8]。

从皮肤镜 - 病理学相关性的角度看，橙黄色区域对应于肉芽肿性浸润和（在较小程度上）脂质沉积物（与其他肉芽肿性疾病相比，通常色调较黄），同时聚焦良好的血管是真皮血管扩张、增粗和表皮萎缩的结果（使得血管更接近皮肤表面，从而显得更尖锐、直径更大）[3, 4, 6-8]。值得注意的是，皮损中央的表皮萎缩更明显，从而解释了为什么血管结构与周边区域相比看起来直径更大、更锐利[3, 4, 6-8]。

其他不太常见 / 低特异性的皮肤镜表现包括溃疡、白色 / 黄色结痂、白色鳞屑、褐色网状结构和白色无结构区[3, 4, 6-8]。最后一个特征是显著的真皮纤维化，在病程较长的皮损中更常见（图 3.11B）[3, 4, 6-8]。

3.3 环状肉芽肿

3.3.1 简介

环状肉芽肿是一种相对常见的良性炎症性皮肤病，病因不明，可表现出不同的组织学模式，包括间质型、栅栏状肉芽肿结节病样型和混合型，迄今为止前两种类型最常见。

3.3.2 临床表现

环状肉芽肿表现为局部或广泛分布，肤色至紫红色，非鳞屑性真皮丘疹 / 结节，离散或融合形

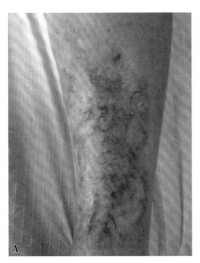
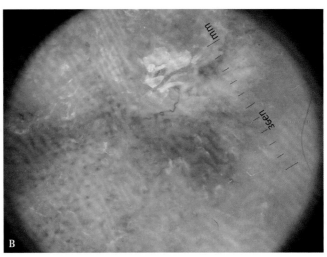

图 3.10 类脂质渐进性坏死。A. 左胫前典型晚期病变。B. 皮肤镜下的红色边缘，主要表现为球状血管，可见白色和橙色区域以及鳞屑

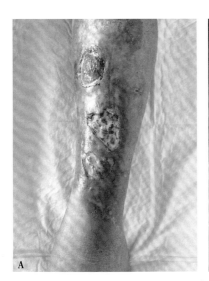
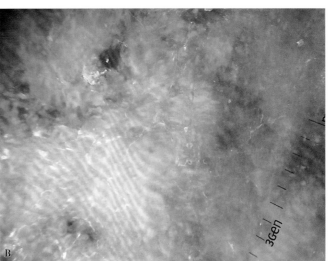

图 3.11 类脂质渐进性坏死。A. 长期存在的溃疡。B. 皮肤镜检查可见局灶性橙色区域，出血点和较多白色区域

成环状或圆形斑块（图 3.12A 和图 3.13A）；有另外三种主要的独特的临床病理变异类型被描述，包括皮下型、穿通型和斑片型。

3.3.3　皮肤镜表现

通常情况下，显著 / 非显著的粉色 - 红色背景下，各种形态（点状，不规则线状和 / 或分支状）非聚焦血管的存在是环状肉芽肿几乎恒定的皮肤镜特征，白色（不规则或球状）和橙黄色区域（局灶或弥漫分布）是最常见的非血管特征（图 3.12B 和图 3.13B）[9]。

重要的是，环状肉芽肿的皮肤镜表现根据其组织学亚型不同而发生显著变化，橙黄色无结构区（尤其弥漫分布型）与栅栏状肉芽肿的组织学改变（图 3.12B）之间存在严格关联，这与颜色和真皮肉芽肿性炎症浸润之间的皮肤镜 - 病理学关联性相一致。事实上，在具有间质型组织学模式的病变中通常不存在橙黄色区域（图 3.13B）[9]。

环状肉芽肿不常见的皮肤镜表现包括玫瑰花瓣征、晶体结构和白色鳞屑。

3.4　环状弹力纤维溶解性巨细胞性肉芽肿

3.4.1　简介

环状弹力纤维溶解性巨细胞性肉芽肿（annular elastolytic giant cell granuloma, AEGCG）是一种罕见的肉芽肿性皮肤病，其特征是弹性纤维缺失和多核巨细胞吞噬弹力纤维[10]。虽然其发病机制尚不清楚，但有人认为与紫外线辐射、热量或其他未知因素改变了弹性纤维的抗原性，从而诱导细胞免疫应答有关。

3.4.2　临床表现

环状弹力纤维溶解性巨细胞性肉芽肿临床上

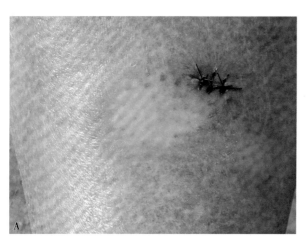
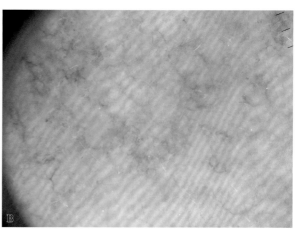

图 3.12　环状肉芽肿（栅栏状肉芽肿组织学亚型）。A. 临床图像。B. 皮肤镜可见沿皮损边缘弥漫分布的橙黄色区域，以及分支状和不规则线状非聚焦血管；皮损中央可见球状白色区域

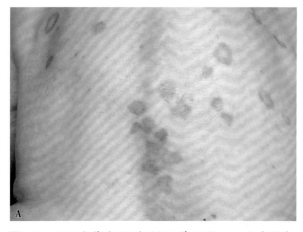
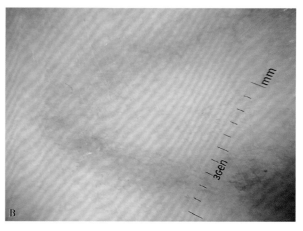

图 3.13　环状肉芽肿（间质型组织学亚型）。A. 临床图片。B. 皮肤镜检查可见粉红色背景和非聚焦的不规则线状血管

表现为小丘疹,逐渐演变为环状和匐行状斑块,边缘常可见轻度隆起,中央可见色素减退或萎缩性改变(图 3.14A)[10]。最常见于曝光部位,但非曝光部位也可累及。

3.4.3　皮肤镜表现

环状弹力纤维溶解性巨细胞性肉芽肿的皮肤镜下特征为沿整个环状活动性边缘分布的规则橙黄色无结构区及白色-灰色鳞屑,皮损中心可见浅粉红色背景上显著的均匀、网状、聚焦良好的血管(作者的个人观察)(图 3.14B)。

组织病理上,橙黄色区域、灰白色鳞屑和网状聚焦良好的血管分别对应于真皮内肉芽肿、角化过度和血管扩张合并表皮萎缩(使得真皮浅层血管网更接近于皮肤表面,因此皮肤镜下更显著/聚焦)[3,10]。

值得注意的是,虽然 AEGCG 皮肤镜下的血管结构可能类似于类脂质渐进性坏死的血管结构,但后者血管结构的典型表现为直径向着皮损周边方向逐渐减小(因为表皮萎缩在皮损中心比外周更明显)[3]。

3.5　类风湿结节

3.5.1　简介

类风湿结节为深部真皮/皮下组织中的栅栏状肉芽肿和胶原纤维蛋白变性,通常出现于患有类风湿性关节炎的患者中,在其他结缔组织病患者或健康者中很少见到。

3.5.2　临床表现

类风湿结节临床表现为皮下结节,可位于骨性突起(图 3.15A)、伸侧面或近关节区域,也可出现于许多其他部位(图 3.16A)。[11]

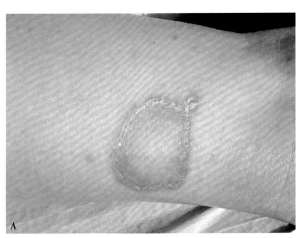
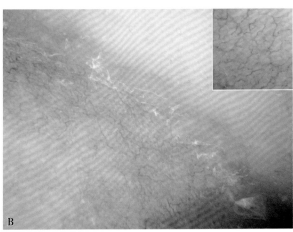

图 3.14　环状弹力纤维溶解性巨细胞性肉芽肿。A. 临床表现。B. 皮肤镜检查可见沿着环状活动性边缘分布的规则橙黄色无结构区及灰白色鳞屑,皮损中心可见浅粉红色背景上显著的均匀、网状、聚焦良好的血管(方框中为放大的血管)

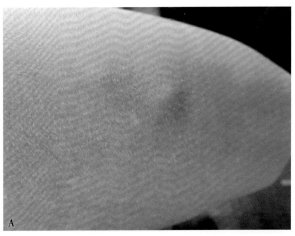
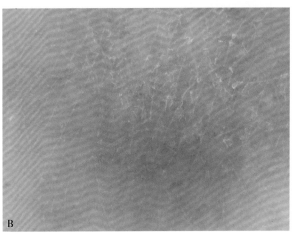

图 3.15　肘关节类风湿结节。A. 临床图片。B. 皮肤镜可见模糊的橙色区域

3.5.3 皮肤镜表现

尽管类风湿结节是肉芽肿性皮损，但由于肉芽肿的位置过深，典型的橙黄色区域通常不存在或较模糊（较暗）（图 3.15B 和图 3.16B）[7]。事实上，皮肤镜下通常可见粉红色或混合颜色（粉红色和白色）的均质背景和网状色素沉着；仅在少数病例中可见分支状或短线状血管[7]。

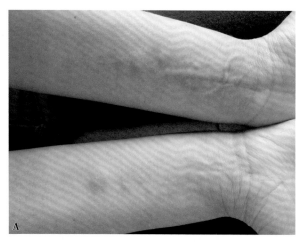

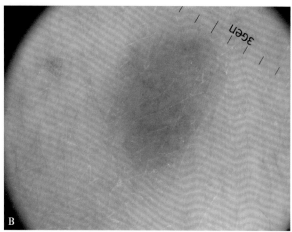

图 3.16 前臂类风湿结节。A. 临床图片。B. 皮肤镜可见暗淡的橙色区域

（王诗琪 译，徐晨琛 校，朱晨雨 刘洁 审）

参考文献

1. Marchell RM, Thiers B, Judson MA. Sarcoidosis. In: Goldsmith LA, Katz SI, Gilchrest BA, Paller AS, Leffell DJ, Wolff K, eds. *Fitzpatrick's Dermatology in General Medicine.* 8th ed. New York: McGraw-Hill; 2012: 1869–79.
2. Lallas A, Argenziano G, Apalla Z et al. Dermoscopic patterns of common facial inflammatory skin diseases. *J Eur Acad Dermatol Venereol* 2014; 28: 609–14.
3. Errichetti E, Stinco G. Dermoscopy in general dermatology: a practical overview. *Dermatol Ther (Heidelb)* 2016; 6: 471–507.
4. Errichetti E, Stinco G. The practical usefulness of dermoscopy in general dermatology. *G Ital Dermatol Venereol* 2015; 150: 533–46.
5. Barnes CJ. Necrobiosis Lipoidica. Available at: https://emedicine.medscape.com/article/1103467-overview [accessed January 15, 2018].
6. Lallas A, Zaballos P, Zalaudek I et al. Dermoscopic patterns of granuloma annulare and necrobiosis lipoidica. *Clin Exp Dermatol* 2013; 38: 425–7.
7. Ramadan S, Hossam D, Saleh MA. Dermoscopy could be useful in differentiating sarcoidosis from necrobiotic granulomas even after treatment with systemic steroids. *Dermatol Pract Concept* 2016; 6: 17–22.
8. Pellicano R, Caldarola G, Filabozzi P, Zalaudek I. Dermoscopy of necrobiosis lipoidica and granuloma annulare. *Dermatology* 2013; 226: 319–23.
9. Errichetti E, Lallas A, Apalla Z, Di Stefani A, Stinco G. Dermoscopy of granuloma annulare: a clinical and histological correlation study. *Dermatology* 2017; 233: 74–9.
10. Errichetti E, Stinco G, Avellini C, Patrone P. Annular elastolytic giant cell granuloma treated with topical pimecrolimus. *Indian J Dermatol Venereol Leprol* 2014; 80: 475–6.
11. Piette WW. Rheumatoid arthritis, Rheumatic Fever, and Gout. In: Goldsmith LA, Katz SI, Gilchrest BA, Paller AS, Leffell DJ, Wolff K, eds. *Fitzpatrick's Dermatology in General Medicine.* 8th ed. New York: McGraw-Hill; 2012: 1965–70.

第4章 结缔组织病

Enzo Errichetii, Aimilios Lallas

4.1 红斑狼疮

4.1.1 简介

红斑狼疮(lupus erythematosus, LE)是一种慢性、自身免疫性、多系统疾病,可引起多个器官的炎症反应。皮肤是最常受累的部位之一,可伴或不伴有其他脏器的受累[1]。紫外线可诱发或加重红斑狼疮的皮肤表现[1]。根据其组织病理学表现可分类为特异性和非特异性两类,前者特征性的表现为苔藓样组织反应[1]。红斑狼疮特异性皮肤表现可细分为急性(acute cutaneous LE, ACLE)、亚急性(subacute cutaneous LE, SCLE)和慢性皮肤红斑狼疮(chronic cutaneous LE, CCLE)[1]。

4.1.2 临床表现

几乎所有的急性皮肤红斑狼疮都伴有系统表现(系统性红斑狼疮),颧部红斑或蝶形红斑为最常见的临床表现,为经鼻梁相连的颧部红斑(伴或不伴水肿),鼻唇沟常不受累(图 4.1A)[1,2]。其他临床表现包括日光暴露部位的局限性或弥漫性红斑、手背部位的红色丘疹或红斑(通常不累及指关节)及脱发(图 4.2A)[1,2]。

亚急性皮肤红斑狼疮初始表现为红色斑块或丘疹,逐渐扩大为环状、多环状,中央消退(图 4.3A),或表现为丘疹鳞屑性(银屑病样)皮损,或兼有上述两种特征[1,2]。皮损通常位于日光暴露部位,消退后常遗留长期的色素沉着,但一般不形成瘢痕[1,2]。

盘状红斑狼疮是 CCLE 最常见的一种亚型,表现为红色斑疹或丘疹,表面附着鳞屑,向外生长,形成盘状斑块,消退后常遗留色素改变、萎缩性瘢痕,甚至可出现毁损性改变(鼻部、耳受累)[1]。60%~80% 的患者的皮损分布在颈部以上(尤其好发于头皮、颊黏膜、耳及面颊)(图 4.4A~图 4.9A、图 4.11A~图 4.15A),其余患者为泛发性(颈部以上及以下均受累)(图 4.10A、图 4.16A~图 4.19A)[1]。相对少见的 CCLE 亚型包括肿胀性红斑狼疮(主要分布于面部或躯干上半部的粉红色肿胀性结节或斑块,无或仅有极少量鳞屑)(图 4.20A),冻疮样狼疮(肢端部位,由寒冷或温度下降诱发的紫红色结节或斑块)(图 4.21A),肥厚型红斑狼疮(孤立性或多发性,红色角化过度性斑块),以及深在性红斑狼疮(主要分布于脂肪堆积部位的脂膜炎,如大腿、手臂、面颊及乳房等部位)[1-3]。

4.1.3 皮肤镜表现

皮肤镜可帮助我们辨别颧部红斑、脱发、手背部(关节间区)红色皮损等多种 ACLE 皮损。

颧部红斑的皮肤镜表现(图 4.1B)为毛囊红点及白晕,分别对应于组织病理学上的毛囊周围炎及水肿或纤维化[4]。这些特征可以帮助我们鉴别颧部红斑和玫瑰痤疮,后者皮肤镜下特征性表现为红色或紫色线状血管排列成多角形血管网[5,6]。

此外,皮肤镜检查还可能对 ACLE 相关性脱发和手背部红斑有辅助诊断作用,在上述两种皮损中可见或多或少聚焦的网状血管(图 4.2B)(作者的个人经验),代表经由萎缩的表皮观察到的乳头下血管丛[4]。不同于皮肌炎和系统性硬化症(SSc),ACLE 患者的近端甲皱襞毛细血管检查不会出现明显异常,仅少数患者可能会出现轻度毛细血管结构紊乱[7]。

对 SCLE 进行皮肤镜评估通常可见两种皮肤镜表现,即粉色-红色背景上的白色鳞屑(弥漫性或外周分布)和混合性血管模式(含有点状、不规则线状、线状和分支状血管中至少两种以上类型的血管)(图 4.3B)[8]。其他少见表现还有局灶性分布的橙黄色无结构区[8]。将皮肤镜和病理联系着看,白色鳞屑对应于病理上的角化过度,而血管结构和橙黄色区域分别对应真皮中的血管扩张和含铁血黄素沉积[8]。

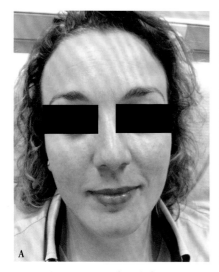
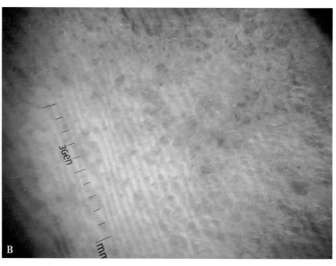

图 4.1　A. 系统性红斑狼疮的颧部红斑。B. 皮肤镜下可见毛囊周围白晕包绕毛囊红色或橙红色点组成的"反向草莓征"

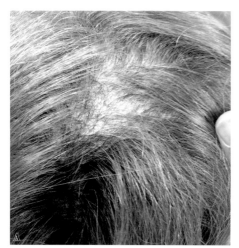
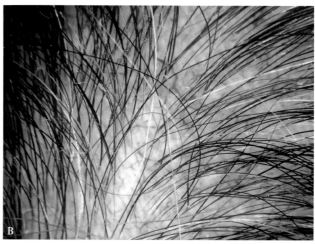

图 4.2　A. 系统性红斑狼疮相关性脱发。B. 皮肤镜下可见聚焦良好的网状血管,为经由萎缩表皮观察到的乳头下毛细血管丛

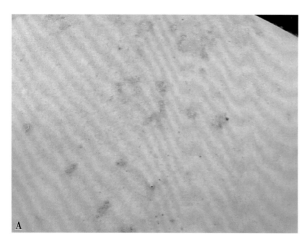
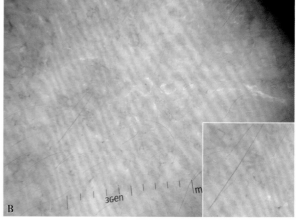

图 4.3　A. 亚急性皮肤红斑狼疮。B. 皮肤镜显示粉色至红色背景上的混合性血管模式(不规则线状和点状血管,见小方框)和边缘的白色鳞屑

盘状 LE 的皮肤镜表现因疾病的不同阶段而显著不同。早期皮损或皮损的活动性区域的特征性表现为白色鳞屑（或角化过度）和毛囊性异常，如毛囊红点和周围白晕（"反向草莓"模式）（图 4.4B 和图 4.5B），或在不同程度红斑背景上的白色或黄色角栓（伴或不伴偏振光下的白色玫瑰花状结构）（图 4.6B～图 4.9B），也可以看到散在的点状、不规则线状、分支状血管[5, 9-14]。血管改变在皮损边缘更为突出（该部位鳞屑或角化过度相对不明显）（图 4.6B～图 4.9B）[5, 9-14]。晚期皮损则可出现白色无结构区域、色素沉着（蜂窝网样、毛囊周围色素沉着、放射状色素条纹或非特异性排列的色素沉着）、毛发缺失（特别是头皮）和不规则线状、分支状毛细血管扩张，和 / 或点状 / 肾小球状血管（图 4.10B）[5, 9-14]。值得注意的是，在长期存在的瘢痕性病变中血管常不可见（图 4.11B 和图 4.12B），

而在中期病变中则可能混合出现上述各种表现（图 4.13B～图 4.15B）[5, 9-14]。

盘状 LE 相对少见的皮肤镜表现包括弥漫性角化过度或致密性鳞屑伴深在性皲裂，形成类似"泥裂样"外观（肥厚性盘状 LE）[15]、毛囊扩张、晶体结构和黄色鳞屑[5, 9-14]。需要注意的是，不同部位的盘状 LE 皮损可能存在不同的皮肤镜表现；最重要的不同是，在头面部以外（尤其是掌跖部位）的皮损中毛囊角栓少见或完全缺如（图 4.16B～图 4.19B）（作者的个人经验）。

组织病理学上，白色鳞屑对应于角化过度，"反向草莓"模式对应于毛囊周围炎症或红细胞外渗伴毛囊周围水肿或纤维化，角栓对应于毛囊角化过度，血管结构对应于真皮血管扩张，白色无结构区域对应于真皮纤维化，而色素结构对应于色素失禁或基底层色素增加[5, 9-14]。

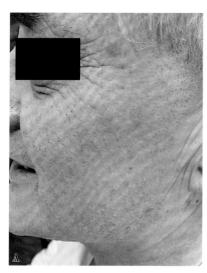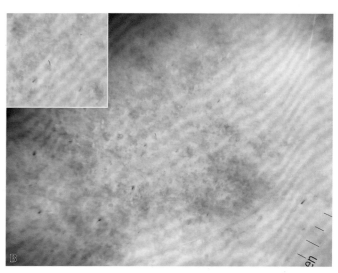

图 4.4　A. 面部盘状红斑狼疮（早期红色斑片）。B. 皮肤镜下可见"反向草莓征"（由毛囊周围白晕包绕毛囊红色或橙红色点组成，见小方框）

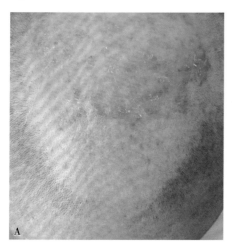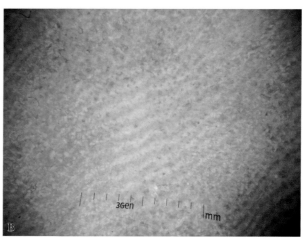

图 4.5　A. 头皮盘状红斑狼疮（在陈旧性皮损中出现活动性区域）。B. 皮肤镜显示白色背景上的毛囊红点（活动性区域）和代表纤维化的线状（晶体结构）或小球状亮白色区域（陈旧性区域）

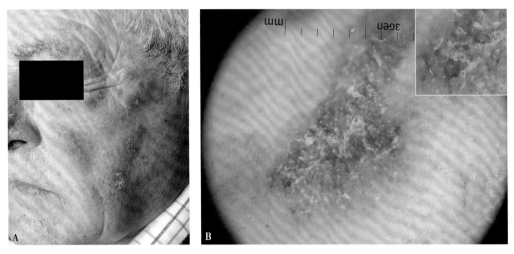

图 4.6　A. 盘状红斑狼疮（早期红斑鳞屑性斑块）。B. 皮肤镜检查显示程度不一的红斑背景上的白色或黄色毛囊角栓；弥漫性白色鳞屑，皮损周边还可见散在的点状和不规则线状血管（见小方框）

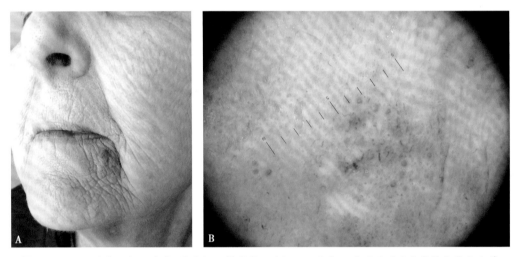

图 4.7　A. 口周盘状红斑狼疮（早期红斑鳞屑性斑块）。B. 局部可见明显的毛囊角栓和线状血管

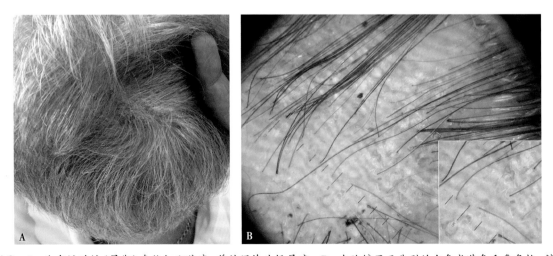

图 4.8　A. 头皮活动性（早期）盘状红斑狼疮，曾被误诊为银屑病。B. 皮肤镜显示典型的白色或黄色毛囊角栓、鳞屑、脱发和散在的点状或不规则线状血管（见小方框内的放大图）

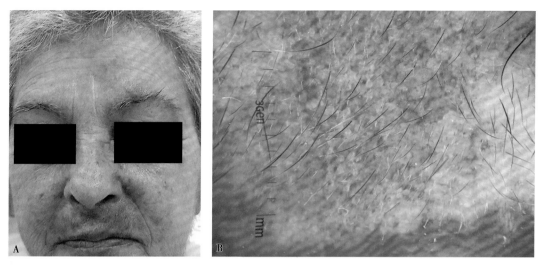

图 4.9　A. 面部活动性（早期）盘状红斑狼疮，曾误诊为脂溢性皮炎。B. 皮肤镜显示白色毛囊角栓及散在的点状和不规则线状血管

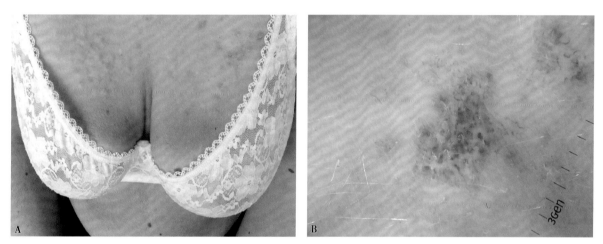

图 4.10　A. 领圈部位的盘状红斑狼疮（晚期）。B. 皮肤镜检查显示白色无结构区域和不规则线状毛细血管扩张和点状 / 小球状血管

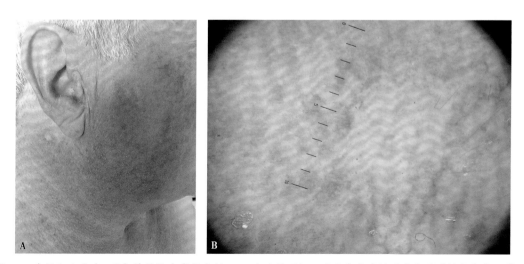

图 4.11　A. 盘状红斑狼疮：面部持续性瘢痕性皮损。B. 皮肤镜下仅可见白色瘢痕性区域和周围褐色色素沉着，未见明显血管

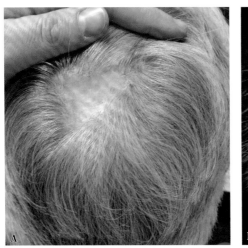
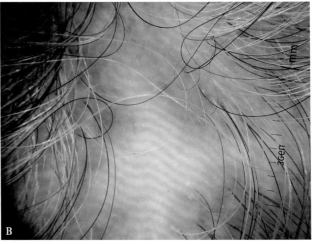

图4.12　A.盘状红斑狼疮：头皮持续性瘢痕性皮损。B.皮肤镜下仅可见白色瘢痕性区域、脱发和外围褐色色素沉着，未见明显血管

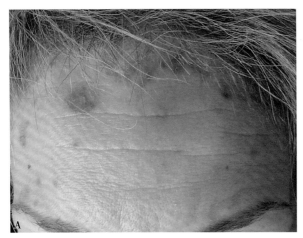
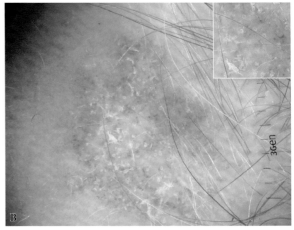

图4.13　A.前额盘状红斑狼疮（中期）。B.皮肤镜下可见混合性改变：白色背景上鳞屑、白色/黄色毛囊角栓、散在不规则线状/点状血管（见小方框）

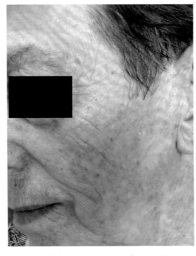
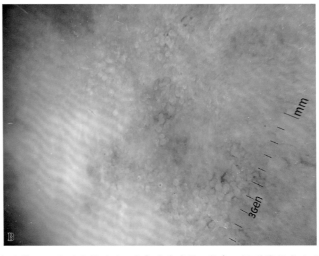

图4.14　A.左颧部盘状红斑狼疮（中期）。B.皮肤镜下可见混合性改变：白色毛囊角栓、散在不规则线状或点状血管和白色无结构区域；同时也可见不规则线状扩张的毛细血管

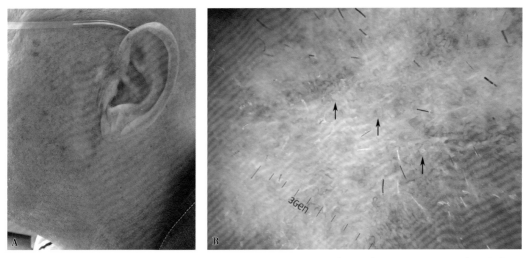

图 4.15　A. 耳前盘状红斑狼疮（中期）。B. 皮肤镜下可见混合性改变：多个白色纤维化区域和白色毛囊角栓（箭头）、脱发区域和不规则线状毛细血管扩张

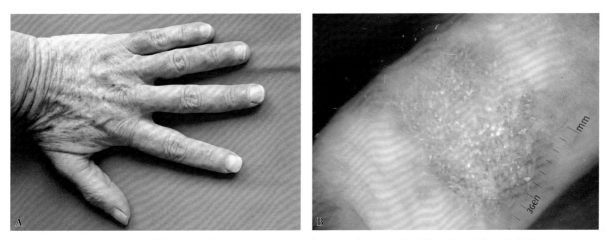

图 4.16　A. 手背部活动性盘状红斑狼疮。B. 皮肤镜检查显示红色背景上多个白色毛囊角栓

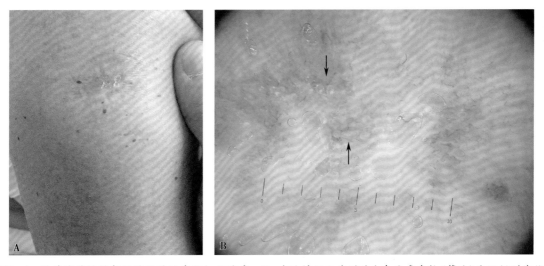

图 4.17　A. 天花疫苗接种部位的活动性盘状红斑狼疮。B. 皮肤镜显示典型的白色毛囊角栓（箭头）和不规则线状血管

肿胀性 LE 和冻疮性 LE 的皮肤镜表现分别为粉红色背景上模糊的不规则线状或网状血管伴多灶性白色区域（由显著的真皮水肿或黏蛋白增多造成）[1,2]（图 4.20B）和红色或紫色背景上的亮白色区域（由显著的真皮水肿或黏蛋白增多造成）[16]，伴或不伴点状或不规则线状血管和出血点（图 4.21B）（作者的个人经验）。值得注意的是，由于特发性冻疮（第 6 章）较少出现真皮黏蛋白沉积，因此，在皮肤镜下一般不会出现亮白色区域[16]。

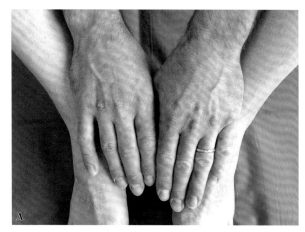
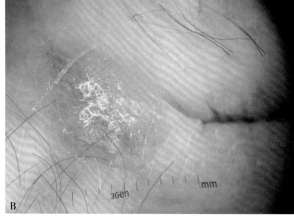

图 4.18　A. 手背部活动性盘状红斑狼疮。B. 皮肤镜评估仅显示红色背景上的白色角化过度

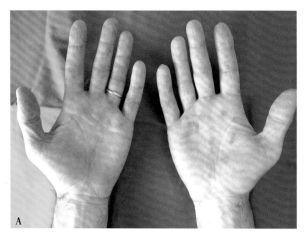
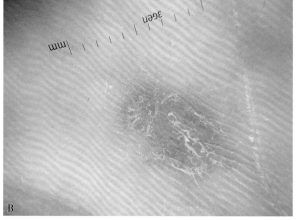

图 4.19　A. 位于手掌部位的活动性盘状红斑狼疮。B. 仅可观察到红色背景上的白色鳞屑

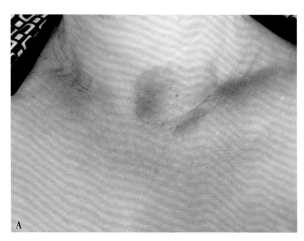
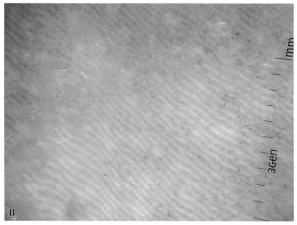

图 4.20　A. 领圈部位的肿胀性红斑狼疮。B. 皮肤镜下无特异性表现，可见粉红色背景上模糊的不规则线状、网状血管及多灶性白色区域

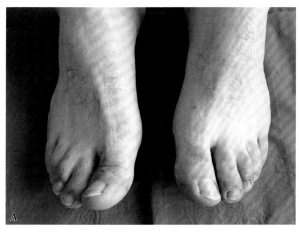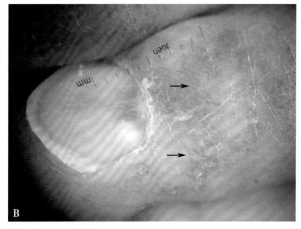

图 4.21　A. 足部冻疮样狼疮。B. 皮肤镜检查显示红色 / 紫色背景上亮白色区域（箭头）

4.2　皮肌炎

4.2.1　简介

皮肌炎（dermatomyositis, DM）是一种特发性炎症性肌病（对称性累及近端大肌群，如上臂、股部），伴有特征性皮肤损害，儿童和成人均可发病；同时可累及关节、食管、肺及心脏[17, 18]。作为皮肌炎诊断标准的一部分，即时地识别皮肌炎的皮损至关重要[17, 18]。皮肤表现可与肌肉表现同时出现，也可早于或晚于肌肉表现，也可能为该病唯一的症状（无肌病性皮肌炎：在未接受改善病情治疗的情况下，仅有特征性的皮肤损害，而无肌无力及血清激酶异常，持续超过 2 年以上）[17, 18]。

4.2.2　临床表现

皮肌炎的皮肤表现通常分为五类，即疾病特异性表现（向阳疹、Gottron 丘疹和 Gottron 征）（图 4.22A 和图 4.23A），特征性表现（披肩征 /V 字征、甲皱改变、光敏性皮肤异色症和头皮鳞屑性皮肤病）（图 4.24A～图 4.26A），可出现的症状（眶周水肿或面部肿胀和瘙痒），少见症状（皮肤血管炎、脂膜炎和钙化）（图 4.27A）和罕见症状（斑马样红斑、红皮病、水疱 - 大疱性表现、毛囊角化过度、"技工手"、"手枪套征"及"胖胀足"等）[17, 18]。

向阳疹是最常见的"疾病特异性"体征，为眶周对称性紫红斑（可伴或不伴有水肿）[17, 18]。Gottron 丘疹和 Gottron 征发生频率稍低于向阳疹，分别表现为骨性突出部位（尤其好发于肘、膝、近端和远端指间关节，以及掌指关节）的红色至紫红色平顶的萎缩性（晚期）丘疹或斑块，以及淡紫色红斑，伴或不伴有水肿或鳞屑（图 4.22A 和图 4.23A）[17, 18]。

在特征性皮肤表现中，头皮鳞屑性皮肤病是最常见的一种，典型表现为被覆鳞屑的紫红色斑，常伴有萎缩和弥漫性非瘢痕性脱发（图 4.24A 和图 4.25A）[17, 18]。披肩征 /V 字征是第二常见的特征性表现，为呈"披肩样"分布于肩部、手臂和上背部，并呈 V 形分布于颈前和胸部的红色斑疹或斑片（图 4.26A）[17, 18]。甲改变（甲不规则、甲小皮增厚、近端甲皱毛细血管扩张、出血或甲周梗死）和光敏性皮肤异色症（局限性网状毛细血管扩张性红斑伴色素异常和浅表性萎缩）等表现虽较为少见，但具有诊断意义[17, 18]。

4.2.3　皮肤镜表现

皮肤镜可识别多种皮肌炎的皮肤表现，尤其是 Gottron 丘疹、Gottron 征、披肩征 /V 字征、头皮鳞屑性皮肤病、甲皱改变和皮肤钙化。

根据其阶段不同，Gottron 丘疹呈现不同的皮肤镜特征，早期或活动期皮损表现出粉红色背景，伴或不伴有点状或不规则线状血管（因真皮血管扩张引起）和中央鳞屑或结痂（角化过度或坏死）（图 4.28A）[19]，进展期皮损以粉红色晕（图 4.28B）（作者的个人观察）围绕中央白色区域（黏液沉积或纤维化）[19]为特征。

Gottron 征（图 4.22B 和图 4.23B）和披肩征 /V 字征（图 4.26B）有相同的皮肤镜表现，即，或多或少聚焦的网状或不规则线状血管（作者的个人观察），为经由萎缩的表皮观察到的扩张的乳头

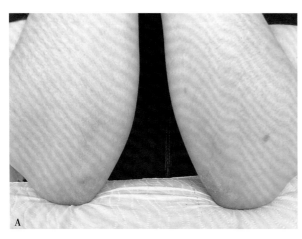
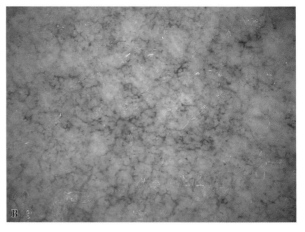

图 4.22 A.肘部 Gottron 征。B.皮肤镜下可见聚焦的网状或不规则线状血管,为经由萎缩表皮观察到的扩张的乳头下血管丛;同时可见多灶性的黄色区域

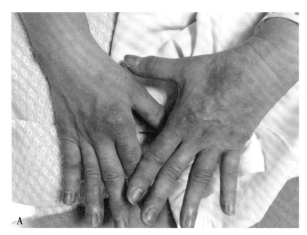
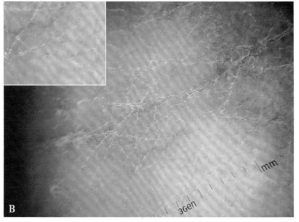

图 4.23 A.掌指关节 Gottron 征。B.皮肤镜评估显示网状血管(见小方框),为经由萎缩表皮观察到的扩张的乳头下血管丛;同时可见白色鳞屑

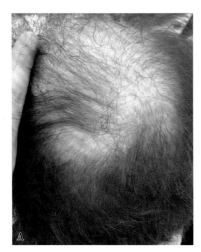
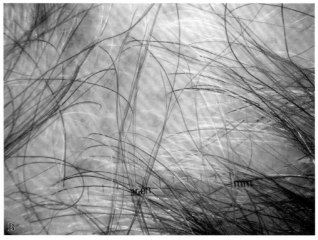

图 4.24 A.头皮鳞屑性皮肤病。B.皮肤镜下可见脱发区域上出现扩张的毛细血管和紫红斑区域

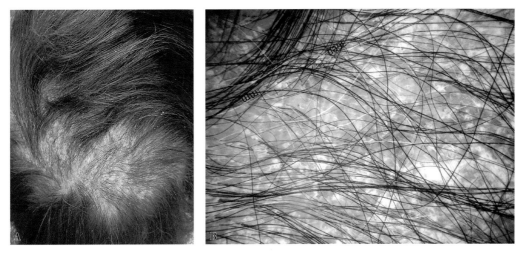

图 4.25　A. 头皮鳞屑性皮肤病。B. 皮肤镜显示紫红斑区域、脱发和鳞屑（毛囊周围管型和毛囊间鳞屑）

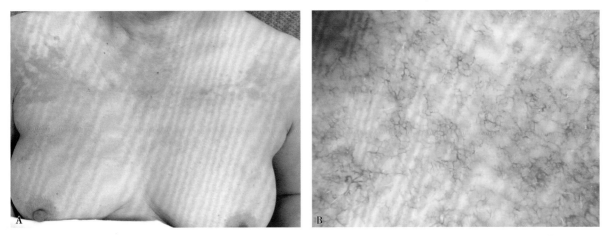

图 4.26　A. 前胸部紫红斑（V 字征）。B. 皮肤镜显示网状血管（经萎缩表皮观察到的扩张的乳头下血管丛）

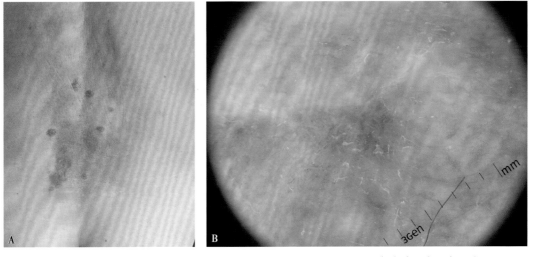

图 4.27　A. 皮肌炎患者出现皮肤钙化。B. 皮肤镜评估显示粉红色背景上亮白色区域

下血管丛扩张。Gottron 征中还可能观察到鳞屑（角化过度），伴或不伴黄色区域（表皮萎缩相关）（图 4.22B）[6]。

头皮鳞屑性皮肤病主要表现为扭曲扩张性毛细血管、紫红斑区域和鳞屑（毛周管型和毛囊间鳞屑）（图 4.24B 和图 4.25B）[20]；其他相对少见的表现有密集的血管、毛囊间或毛周色素沉着和脱发[20]。

近端甲皱皮肤镜检查可发现红斑背景上的血管扩张（包括巨大毛细血管）、出血点及甲小皮增厚或角化过度（图 4.29）[7]；根据作者的经验，白色区域（可能由于真皮水肿或黏蛋白沉积或纤维化所致）在皮肌炎中也并不少见，甚至在无血管时单独出现（图 4.29）。

最后，皮肤镜也可帮助识别皮肤钙化，通常表现为粉红色背景上的亮白色区域，伴或不伴血管（图 4.27B）（作者的个人经验）。

4.3 系统性硬化症

4.3.1 简介

系统性硬化症（systemic sclerosis，SSc）是一种以微血管损伤，而后出现皮肤、内脏器官硬化为特征的慢性自身免疫性疾病[21]。有四种主要亚型：①弥漫型皮肤系统性硬化症（dcSSc）（预后最差）；②局限型皮肤系统性硬化症（lcSSc）——以前被称为 CREST 综合征，即钙质沉着、雷诺现象、食道运动功能障碍、指端硬化及毛细血管扩张综合征；③一过性（dcSSc/lcSSc）；④无皮肤硬化型系统性硬化症[21]。

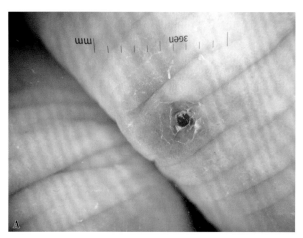
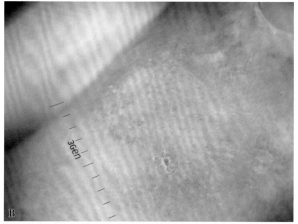

图 4.28　A. Gottron 丘疹的皮肤镜下表现：粉红色背景上可见中央结痂和周围白色鳞屑（活动期皮损）。B. 粉红色至白色背景上中央结痂和多个白色区域（进展期/晚期），部分周围绕有粉红晕

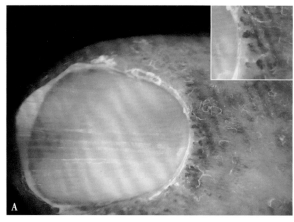
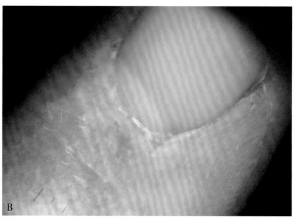

图 4.29　A. 皮肌炎的近端甲皱改变：血管扩张（包括巨大毛细血管，见小方框）、出血点和在红斑背景上出现的甲小皮增厚或角化过度和白色区域。B. 在该病例中，仅可观察到白色区域

4.3.2 临床表现

该病的初始表现为对称性手指硬肿,而后或同时出现雷诺现象[21]。随着病情进展,皮肤逐渐硬化、固定,最终皮肤失去弹性,不能捏起或移动[21]。局限型系统性硬化症仅累及膝部或肘部远端的肢体(图 4.30A),而弥漫型皮肤系统性硬化症除上述部位外,面部、颈部、上胸部和四肢近端(图 4.31A)也常受累及[21]。其他表现还有局限性色素脱失(毛囊周围通常不受累,形成"盐和胡椒样"外观)、手指皮肤溃疡或皲裂、近端甲床毛细血管异常、甲反向翳肉/甲下角化过度、毛细血管扩张、皮肤钙质沉着[21]。

4.3.3 皮肤镜表现

在 SSc 中,皮肤镜主要应用于评估近端甲皱改变[7]。通常,皮肤镜可显示血管结构紊乱,包括毛细血管扩张和巨大毛细血管(早期)或无血管区域(晚期)、出血点、甲小皮增厚或角化过度(图 4.32)[7]。值得注意的是,皮肌炎也可出现类似的改变(见上文),但 SSc 一般不会出现明显的红斑或白色区域,仅部分患者可出现淡红斑背景(明显淡于皮肌炎)(图 4.32A)。

皮肤镜同样可用于辅助辨别 SSc 中的毛细血管扩张性斑疹(图 4.31B),可见不规则线状、分支状和点状血管混杂形成"中文字符样"模式。也可突出显示皮肤硬化上出现的线状皲裂(图 4.30B 和图 4.33A)、甲下改变(即甲反向翳肉和甲下角化

过度,图 4.33B)、钙质沉积、色素脱失区域中毛囊周围色素沉着(作者的个人观察)。

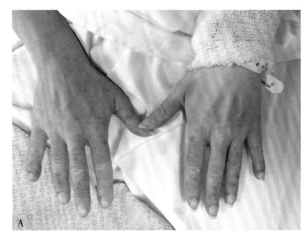

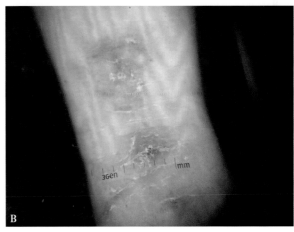

图 4.30 A. SSc 肢端受累。B. 皮肤镜显示由于皮肤弹性缺失导致的皲裂,表面附有痂屑

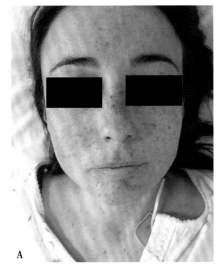

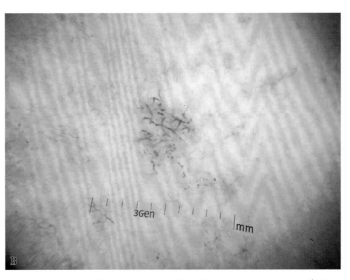

图 4.31 A. SSc 面部受累。B. 对毛细血管扩张性红斑进行皮肤镜检查,可见不规则线状、分支状和点状血管构成了类似"中文字符样"模式

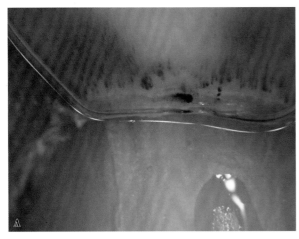
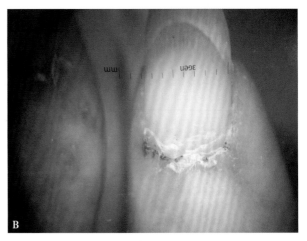

图 4.32   A. SSc 的近端甲皱改变：血管扩张（包括巨大毛细血管）、出血点和淡粉色背景上的甲小皮增厚 / 角化过度。
B. 多发出血点和甲小皮增厚 / 角化过度，无明显的炎症表现

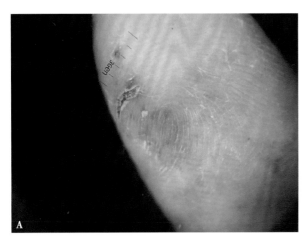
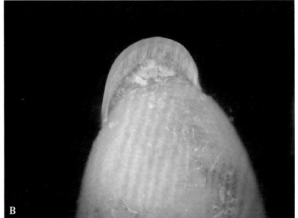

图 4.33   A. 皮肤镜显示手指线状皲裂（因皮肤弹性缺失所致）。B. 及甲下角化过度

4.4   硬斑病

4.4.1   简介

硬斑病（morphea）是一种自限性或慢性复发性结缔组织病，以胶原过度沉积而导致真皮和 / 或皮下组织增厚为特征[22]。不同于系统性硬化症，硬斑病没有肢端硬化、雷诺现象、近端甲皱毛细血管异常、毛细血管扩张、内脏器官受累等表现[22]。

4.4.2   临床表现

硬斑病的典型表现为肿胀性红斑（炎症期）（图 4.34A），随后发展为中央硬化（增厚伴有象牙样色素改变）；活动期皮损周围绕有红色至紫红色边缘（丁香花环）[22]。硬化性皮损通常会伴有毛囊和汗腺的缺失（图 4.35A），随着时间进展皮肤可逐渐软化、萎缩，伴色素减少或色素沉着（图 4.36A）[22]。

硬斑病有多种形态学亚型[22]：界限清晰的斑块状（单个或多个圆形至椭圆形病变，直径 >1cm，受累部位不超过两个解剖区域）（图 4.34A 和图 4.36A），点滴状（多个直径 <1cm 的圆形病灶，好发于躯干部），瘢痕疙瘩或结节性（外观类似瘢痕疙瘩的结节，伴有典型的斑块型硬斑病），大疱性（在斑块状、线状、深部硬斑病基础上形成紧张的表皮下大疱），线状（Blaschko 样线状分布的皮肤或皮下组织硬化）（图 4.35A），泛发性斑块状硬皮病（至少累及 3 个解剖部位的多发性圆形皮损，直径 >1cm），深部硬斑病（主要累及皮下脂肪及其下方组织结构），以及全硬化型（广泛而且常深在性地累及体表大部分区域，手指、足趾和乳头不受累）（图 4.37A）。

4.4.3　皮肤镜表现

一般来说，硬斑病最常见的皮肤镜特征是白色云状结构（曾称为白色纤维束），由边界不清的、小的苍白区融合而成（图 4.34B 和图 4.35B），组织学上对应于深层真皮纤维化，其次是聚焦清晰的红色血管（主要为不规则线状，点状和线性分支状血管相对少见）和红斑区域（局灶性或弥漫性）[23]。不太常见的结构包括晶体结构（与真皮纤维化相关）、聚焦不清的大的紫色血管和黄色无结构区域（与表皮萎缩有关）（图 4.36B）、色素性结构（由于基底层色素沉着所致，包括褐色无结构区域、网状褐色区域、褐色点）（图 4.34B～图 4.36B）、鳞屑（角化过度）和彩虹效应[23]。也可观察到淋巴出血性疱，尤其是在全硬化性硬斑病中（图 4.37B 和 C）（作者的个人观察）。

值得注意的是，最近一项关于硬斑病和生殖器外（皮肤）硬化性苔藓的对比分析，发现白色云状结构和色素结构（尤其是褐色无结构区域）更常见于硬斑病中，前者的诊断准确度最高（敏感度为 66.7%，特异度为 100.0%）[23]。

有趣的是，研究表明硬斑病的临床表现和皮肤镜表现有相当好的对应关系（例如，炎症性皮肤镜表现在临床为炎症性或炎症 - 硬化性皮损中更常见，而硬化性皮肤镜表现在临床为硬化性皮损中更常见）。但只有少数的皮肤镜表现对于特定临床分期的特异性达到了统计学意义，这提示不同临床分期皮损的皮肤镜表现有所重叠[23]。

更重要的是，皮肤镜可发现一些亚临床特征（如可分别在炎症性皮损和硬化性皮损中发现皮肤镜下的硬化性和炎症性改变）（图 4.34），可提示相关的病理改变[23]。利用皮肤镜的这个特性，可

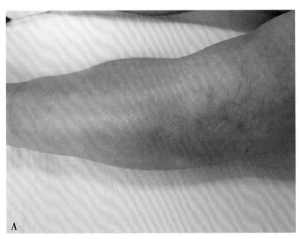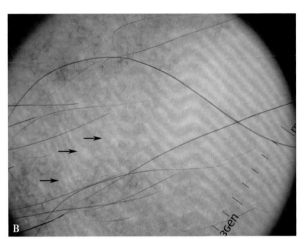

图 4.34　A. 左腿的斑块状硬斑病（临床为炎症期）。B. 皮肤镜下可见炎症性特征（聚焦良好的不规则线状血管和红斑）和纤维化特征（多发的白色云状结构 / 白色纤维束——箭头）

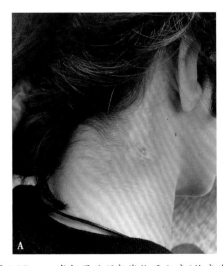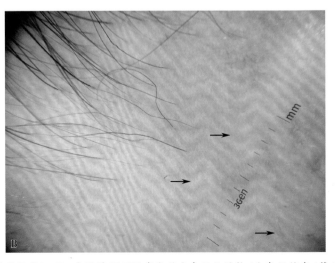

图 4.35　A. 年轻男孩颈部线状硬斑病（临床为硬化期）。B. 皮肤镜下可见多发的白色云状结构 / 白色纤维束（箭头）

指导临床医师更好的选择皮肤活检取材部位,以选取最具代表性的皮损区域;同时我们可以根据皮肤镜下亚临床炎症特征是否消退或仍持续存在,更好的决定治疗的疗程,以控制疾病进展、减少后遗症(如硬化和萎缩)、改善预后[23]。

最后,皮肤镜评估可有助于深部硬斑病和嗜酸性筋膜炎的鉴别诊断。上述两者均可出现白色云状的皮肤镜表现,而毛囊口扩张则更常见于后者(图4.38)(作者的个人观察)。这是由于嗜酸性筋膜炎较少引起真皮纤维化和皮肤附属器消失,因而在未出现真皮纤维化的区域仍可见到毛囊口扩张[24]。

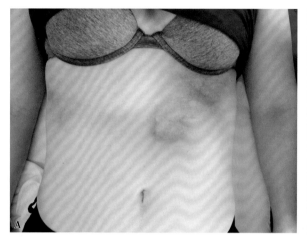
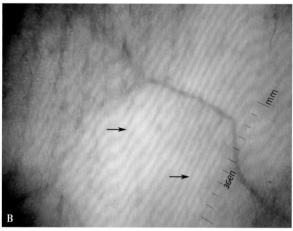

图4.36　A.腹部的斑块状硬斑病(临床为萎缩期)。B.皮肤镜下可见白色云状结构(箭头)和聚焦不清的、大的紫色血管

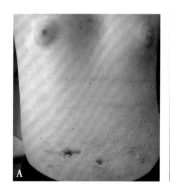
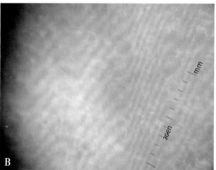
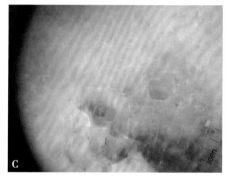

图4.37　A.全硬化性硬斑病。B,C.皮肤镜显示多发的亮白色线状结构(晶体结构)和多发的淋巴出血性疱

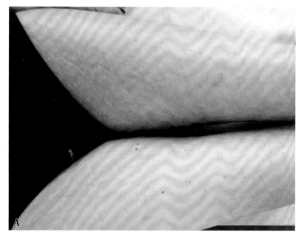
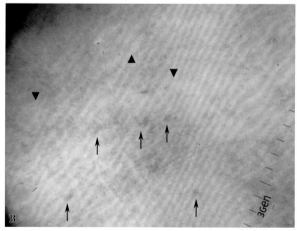

图4.38　A.嗜酸性筋膜炎的临床照片。B.皮肤镜显示白色云状结构(三角)和毛囊口扩张(箭头),后者在深部硬斑病中极少见

4.5 硬化性苔藓

4.5.1 简介

硬化性苔藓（lichen sclerosus）是一种慢性、硬化萎缩性、自身免疫性炎症性皮肤病，主要累及肛门生殖器部位（85%），也可累及生殖器以外区域（15%）（伴或不伴肛门生殖器受累）[22]。

4.5.2 临床表现

硬化性苔藓表现为白色、多角形丘疹，融合成大小、形态不等的斑块（图 4.39A～图 4.41A）[22]。其他临床表现包括皲裂、毛细血管扩张、紫癜、红斑、糜烂，肛门生殖器皮损和生殖器以外皮损均可出现[22]。而毛囊角栓和鳞屑/角化过度一般仅出现在生殖器以外的活动性皮损[22]。随着时间演变，皮损变光滑、萎缩，肛门生殖器皮损可出现瘢痕[22]。肛门生殖器皮损常伴有瘙痒、疼痛、性交困难、排尿困难、排便不适感和外阴出血，而生殖器外皮损通常无自觉症状[22]。

4.5.3 皮肤镜表现

硬化性苔藓的皮肤镜模式根据皮损的部位和临床病理学进程不同而有所不同[23]。

具体地说，生殖器外（皮肤）皮损的皮肤镜特征为亮白色或黄白色斑片（由大的、明亮的、边界清楚的白色或黄白色区域融合而成，通常形成弥漫性背景，组织学上对应于真皮浅层均质性纤维化和透明样变）和黄白色角质栓（因毛囊角化所致）（图 4.39B～图 4.41B 和图 4.42），以及白色鳞屑（因角化过度所致）（图 4.39B、图 4.40B 和图 4.42B）、出血点（真皮红细胞外渗）（图 4.40B～图 4.42B）和晶体结构（因真皮纤维化所致）[23]。

值得注意的是，相较于持续性的斑片性病变（硬化萎缩期或萎缩期），黄白色毛囊角栓在炎症-硬化性或硬化性皮损中更为常见（100.0% 的病例），这提示相较于早期炎症性皮损和晚期皮损，该皮肤镜表现对活动性皮损更有提示意义[23]。

生殖器外（皮肤）硬化性苔藓的其他皮肤镜表现还有局限性或弥漫性红斑、聚焦的红色血管（尤其是点状、不规则线状及相对少见的线状分支状血管）（图 4.42A）、聚焦不清的、大的紫色血管和黄色无结构区域（与表皮萎缩相关）、粉刺样毛囊开口（角蛋白填充于内陷的表皮中）、色素性结构（因基底层色素沉着或色素失禁引起，可表现为棕色网状区域和棕色小点）、糜烂和彩虹效应[23]。

值得注意的是，根据一项与硬皮病的对比研究，亮白色或黄白色斑片（敏感度为 88.6%，特异度为 100.0%）、黄白色毛囊角栓（敏感度为 80.0%，特异度为 100.0%）和出血点（敏感度为 40.0%，特异度为 100.0%）是诊断生殖器外硬化性苔藓最可靠的特征[23]。

类似于硬斑病，不同临床分期的生殖器外（皮肤）硬化苔藓的皮肤镜表现也存在重叠，皮肤镜检查同样可以发现一些亚临床表现，可指导临床医师选择合适的活检部位和合适的治疗方案[23]。

对于肛门生殖器皮损（见第 9.6 节），其最具特征性的皮肤镜表现为斑片状或弥漫性白色或黄白色区域和血管成分（包括常见的线状或不规则线状和相对少见的发夹样或点状血管）[25, 26]。其他表现有紫癜（点状、小球状、斑状）、蓝灰色点或小球、

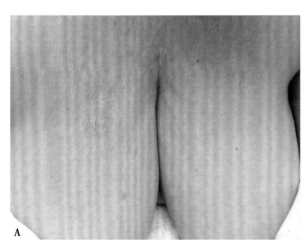
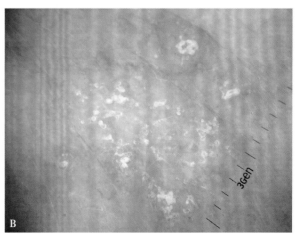

图 4.39　A. 生殖器外（皮肤）硬化性苔藓。B. 皮肤镜显示白色背景上的白色毛囊角栓和鳞屑

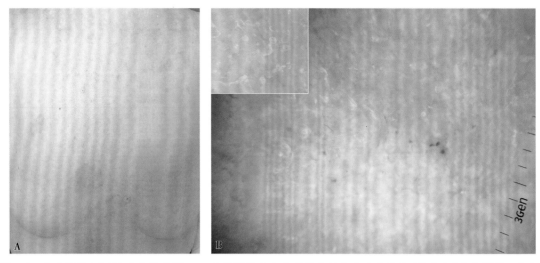

图 4.40　A. 生殖器外（皮肤）硬化性苔藓。B. 皮肤镜显示白色背景上的白色毛囊角栓（见小方框）和鳞屑，同时可见线状血管（见小方框）和出血点

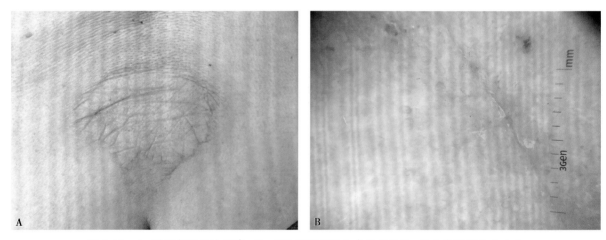

图 4.41　A. 骶尾部硬化性苔藓。B. 皮肤镜下可见白色毛囊角栓、亮白色区域和出血点

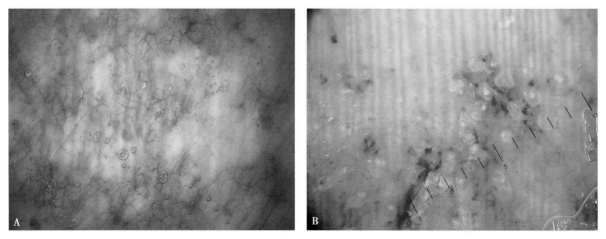

图 4.42　生殖器外（皮肤）硬化性苔藓的皮肤镜表现：A. 网状血管、多灶性白色斑片和黄色毛囊角栓。B. 多发性白色或黄色毛囊角栓

乳白至粉色或淡紫色至白色无结构区域、银冰样结构、亮白色条纹、糜烂和鳞屑。重要的是，不同于生殖器外皮损，由于黏膜部位无毛囊分布，角质栓不常见（除了肛门生殖器的皮肤区域）[25, 26]。

（陈典　译，王诗琪　校，朱晨雨　刘洁　审）

参考文献

1. Grönhagen CM, Nyberg F. Cutaneous lupus erythematosus: An update. *Indian Dermatol Online J* 2014; 5: 7–13.
2. Uva L, Miguel D, Pinheiro C, Freitas JP, Marques Gomes M, Filipe P. Cutaneous manifestations of systemic lupus erythematosus. *Autoimmune Dis* 2012; 2012: 834291.
3. Hedrich CM, Fiebig B, Hauck FH et al. Chilblain lupus erythematosus—a review of literature. *Clin Rheumatol* 2008; 27: 949–54.
4. Luzar B, Calonje E. Idiopathic connective tissue disorders. In: Calonje E, Brenn T, Lazar A, McKee PH, eds. *McKee's Pathology of the Skin*. 4th ed. Philadelphia: Elsevier; 2012: 711–34.
5. Errichetti E, Stinco G. Dermoscopy in general dermatology: a practical overview. *Dermatol Ther (Heidelb)* 2016; 6: 471–507.
6. Errichetti E, Stinco G. The practical usefulness of dermoscopy in general dermatology. *G Ital Dermatol Venereol* 2015; 150: 533–46.
7. Hasegawa M. Dermoscopy findings of nail fold capillaries in connective tissue diseases. *J Dermatol* 2011; 38: 66–70.
8. Errichetti E, Piccirillo A, Viola L, Stinco G. Dermoscopy of subacute cutaneous lupus erythematosus. *Int J Dermatol* 2016; 55: e605–7.
9. Lallas A, Argenziano G, Apalla Z et al. Dermoscopic patterns of common facial inflammatory skin diseases. *J Eur Acad Dermatol Venereol* 2014; 28: 609–14.
10. Lallas A, Apalla Z, Lefaki I et al. Dermoscopy of discoid lupus erythematosus. *Br J Dermatol* 2013; 168: 284–8.
11. Ross EK, Vincenzi C, Tosti A. Videodermoscopy in the evaluation of hair and scalp disorders. *J Am Acad Dermatol* 2006; 55: 799–806.
12. Rakowska A, Slowinska M, Kowalska-Oledzka E et al. Trichoscopy of cicatricial alopecia. *J Drugs Dermatol* 2012; 11: 753–8.
13. Lanuti E, Miteva M, Romanelli P, Tosti A. Trichoscopy and histopathology of follicular keratotic plugs in scalp discoid lupus erythematosus. *Int J Trichol* 2012; 4: 36–8.
14. Tosti A, Torres F, Misciali C et al. Follicular red dots: a novel dermoscopic pattern observed in scalp discoid lupus erythematosus. *Arch Dermatol* 2009; 145: 1406–9.
15. Giacomel J, Zalaudek I, Argenziano G, Lallas A. Dermoscopy of hypertrophic lupus erythematosus and differentiation from squamous cell carcinoma. *J Am Acad Dermatol* 2015; 72: S33–6.
16. Wang ML, Chan MP. Comparative analysis of chilblain lupus erythematosus and idiopathic perniosis: histopathologic features and immunohistochemistry for CD123 and CD30. *Am J Dermatopathol* 2018; 40: 265–71.
17. Femia AN. Dermatomyositis. Available at: https://emedicine. medscape.com/article/332783-overview [accessed January 30, 2018].
18. Dourmishev LA, Dourmishev AL. Cutaneous manifestations of dermatomyositis. In: Dourmishev LA, Dourmishev AL, eds. *Dermatomyositis*. 1st ed. Sofia: Springer-Verlag; 2009: 43–53.
19. Mendese G, Mahalingam M. Histopathology of Gottron's papules—utility in diagnosing dermatomyositis. *J Cutan Pathol* 2007; 34: 793–6.
20. Jasso-Olivares JC, Tosti A, Miteva M, Domínguez-Cherit J, Díaz-González JM. Clinical and dermoscopic features of the scalp in 31 patients with dermatomyositis. *Skin Appendage Disord* 2017; 3: 119–24.
21. Baker LA, Jacobe HT. Scleroderma and morphea. In: Jackson-Richards D, Pandya AG, eds. *Dermatology Atlas for Skin of Color*. 1st ed. Los Angeles: Springer-Verlag; 2014: 167–73.
22. Errichetti E, Stinco G, Verzì AE et al. Miscellaneous disorders. In: Micali G, Lacarrubba F, eds. *Dermatoscopy in Clinical Practice—Beyond Pigmented Lesions*. 2nd ed. Boca Raton, FL: CRC Press; 2016: 167–77.
23. Errichetti E, Lallas A, Apalla Z, Di Stefani A, Stinco G. Dermoscopy of morphea and cutaneous lichen sclerosus: Clinicopathological correlation study and comparative analysis. *Dermatology* 2017; 233: 462–70.
24. Saxton-Daniels S, Jacobe HT. Morphea. In: Goldsmith LA, Katz SI, Gilchrest BA, Paller AS, Leffell DJ, Wolff K, eds. *Fitzpatrick's Dermatology in General Medicine*. 8th ed. New York: McGraw-Hill; 2012: 692–701.
25. Borghi A, Corazza M, Minghetti S, Bianchini E, Virgili A. Dermoscopic features of vulvar lichen sclerosus in the setting of a prospective cohort of patients: New observations. *Dermatology* 2016; 232: 71–7.
26. Borghi A, Corazza M, Minghetti S, Toni G, Virgili A. Clinical and dermoscopic changes of vulvar lichen sclerosus after topical corticosteroid treatment. *J Dermatol* 2016; 43: 1078–82.

第5章 面部皮肤病

Enzo Errichet, Feroze Kaliyadan, Francesco Lacarrubba,
Anna Elisa Verzì, Giuseppe Micali, Aimilios Lallas

5.1 痤疮

5.1.1 简介

寻常痤疮是累及毛囊皮脂腺单位的一种慢性炎症性疾病，主要影响青少年人群（大约85%的患者为12～25岁），尽管女性在成年期首次暴发并不罕见。其发病机制是多因素的，与皮脂分泌增加、角质形成细胞过度增殖、炎症和细菌定植尤其是痤疮丙酸杆菌感染有关[1]。主要初始病变（其他类型皮疹的起始）是微粉刺，这是毛囊内充满增生的皮脂和毛囊开口处角质上皮脱落导致毛囊开口堵塞所致[1]。

5.1.2 临床表现

痤疮的临床表现包括黑头粉刺和炎性皮损，如红斑丘疹、脓疱和结节[1-7]，闭合性痤疮，也叫作"白头"，表现为小的白色/皮色丘疹（图5.1A），如果是开口的粉刺，也叫作"黑头"，由于毛囊皮脂腺开口充满角质、皮肤碎片和皮脂，呈现出黑点表现（图5.2A）[1-7]。不同患者的临床表现和严重程度差异很大，即使是同一患者在病程的不同时期，皮疹

形态也会从很轻的粉刺，伴有或不伴有少许炎症性皮损（包括丘疹和脓疱，图5.3A），到伴有深部炎症、脓肿、结节、窦道和晚期的多孔性/瘘管型粉刺或继发性粉刺（图5.4）。可能形成炎症后色素沉着和萎缩性或肥厚性瘢痕，这是炎症反应的晚期并发症[1-7]。

5.1.3 皮肤镜表现

一些研究描述了根据大量的证据揭示的不同临床表现的痤疮的皮肤镜特征[2,3]。封闭的粉刺表现为以白色到黄色的小孔为中心的肤色或浅褐色区域（图5.1B），代表扩张的毛囊开口（点），而开放粉刺的小孔看起来更大且呈褐色（图5.2B）[1-7]。脓疱显示出一个圆形的带白色的区域，中心是一个明确的黄色小孔，周围环绕着一个红斑环（图5.3B）[1-7]。

上述这些发现可以用在一些疾病的鉴别诊断之中[2-5]，可对如下疾病进行鉴别诊断[2-5]，主要包括扁平疣：微小的点状（针尖）血管；发疹性毳毛囊肿：呈圆形、浅黄色-白色的结构，边缘有轻微的红褐色晕和少量不规则的放射状毛细血管；传染性软疣：其特征是在中央多叶、白色-黄色的无定形区域和外周皇冠状分布的发夹样血管；以及无

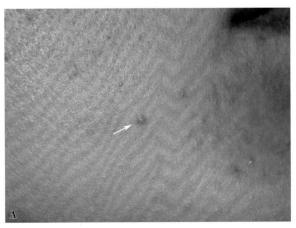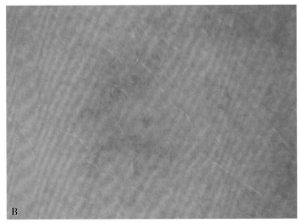

图5.1 粉刺。A. 闭合性粉刺（箭头）临床表现为小的皮色丘疹。B. 皮肤镜显示以小的浅黄色毛孔为中心的皮色区域

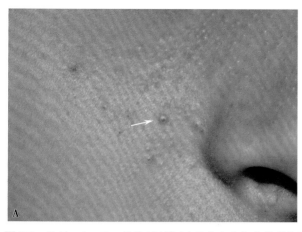
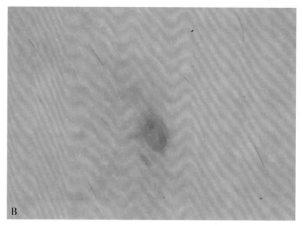

图5.2 粉刺。A. 开口的粉刺（箭头）临床上看起来像是"黑头"。B. 皮肤镜下可见皮色区域，中间是一个大的棕色毛孔

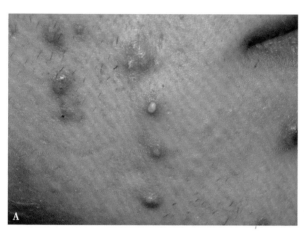
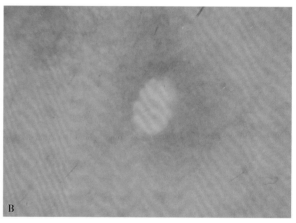

图5.3 炎性痤疮。A. 面颊多发性脓疱。B. 皮肤镜下病变区域可见以黄色毛孔为中心的白色区域，周围有红晕

色素性基底细胞癌：通常具有树枝状血管和溃疡。

聚合性痤疮继发粉刺的皮肤镜检查结果与化脓性汗腺炎患者的双端假性粉刺相似，表现为多

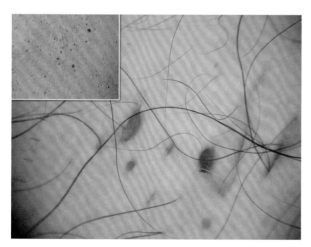

图5.4 聚合性痤疮。躯干的数个继发粉刺。皮肤镜下的病变显示多个圆形增大的凹陷样开口，中心有角质碎屑，出现在白色瘢痕的背景上

个圆形，具有扩大开口的不规则凹陷，中心为浅层或深层角蛋白碎片，出现在不同深度和形态的白色瘢痕组织背景上（图5.4）[6,7]。这些发现认为这种情况是因为两种疾病都可出现毛囊反复发炎和破坏后反复愈合[6,7]。

5.2 簇状痤疮

5.2.1 简介

簇状痤疮，也称为颜面播散性粟粒性狼疮，是一种少见的肉芽肿性疾病，被认为是破坏的毛囊的炎症反应[8]。

5.2.2 临床表现

其临床特征是面部中央的红色至黄色或黄褐色丘疹，特别是在眼睑和口周，单独或成批出现（图5.5A），很少出现面部以外的皮疹（特别是腋窝）[8]。

5.2.3　皮肤镜表现

从皮肤镜的角度来看，簇状痤疮通常表现为毛囊角栓，周围有橙色区域（图 5.5B），分别对应于毛囊角化过度和毛囊周围肉芽肿性炎症浸润[8]。较少见的特征包括线状和发夹状血管和中央溃疡[8]。

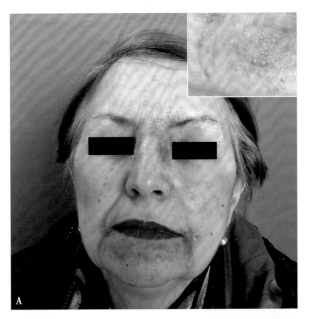

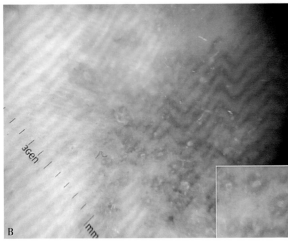

图 5.5　簇状痤疮。A. 临床表现。B. 皮肤镜检查显示毛囊角栓，周围有橙色区域（放大区域显示更明显）

5.3　玫瑰痤疮

5.3.1　简介

玫瑰痤疮是一种非常常见的疾病，病因不明，主要累及面部，其特征是对物理或情感刺激产生的异常的血管收缩反应[9]。一般主要分为三种临床类型：红斑性毛细血管扩张型、丘疹脓疱型和肥大型。尚不清楚这三种类型是否代表疾病的不同程度或发展情况[9-12]。毛囊蠕形螨也与玫瑰痤疮的发病有关，但其致病作用尚存争议[9-12]。

5.3.2　临床表现

红斑毛细血管扩张型玫瑰痤疮的典型症状是对温度变化、特定食物、压力或其他刺激的反应出现短暂的潮红。皮肤潮红同时通常伴有烧灼感。在后期，面部红斑可能成为永久性的，并与明显的毛细血管扩张相关（图 5.6）[12]。

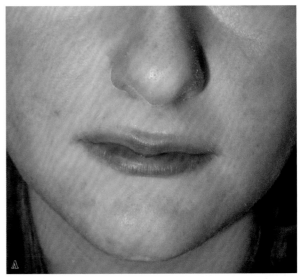

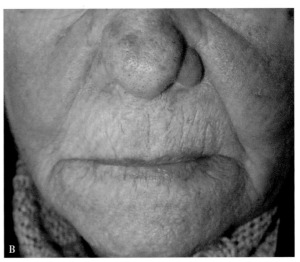

图 5.6　A，B. 红斑性毛细血管扩张型玫瑰痤疮：最初短暂的、最终持续出现的面部红斑，伴有烧灼感

在丘疹脓疱型玫瑰痤疮中，丘疹和脓疱会出现在前面类型的面部红斑基础上（图 5.7）[10]。

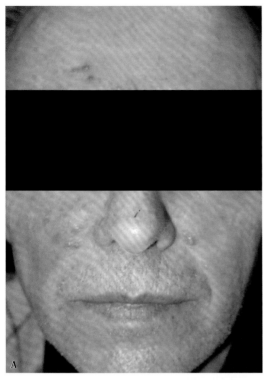

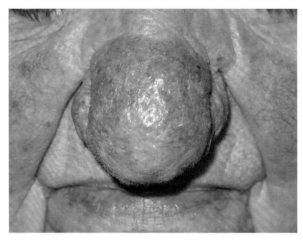

图 5.8　鼻赘：鼻子上损容性、水肿性、持续性和进行性斑块

5.3.3　皮肤镜表现

红斑扩张性玫瑰痤疮皮肤镜下表现为凸出的、大量的线性血管，它们有形成完整或不完整的多边形（多角形血管）的趋势（图 5.9）[13]。多角形血管很常见，也是具有高度特异性的，可用来和其他疾病相鉴别（图 5.10）[14]。其他发现可能有毛囊角栓、玫瑰花瓣征和白色或黄色鳞屑。

在丘疹脓疱型玫瑰痤疮中，皮肤镜下除了可以见到多形性血管外，可以更加明显地看到脓疱（图 5.11）[13-15]。

在肥大型玫瑰痤疮中，皮肤镜下可见扩张的毛囊开口，其内通常充满皮脂（图 5.12）[13-15]。

肉芽肿性玫瑰痤疮的特征是存在橙色斑块区域，其对应于下面的肉芽肿，还可以见到紫色多角形血管结构（图 5.13）[13-15]。

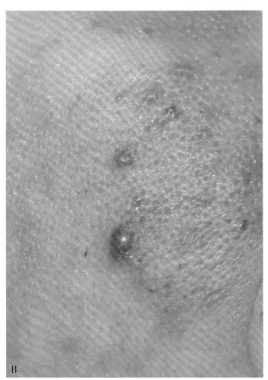

图 5.7　A，B. 丘疹脓疱型玫瑰痤疮在面部红斑基础上出现的丘疹和小脓疱

肥大型酒渣鼻的特征是水肿性丘疹和结节的存在，这些丘疹和结节倾向于在面部中央融合，形成大的、毁容性肿块[10]。淋巴水肿可能同时存在。鼻赘形成是这种类型酒渣鼻的特征性表现（图 5.8）[10]。

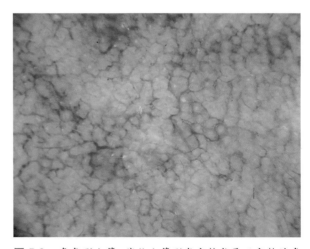

图 5.9　多角形血管：线状血管形成完整或是不完整的多边形

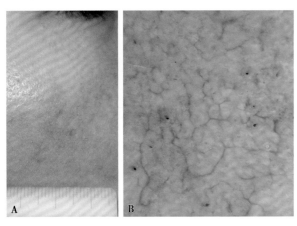

图5.10　A.红斑扩张性玫瑰痤疮。B.皮肤镜下的特征表现是存在多角形血管

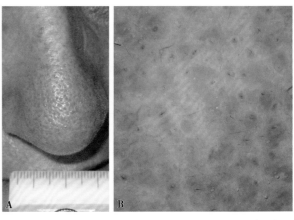

图5.13　A.肉芽肿性玫瑰痤疮。B.一些线性血管，多个橙色区域

5.3.4　毛囊蠕形螨病的皮肤镜表现

毛囊内蠕形螨的存在会导致一种特殊的皮肤镜表现，即所谓的"蠕形螨尾巴"或"毛囊刺"，即从每个毛囊中凸出的白色物质（图5.14）[16]。

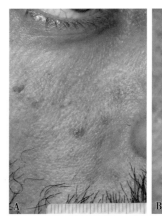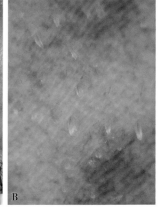

图5.14　A.毛囊蠕形螨病。B.从毛囊（毛囊刺）凸出的白色物质

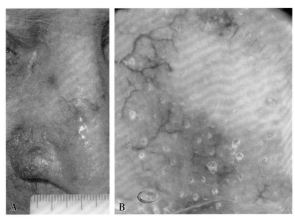

图5.11　A.丘疹脓疱型玫瑰痤疮。B.皮肤镜下可见线状血管形成不完整的多边形和一个脓疱

5.4　表皮生长因子受体抑制剂诱导的痤疮样皮疹

5.4.1　简介

痤疮样皮疹是表皮生长因子受体（epidermal growth factor receptor，EGFR）抑制剂最常见的副作用[17]。有趣的是，据报道它与肿瘤治疗反应成正相关[17]。

图5.12　A.肥大型玫瑰痤疮。B.皮肤镜下可见线状血管形成不完整的多边形，毛囊开口充满皮脂

5.4.2　临床表现

EGFR 抑制剂诱导的痤疮样皮疹表现为丘疹、结节和脓疱，常见于面部（图 5.15A 和图 5.16A），但也可出现在面部以外区域，常与其他丘疹脓疱性皮肤病（如痤疮、玫瑰痤疮或毛囊炎）混淆[17]。

5.4.3　皮肤镜表现

皮肤镜下，它有几个特异性较差的表现，包括线形 - 不规则的模糊血管、出血点、红斑、黄色痂皮、白色鳞屑和淡黄色球形结构（脓疱）（图 5.15B），也有一些特殊的毛囊角栓，通常具有同心圆样外观（图 5.16B）。值得注意的是，这样的堵塞也可以在脓疱皮损的中心看到（图 5.15B）（作者的个人观察）。没有典型的粉刺。

毛囊角栓的出现通常是由于存在毛囊口过度角化导致的，这是 EGFR 抑制剂诱导的痤疮样皮疹的主要组织学特征之一[17]。

有趣的是，由于其他药物引起的痤疮样皮疹通常不出现前面提到的毛囊角栓（图 5.17 和图 5.18）（作者的个人观察）。

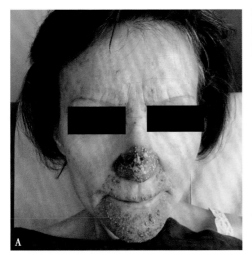
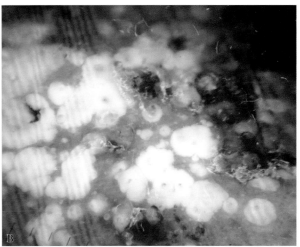

图 5.15　EGFR 抑制剂诱导的痤疮样皮疹。A. 临床图片。B. 皮肤镜检查可见几个特异性较差改变，包括红斑、黄色痂皮和黄色球（脓疱）；在脓疱的中心也可见毛囊角栓

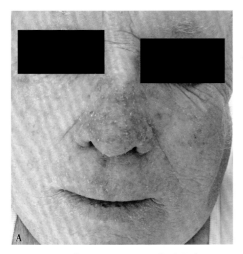
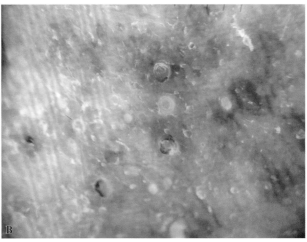

图 5.16　EGFR 抑制剂诱导的痤疮样皮疹。A. 临床图片。B. 皮肤镜检查可见毛囊角栓，其中一些具有同心圆外观

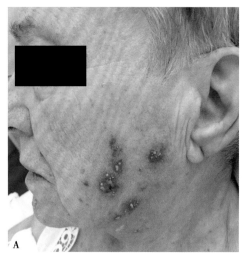
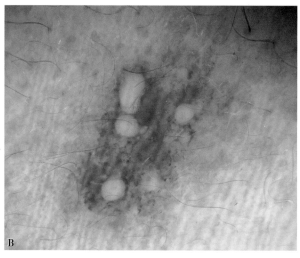

图 5.17　卤素引起的痤疮样皮疹。A. 临床图片。B. 皮肤镜检查可见非特异性的表现（即脓疱和血管），但没有毛囊角栓

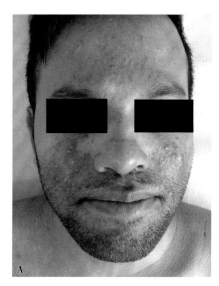
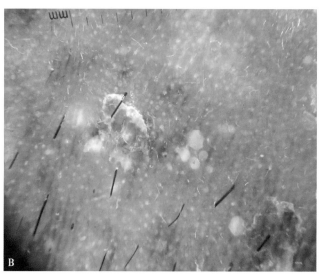

图 5.18　锂剂引起的痤疮样皮疹。A. 临床图片。B. 皮肤镜检查可见非特异性的表现（即红斑、脓疱和结痂），但没有毛囊角栓

5.5　假性毛囊炎

5.5.1　简介

　　假性毛囊炎是一种异物炎症反应，是剃须后由于表皮内、经表皮或经毛囊穿透的锋利的游离毛干末端所致[18-21]。在卷发的人中更常见，因为剃须后他们有更高的毛发进入的机会[18-21]。

5.5.2　临床表现

　　剃须区域出现痤疮样丘疹的患者，通常伴有轻度瘙痒[18-21]；继发性感染也有可能，可出现继发脓疱，少见的有脓肿，囊肿和瘢痕疙瘩[18-21]。

5.5.3　皮肤镜表现

　　皮肤镜检查通常可见内生毛发，连接两端（称为"条形手柄征"）[18]（图 5.19）。内生端可能出现炎症的特征，如与脓疱／脓肿形成有关的黄色区域、鳞屑、周围红斑和点状／不规则线形血管（图 5.20和图 5.21）[18-21]。部分或完全埋藏的毛干（看起来像一条蓝色的线）是另一个有用的皮肤镜线索（图 5.20 和图 5.21）[18-21]。

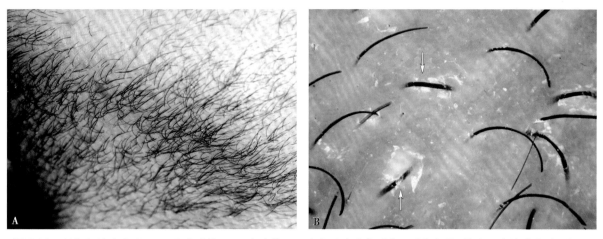

图5.19 须部假性毛囊炎。A.临床图像。B.皮肤镜显示毛发两端连接("条形手柄征")(箭头),有鳞屑和周围红斑

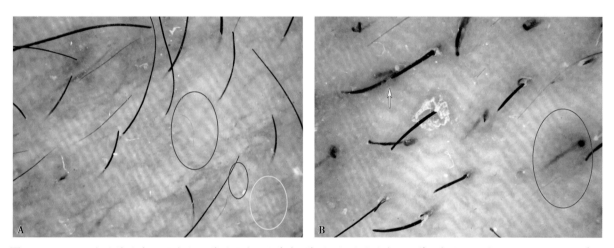

图5.20 A,B.皮肤镜检查可见完全埋藏的毛发,呈蓝线(蓝圈)和周围的线状血管(黄圈)(A)或红斑(B);还可见穿透表皮的毛发(箭头)(B)

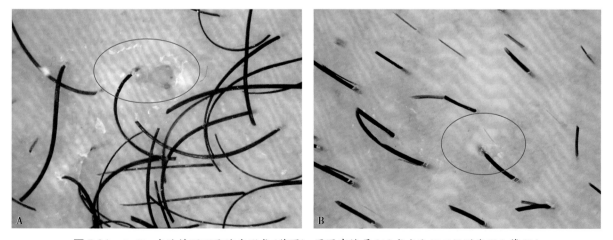

图5.21 A,B.皮肤镜下可见脓疱形式(蓝圈),周围有鳞屑(A)或点和短不规则线形血管(B)

5.6   面部肉芽肿

5.6.1   简介

面部肉芽肿是一种罕见的良性皮肤病,病因不明,以慢性白细胞碎裂性血管炎为特征[22]。

5.6.2   临床表现

临床上主要表现为一个或多个边界清楚的紫红色丘疹、斑块和结节,几乎完全局限于面部区域(图 5.22A 和图 5.23A),面部以外的病变较少见[22]。

5.6.3   皮肤镜表现

皮肤镜下,面部肉芽肿通常表现为粉红色背景上的线状分支状血管 / 聚焦的细长毛细血管扩张以及扩张的毛囊开口(图 5.22B),这是最典型的特征[14,23]。另外,较少见的表现包括毛囊周围的白晕、色素沉着、毛囊堵塞、淡黄色鳞屑、白色条纹和灰白色无结构区域[14]。

有趣的是,根据作者的经验,面部肉芽肿的早期病变可能以紫色斑点为特征(图 5.23B),这与白细胞碎裂性血管炎和之后的红细胞外渗的组织学背景一致。此外,即使不太常见,由于真皮中含铁血黄素沉积的存在,有些还可以看到模糊的淡橙色区域。

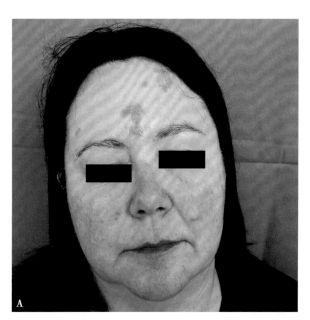

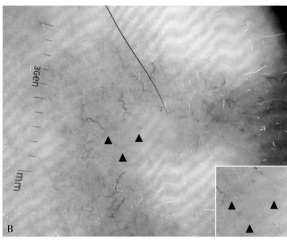

图 5.22   面部肉芽肿(陈旧病变)。A. 临床图片。B. 皮肤镜下可见粉红色背景上的线状不规则血管以及扩张的毛囊开口(在方框中更清晰,三角)

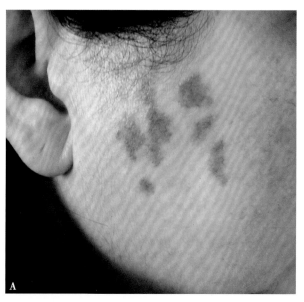

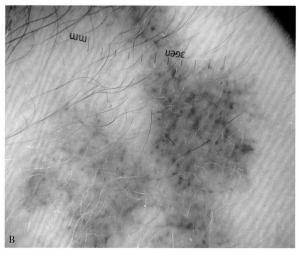

图 5.23   面部肉芽肿(早期病变)。A. 临床图片。B. 皮肤镜下可见线状不规则血管和紫色斑点

(朱晨雨 译,陈典 校,刘洁 审)

参考文献

1. Kurokawa I, Danby FW, Ju Q et al. New developments in our understanding of acne pathogenesis and treatment. *Exp Dermatol* 2009; 18: 821–32.

2. Kamińska-Winciorek G, Spiewak R. Dermoscopy on nevus comedonicus: a case report and review of the literature. *Postepy Dermatol Alergol* 2013; 30: 252–4.

3. Alfaro-Castellón P, Mejía-Rodríguez SA, Valencia-Herrera A et al. Dermoscopy distinction of eruptive vellus hair cysts with molluscum contagiosum and acne lesions. *Pediatr Dermatol* 2012; 29: 772–3.

4. Markowitz O, Utz S. Differentiating early stage cystic keratoacanthoma, nodular basal cell carcinoma, and excoriated acne vulgaris by clinical exam, dermoscopy, and optical coherence tomography: a report of 3 cases. *J Clin Aesthet Dermatol* 2015; 8: 48–50.

5. Lacarrubba F, Verzì AE, Dinotta F et al. Dermatoscopy in inflammatory and infectious skin disorders. *G Ital Dermatol Venereol* 2015; 150: 521–31.

6. Lacarrubba F, Dall'Oglio F, Musumeci ML et al. Secondary comedones in a case of acne conglobata correlate with double-ended pseudocomedones in hidradenitis suppurativa. *Acta Derm Venereol* 2017; 97: 969–70.

7. Lacarrubba F, Musumeci ML, Nasca MR et al. Double-ended pseudocomedones in hidradenitis suppurativa: clinical, dermoscopic, and histopathological correlation. *Acta Derm Venereol* 2017; 97: 763–4.

8. Ayhan E, Alabalik U, Avci Y. Dermoscopic evaluation of two patients with lupus miliaris disseminatus faciei. *Clin Exp Dermatol* 2014; 39: 500–2.

9. James W, Berger T, Elston D. *Andrews' Diseases of the Skin: Clinical Dermatology*. 10th ed. Philadelphia: Sauders Elsevier, 2006.

10. Sobottka A, Lehmann P. Rosacea 2009: new advances in pathophysiology, clinical staging and therapeutic strategies. *Hautarzt* 2009; 60: 999–1009.

11. Gupta AK, Chaudhry MM. Rosacea and its management: an overview. *J Eur Acad Dermatol Venereol* 2005; 19: 273–85.

12. Lindow KB. Rosacea. An overview of diagnosis and management. *Adv Nurse Pract* 2004; 12: 27–32.

13. Lallas A, Argenziano G, Longo C et al. Polygonal vessels of rosacea are highlighted by dermoscopy. *Int J Dermatol* 2014; 53: e325–7.

14. Lallas A, Argenziano G, Apalla Z et al. Dermoscopic patterns of common facial inflammatory skin diseases. *J Eur Acad Dermatol Venerol* 2013; 28: 609–14.

15. Lallas A, Zalaudek I, Argenziano G et al. Dermoscopy in general dermatology. *Dermatol Clin* 2013; 31: 679–94.

16. Segal R, Mimouni D, Feuerman H et al. Dermoscopy as a diagnostic tool in demodicidosis. *Int J Dermatol* 2010; 49: 1018–23.

17. Fabbrocini G, Panariello L, Caro G, Cacciapuoti S. Acneiform rash induced by EGFR Inhibitors: review of the literature and new insights. *Skin Appendage Disord* 2015; 1: 31–7.

18. Kaliyadan F, Kuruvilla J, Al Ojail HY, Quadri SA. Clinical and dermoscopic study of pseudofolliculitis of the beard area. *Int J Trichology* 2016; 8: 40–2.

19. Panchaprateep R, Tanus A, Tosti A. Clinical, dermoscopic, and histopathologic features of body hair disorders. *J Am Acad Dermatol* 2015; 72: 890–900.

20. Jasterzbski TJ, Schwartz RA. Pseudofolliculitis cutis: a vexing disorder of hair growth. *Br J Dermatol* 2015; 172: 878–84.

21. Ladizinski B, Ramirez Fort MK, Cohen YK, Rosendahl C, Elpern DJ. Pseudofolliculitis barbae: a dermatoscopic correlate. *Dermatol Pract Concept* 2013; 3: 53–4.

22. Deen J, Moloney TP, Muir J. Extrafacial granuloma faciale: a case report and brief review. *Case Rep Dermatol* 2017; 9: 79–85.

23. Errichetti E, Stinco G. Dermoscopy in general dermatology: a practical overview. *Dermatol Ther (Heidelb)* 2016; 6: 471–507.

第6章 红斑性疾病

Nicola di Meo，Paola Corneli，Iris Zalaudek

6.1 多形红斑

6.1.1 简介

多形红斑（erythema multiforme）是一种急性、自限性、有时反复发作的皮肤/黏膜皮肤病，可由多种因素引发，主要包括感染因素（特别是单纯疱疹病毒1型和2型）以及药物[1]。它被认为是一种Ⅳ型超敏反应，可分为两种主要的临床变异型，即轻型多形红斑和重型多形红斑[1]。

6.1.2 临床表现

轻型和重型多形红斑都表现为位于肢端部位的典型靶样损害，初为边界清晰的圆形红/粉红斑，逐渐凸出皮面，并增大成为直径几厘米的斑块，具有三个呈同心分布的不同颜色区域（即中央暗红色区域伴或不伴水疱/结痂，周围是较浅的粉红色水肿区域，最外周为鲜红色环）[1]。值得注意的是，特征并不典型的皮损也偶可见到，例如不

全型皮损，仅显示一种或两种颜色（非典型损害）或非肢端部位受累，可能使诊断更具挑战性（图6.1A和图6.2A）[1]。另外，口、眼、生殖器黏膜溃疡性/结痂损害也可发生，尤其是在重型多形红斑中（图6.3A）[1]。

6.1.3 皮肤镜表现

多形红斑皮损的皮肤镜检查通常显示"同心三环"模式，其特征为中央暗色区、苍白水肿环和外周红色边缘，即使是临床中不全型或非典型皮损中也是如此（图6.1B和图6.2B）[2,3]。值得注意的是，由于红细胞外渗，中心区域也可能出现出血性表现[1-3]。在皮损中央区域和周围边缘也可见到线状不规则或点状血管（并不常见），分别对应于扩张的真皮乳头下血管和乳头血管，而中间区域内由于存在明显的水肿故可无血管结构（图6.1B和图6.2B）[1-3]。黏膜损害通常表现为非特异模式，有糜烂、黄色结痂和点状血管（作者的个人观察）（图6.3B）。

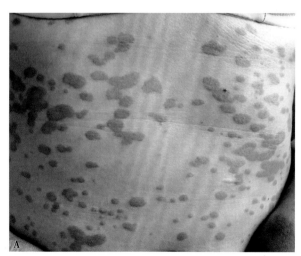
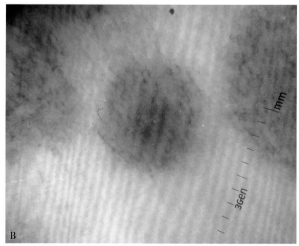

图6.1 A.多形红斑的某些病例在临床上可能并无明显的靶样损害。皮肤镜检查可有助于看到由三个同心区域组成的典型靶样模式，即中央较暗的圆形红斑/紫癜样斑（Ⅰ），被苍白的环形区域（Ⅱ）包围，以及外周的红晕（Ⅲ）。B.在中心（如图中病例）或在周边处也可以看到线性不规则的血管（由Enzo Errichetti MD，MSc，DVD提供）

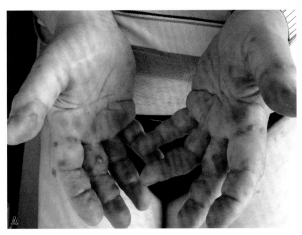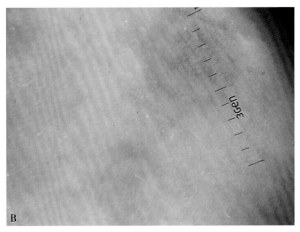

图 6.2　A. 即使在该例多形红斑中，临床观察到的靶样损害也不是那么明显。B. 皮肤镜检查显示典型的靶样模式，包括三个同心区域；该例中未见血管结构（由 Enzo Errichetti MD，MSc，DVD 提供）

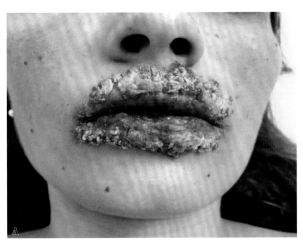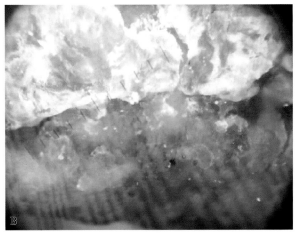

图 6.3　重型多形红斑。A. 唇部受累的临床表现。B. 皮肤镜检查显示非特异性模式，有糜烂、黄色结痂和点状血管

6.2　离心性环状红斑

6.2.1　简介

离心性环状红斑（erythema annulare centrifugum）是指由于Ⅳ型超敏反应导致的多种慢性环状皮肤红斑，原因包括恶性肿瘤、感染、药物、免疫性疾病等[4]。有两种主要的临床病理学改变，分别称为浅表型（Wende 型）和深在型（Darier 型），即血管周围淋巴组织细胞浸润分别位于真皮乳头层 / 真皮中部，以及真皮网状层[4]。

6.2.2　临床表现

浅表型皮损表现为一个或多个扁平或略微凸起的不硬的环状斑块，周围有鳞屑，（图 6.4A 和图 6.5A），而深在型皮损的特征为凸出皮面，硬的，一个或多个环状红斑块，周围无鳞屑（图 6.6A）[4]。值得注意的是，交界型的皮损也是存在的（图 6.7A），且同时具有浅表型与深在型的特点[4]。

6.2.3　皮肤镜表现

离心性环状红斑的皮肤镜特点根据临床亚型而有所不同。浅表型皮损通常表现为红色背景下的环形、白色、增厚的鳞屑，围绕皮损周围，鳞屑内侧为其游离缘（与角化过度相关），伴有稀疏或局限分布的点状血管（由真皮乳头血管扩张所致）（作者的个人观察）（图 6.4B）。值得注意的是，周边白色环形鳞屑可能有时会看不到，仅可能会出现稀疏鳞屑（图 6.5B）（作者的个人观察）。与此不同的是，深在型通常表现为粉红色的背景上模糊的线状 - 不规则毛细血管扩张（对应于扩张的乳头下血管）（图 6.6B），而交界型显示出重叠的特征（图 6.7B）（作者的个人观察）。

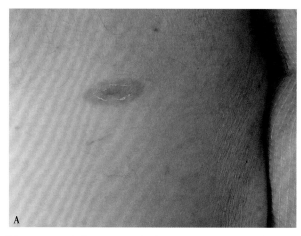
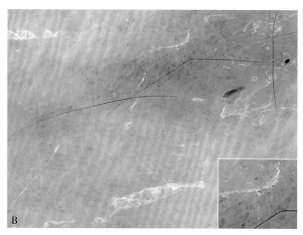

图 6.4　A. 浅表（Wende 型）离心性环状红斑的临床图像。B. 皮肤镜检查显示红色背景下的环形、白色、增厚的鳞屑，向外周扩展（鳞屑内侧为其游离缘），伴有稀疏的点状血管（框中显示更明显）（由 Enzo Errichetti MD，MSc，DVD 提供）

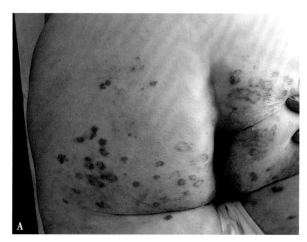

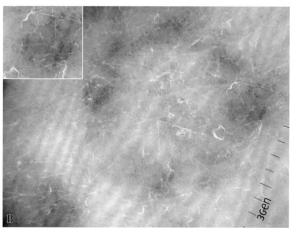

图 6.5　A. 多发浅表（Wende 型）离心性环状红斑的临床图片。B. 皮肤镜检查显示外周白色环状鳞屑有时不可见，仅可能会看到散在鳞屑，尚可见局灶分布的点状血管（框中显示更明显）（由 Enzo Errichetti MD，MSc，DVD 提供）

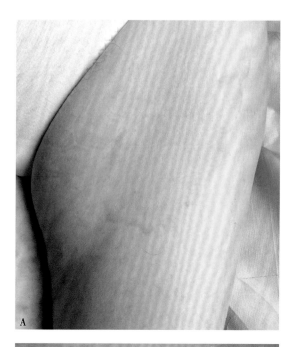

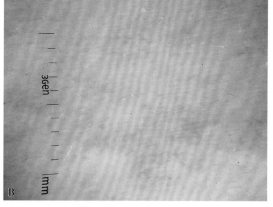

图 6.6　A. 深在（Darier 型）离心性环状红斑的临床图像。B. 皮肤镜检查显示粉红色的背景上模糊的线状 - 不规则毛细血管扩张（由 Enzo Errichetti MD，MSc，DVD 提供）

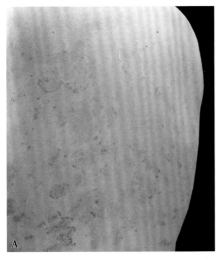
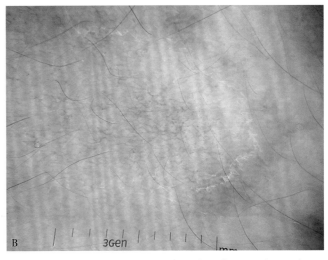

图 6.7 A. 离心性环状红斑混合型（深在和浅表）的临床图片。B. 皮肤镜检查显示重叠的特征，即外周白色环形鳞屑（典型的浅表型）和外周模糊的线状 - 不规则毛细血管扩张；皮损中心也可见网状血管，系长期外用类固醇所致（由 Enzo Errichetti MD，MSc，DVD 提供）

6.3 游走性红斑

6.3.1 简介

游走性红斑（erythema migrans）通常是指出现在莱姆病早期阶段的皮损，这是一种蜱传播疾病，可累及多个系统，由伯氏疏螺旋体（*borrelia burgdorferi*）感染所致。皮损可出现于任何部位，通常在蜱叮咬后几天到 1 个月发生[5]。

6.3.2 临床表现

经典皮损表现为单个（更常见）或多个环状红斑，以离心方式逐渐扩展，可达到几厘米的直径（图 6.8A 和图 6.9A）[5]。其通常是无症状的，但有些患者可能会感到灼热或瘙痒感[5]。

6.3.3 皮肤镜表现

游走性红斑的皮肤镜表现非常不特异，因其常常表现为皮损周围网状血管扩张，对应于扩张的真皮乳头下血管丛（图 6.8B）（作者的个人观察）。此外，在皮损中心可见结痂、出血点（因血管损伤所引起的红细胞外渗），橙色 / 黄色区域（对应于红细胞外渗导致的真皮含铁血黄素沉积）（图 6.9B）和 / 或蜱的残余物（第 12 章）（作者的个人观察）。这些发现（特别是蜱遗留物的存在）可有助于诊断。

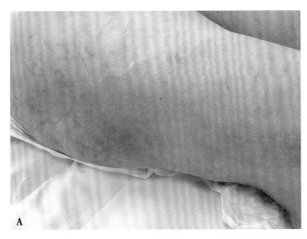
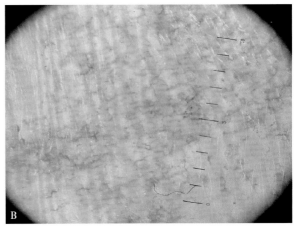

图 6.8 游走性红斑。A. 临床图片。B. 活动（炎症）边界的皮肤镜检查显示网状血管扩张，对应于扩张的乳头下血管丛

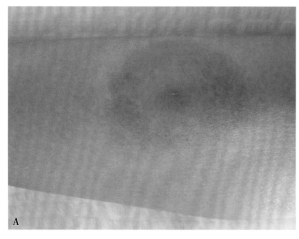
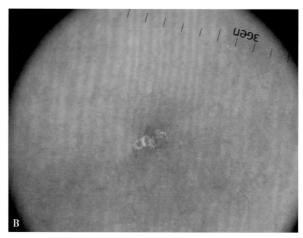

图 6.9　游走性红斑。A. 临床图片。B. 皮损中心的皮肤镜检查显示结痂和黄色背景

6.4　冻疮

6.4.1　简介

　　冻疮（chilblains，或称 perniosis）系易感个体暴露于寒冷和潮湿之后出现的一种炎症性皮肤病[6]。它通常分为原发性（或特发性）和继发性（与基础疾病相关，例如结缔组织疾病、单克隆丙种球蛋白病和冷球蛋白血症）[6]。冻疮的发生被推测可能与冷暴露引起长时间血管收缩，导致组织低氧和继发性炎症有关，但其确切的发病机制仍然是未知的[6]。

6.4.2　临床表现

　　冻疮表现为蓝紫色或红色的斑点或丘疹性皮损，通常累及肢端部位，尤其是脚趾和手指，但有时也出现于耳朵和鼻子，皮损通常在暴露于寒冷后数小时出现（图 6.10A）[6]。患者可能出现疼痛和灼热感[6]。最具挑战性的鉴别诊断是冻疮样狼疮，为皮肤红斑狼疮的一种（第 4 章）[6]。

6.4.3　皮肤镜表现

　　冻疮的皮肤镜检查通常表现为红色背景上的红色和 / 或蓝色无结构区（图 6.10B）[2]。此外，还可以看到白色鳞屑（由于角化过度）、线状 - 不规则及点状血管（分别对应于真皮乳头下和乳头毛细血管扩张）和紫癜样出血点（代表红细胞外渗）（作者的个人观察）（图 6.10B）。值得注意的是，与冻疮样狼疮不同，特发性冻疮通常不会在皮肤镜下出现亮白色区域（第 4 章）。

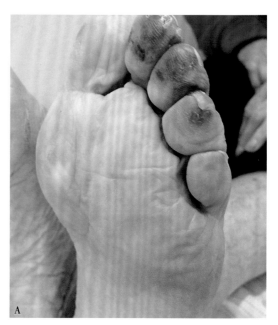
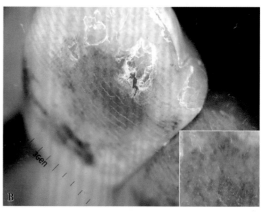

图 6.10　A. 足部冻疮的临床图片。B. 皮肤镜检查显示蓝色 / 红色无结构区、白色鳞屑、线状 - 不规则和点状血管扩张（框中显示更明显）和紫癜样出血点（由 Enzo Errichetti MD，MSc，DVD 提供）

6.5 青斑

6.5.1 简介

术语"青斑"是指皮肤的类网状发绀样变色，受冷后加重，因垂直于皮肤供血的小动脉血流减少而触发[6]。青斑可能为生理性、特发性，也可继发于血管内阻塞或血管壁疾病[6]。临床上，有两个主要的变体，即网状青斑（多见于生理性及特发性）和葡萄状青斑（继发性更为多见）[6]。腿部是最常受累的部位，手臂和躯干也可能受到影响[6]。

6.5.2 临床表现

网状青斑表现为皮肤规则完整的网状红色 - 紫罗兰色改变，随皮肤变暖或肢体抬高而减轻（图6.11A），而葡萄状青斑则由不规则、破碎（或分支状）的蓝色 - 紫罗兰色网状结构组成。通常不随皮肤变暖或肢体抬高而改变（图6.12A）[6]。葡萄状青斑也可表现为紫癜样改变（紫癜样青斑），如钙化防御（图6.13A）[6]。

6.5.3 皮肤镜表现

网状青斑通常以规则分布的网状紫色血管和稀疏的点状血管为突出表现（图6.11B），而葡萄状青斑通常表现为破碎的、网状和模糊的血管，以及线状 - 不规则的模糊血管和弥散的点状血管（图6.12B）（作者的个人观察）。从皮肤镜和病理学联系的角度来看，网状血管和点状血管分别对应于真皮乳头下血管和乳头层血管的扩张[6]。

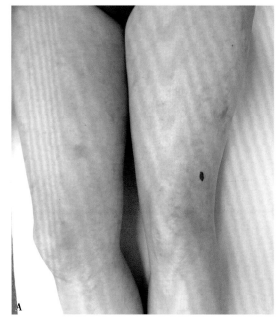

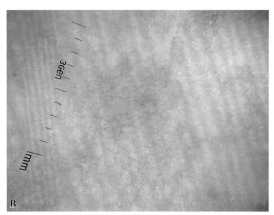

图 6.11　A. 网状青斑的临床图像。B. 皮肤镜检查显示规则分布的紫色网状血管和稀疏的点状血管（由 Enzo Errichetti MD，MSc，DVD 提供）

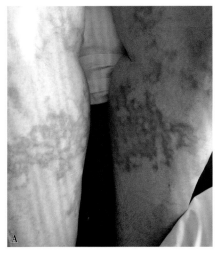

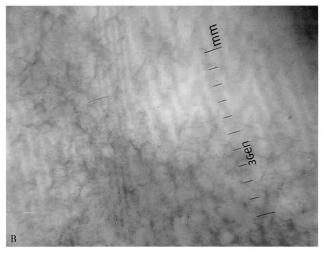

图 6.12　A. 葡萄状青斑的临床图片。B. 皮肤镜检查显示破碎的网状和模糊血管，以及线状 - 不规则模糊血管和弥散的点状血管（由 Enzo Errichetti MD，MSc，DVD 提供）

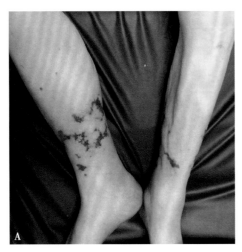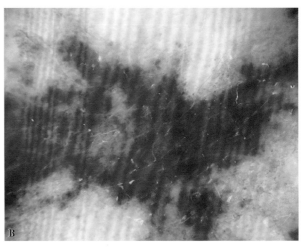

图 6.13 A. 紫癜样青斑（钙化防御）的临床图像。B. 皮肤镜检查显示星状紫红 - 蓝紫色斑块，中心呈灰白色，是皮肤坏死初期的征象（B）（由 Enzo Errichetti MD, MSc, DVD 提供）

另一方面，紫癜样青斑表现为紫癜样背景，中心常呈灰白色，为皮肤坏死初期的征象（图 6.13B）（作者的个人观察）。

6.6 红绀病

6.6.1 简介

红绀病是一种持久性的暗红斑，发生于皮下脂肪深层（导致浅层血管与深部血供带来的热量不相隔离），主要累及大腿和小腿，臀部和手臂相对少见[6]。皮损因寒冷而加剧，因此症状在冬季通常会更加突出[6]。

6.6.2 临床表现

典型特征为肤色黯淡，触之冰冷（图 6.14A）[6]。毛发角化症、血管角质瘤和毛细血管扩张症的合并发生，以及极寒暴露后的冻疮样结节，也使红绀病的表现更为复杂[6]。

6.6.3 皮肤镜表现

皮肤镜检查显示紫红色粗糙的、相对聚焦的网状血管，以及相对散在聚焦的点状或线状 - 不规则形态的血管（图 6.14B）（作者的个人观察）。组织学上，皮肤镜中观察到的网状血管和点状血管分别与真皮乳头下血管和乳头层血管相对应[6]。

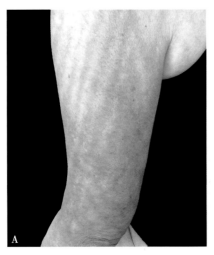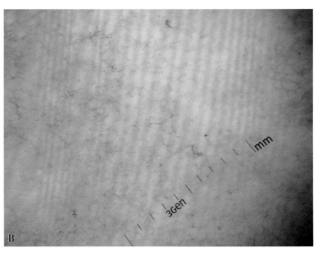

图 6.14 A. 红绀病的临床表现。B. 皮肤镜检查显示紫红色粗糙网状、相对聚焦的血管，以及相对散在聚焦的点状或线状 - 不规则形态的血管（由 Enzo Errichetti MD, MSc, DVD 提供）

6.7　肢端青紫症

6.7.1　简介

肢端青紫症是肢端区域发生的一种持续性青紫色或紫红色斑驳样变色。皮损主要累及手部，足部和面部相对少见。皮损由冷暴露触发，与皮肤小动脉痉挛和继发性真皮乳头下毛细血管静脉丛扩张有关[6]。该情况可为特发性，也可继发于数种系统性疾病，包括自身免疫性疾病、肿瘤和冷球蛋白血症等[6]。

6.7.2　临床表现

通常表现为肤色暗淡/偏蓝，对称发生且无痛（图6.15A）[6]。受累区域常肿胀且触之冰冷[6]。萎缩性改变和溃疡较为罕见（坏死型）[6]。肢端青紫症必须与雷诺现象鉴别清楚。雷诺现象偶发生皮肤三相变色，且通常仅累及几个指（趾）[6]。

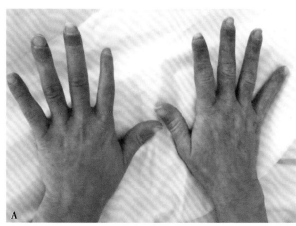

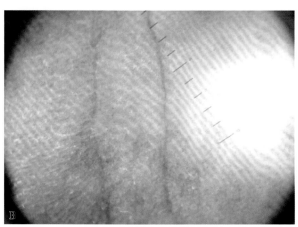

图6.15　肢端青紫症在手部的表现。A. 临床图片。B. 皮肤镜检查提示蓝紫色斑驳状区域及一些点状血管

6.7.3　皮肤镜表现

皮肤镜检查可用于评估近端甲皱襞血管改变及皮肤损害（作者的个人观察）。详细来说，近端甲皱襞表现为红色/蓝色背景下正常的血管，或呈紫色略微扩张的点状血管，系毛细血管和毛细血管后小静脉的代偿性扩张所致（图6.16），而皮肤颜色改变表现为蓝紫色或偏蓝的红色斑驳状区域及不规则分布的点状血管（图6.15B）（作者的个人观察）。

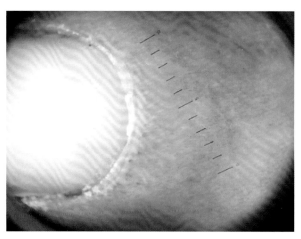

图6.16　患有肢端青紫症的患者进行近端指甲皱襞的皮肤镜检查，可见红色/蓝色背景下紫色扩张的点状血管

6.8　雷诺现象

6.8.1　简介

雷诺现象包括因寒冷或情绪刺激而诱发的发作性指端缺血，系血管内稳态失调导致血管收缩失控所致[6]。通常分为原发性（也称为雷诺病）以及继发性。前者为特发性，作为一种孤立、无害的疾病出现。而后者与基础疾病（尤其是系统性硬化症）相关，也可由物理因素或药物所致[6]。

6.8.2　临床表现

雷诺现象的特征在于皮肤连续的颜色变化：白（苍白）色、蓝（发绀）色和红（潮红）色，其中苍白色对诊断至关重要[6]。症状发作通常持续数分钟，但在严重病例中（尤其是与结缔组织病相关时），可能会出现持续时间很长的雷诺现象。持续性雷诺现象最初的皮肤苍白较短暂，最终皮肤颜色会停留于长时间的发绀[6]。

6.8.3　皮肤镜表现

在原发性雷诺现象中,甲皱襞毛细血管表现为正常模式(位于甲小皮正上方的单排均匀毛细血管襻)或非特异性改变(正常结构的轻微紊乱或轻微血管扩张)[7]。与此不同的是,继发性雷诺现象表现为一种或多种毛细血管镜下的改变,包括结构解体、增大的血管襻、巨大毛细血管襻、微出血、毛细血管密度降低、新生血管以及无血管区域(第4章)[7]。

(舒畅　译,朱晨雨　校,刘洁　审)

参考文献

1. Lerch M, Mainetti C, Terziroli Beretta-Piccoli B, Harr T. Current perspectives on erythema multiforme. *Clin Rev Allergy Immunol* 2018; 54: 177–84.

2. Vázquez-López F, Kreusch J, Marghoob AA. Dermoscopic semiology: further insights into vascular features by screening a large spectrum of nontumoral skin lesions. *Br J Dermatol* 2004; 150: 226–31.

3. Kaliyadan F. Dermoscopy of erythema multiforme. *Indian Dermatol Online J* 2017; 8: 75.

4. Ziemer M, Eisendle K, Zelger B. Erythema annulare centrifugum. A clinical reaction pattern. *Hautarzt* 2010; 61: 967–72.

5. Miraflor AP, Seidel GD, Perry AE, Castanedo-Tardan MP, Guill MA, Yan S. The many masks of cutaneous Lyme disease. *J Cutan Pathol* 2016; 43: 32–40.

6. Bashir SJ, Chew A. Cutaneous reactions to cold and heat. In: Griffiths CEM, Barker J, Bleiker T, Chalmers R, Creamer D, eds. *Rook's Textbook of Dermatology*. 9th ed. Oxford: Wiley-Blackwell; 2016: 125.1–13.

7. Rosina P. Inflammatory diseases. Connective tissue diseases. In: Micali G, Lacarrubba F, eds. *Dermatoscopy in Clinical Practice—Beyond Pigmented Lesions*. 2nd ed. Boca Raton, FL: CRC Press; 2016: 93–6.

第 7 章　色素增多性疾病

Enzo Errichetti，Aimilios Lallas

7.1　灰皮病

7.1.1　简介

灰皮病（ashy dermatosis），又称持久性色素异常性红斑，是一种缓慢进展的色素沉着性皮肤病，好发于年轻人[1]。尽管被认为是一种特发性疾病，但一些作者认为，抗原刺激可能在发病过程中有一定作用[1]。

7.1.2　临床表现

灰皮病临床表现为大小不等的蓝灰色斑疹，较大者可融合（图 7.1 A）[1]；少于 1/5 的病例最初表现为微隆起、可触及、边缘有浸润性的红斑[1]。色素沉着性皮损中也可见色素减退性区域（图 7.2 A）[1]。躯干最常受累，也可累及面部、颈部、上肢，较少累及下肢[1]。大多数无自觉症状，偶可轻微瘙痒[1]。

7.1.3　皮肤镜表现

灰皮病皮肤镜表现为蓝色（色素沉着区域）或白色（色素减退区域）背景，其上有灰蓝色分散的小点（胡椒粉样）（图 7.1B 和图 7.2B）[2]。尽管色素性扁平苔藓与灰皮病色素沉着的皮肤镜模式类似，对斑点及背景进行详细分析有助于区分两者[2]。色素性扁平苔藓的典型表现为棕色背景上更大的棕色点和球（图 7.3），原因与其固有的苔藓样界面皮炎导致界面破坏，使噬黑素细胞、黑色素在真皮更表浅位置沉积有关[2]。而灰皮病色素沉着的位置较深，产生蓝色背景和较小的蓝色点（丁达尔效应）[2]。

7.2　融合性网状乳头瘤病

7.2.1　简介

融合性网状乳头瘤病（confluent and reticulated papillomatosis，CRP），也称 Gougerot-Carteaud 综合征，报道较少、较难识别，本质上与角化异常有关，多见于年轻人，无性别区分[3]。尽管 CRP 的病因仍然不清，目前认为可能与内分泌失调（甲状腺功能亢进、糖尿病和肥胖）、感染及遗传因素有关[3]。

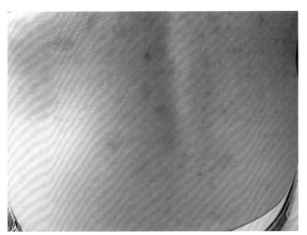
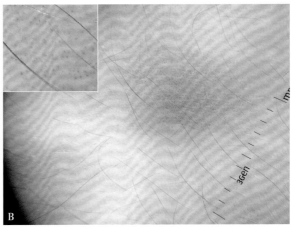

图 7.1　灰皮病。A. 临床表现：青年女性背部多个大小不一的灰蓝色斑点、斑片。B. 皮肤镜示：蓝色背景上灰蓝色分散的小点（胡椒粉样——框中更明显）

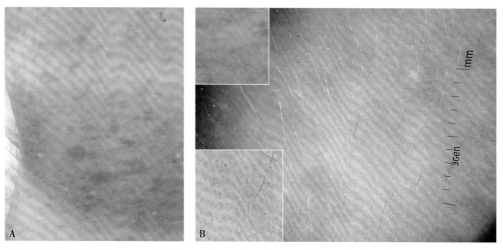

图7.2　灰皮病（色素减退性皮损）。A. 灰皮病（尤其是临床恢复期）临床表现：色素沉着性皮损伴有色素减退。B. 皮肤镜示：色素减退性皮损除了背景是白色/浅蓝色，其余改变与色素沉着性皮损类似

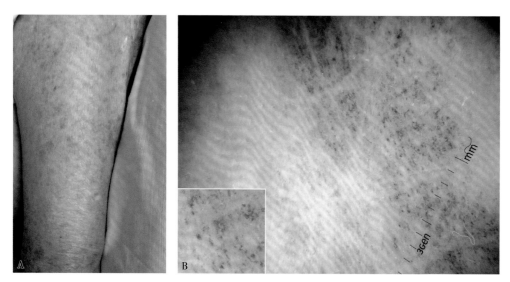

图7.3　色素性扁平苔癣。A. 临床表现可能与灰皮病类似。B. 但皮肤镜下典型表现为棕色背景上更大的棕色点和球

7.2.2　临床表现

CRP 典型临床表现为灰棕色鳞屑性扁平丘疹，可融合成较大的斑块，外周网状分布，无自觉症状（图 7.4A）[3]。常累及躯干上部前后，少见部位也有报道，如腋窝、颈部、下颌、耻骨区和肘窝[3]。

7.2.3　皮肤镜表现

CRP 皮肤镜表现为细小的白色鳞屑，伴有棕色均质、相对界清、多边形的扁平小球，其间被白色、苍白色条纹分隔成鹅卵石样（图 7.4B）[4]；其背景可为亮棕色或暗棕色，后者更常见于深色皮肤者[4]。增厚明显的皮损处会形成界限不清的棕色色素沉着及"沟回样"（抬高和压低）外观[4,5]。

从皮肤镜和组织病理学的对应关系来看，白色鳞屑对应角化不全和致密的角化过度，鹅卵石样外观（多边形棕色小球和苍白色条纹）对应基底层色素沉着、棘层肥厚和乳头瘤样增生（形成棕色小球），以及正常皮肤表面的网格样皮沟（表现为苍白色条纹）[4]。另外，"沟回样"模式是基底层色素沉着的同时，伴有更明显不规则的棘皮样/乳头瘤样增生，从而使正常皮纹中断所形成。

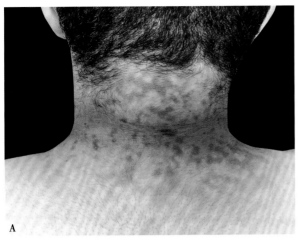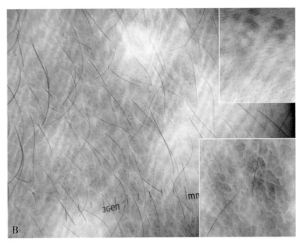

图 7.4 CRP。A. 临床表现：男童颈后和上背部可见棕色扁平丘疹融合成较大的斑块，外周网状分布。B. 皮肤镜示：棕色均质多边形扁平小球，其间被苍白色条纹分隔，形成鹅卵石样外观

7.3 Dowling-Degos 病

7.3.1 简介

Dowling-Degos 病（Dowling-Degos disease，DDD），也称为屈侧网状色素异常，是罕见的常染色体显性遗传疾病，也可能偶发出现，由编码角蛋白 5 基因功能缺失突变引起，该基因与表皮生长异常和黑色素转运障碍有一定关系。

7.3.2 临床表现

Dowling-Degos 病临床表现为获得性、缓慢进展的棕色至黑色网状斑点，最初累及皱褶部位和身体屈侧（如腋窝和腹股沟）（图 7.5A），及外生殖器部位（图 7.6A），通常成年发病，无自觉症状[7]。其他表现有不同角化程度的毛囊性丘疹、粉刺样皮损、凹点状瘢痕和色素减退[6-10]。

7.3.3 皮肤镜表现

Dowling-Degos 病的皮肤镜报道较少[6, 10, 11]。色素沉着斑镜下表现为不规则的棕色斑点，有时伴较小、圆形边界的色素减退性区域[10-12]（图 7.5B 和图 7.6B），这些表现对应于组织病理学上似鹿角样延伸的表皮突和基底层色素沉着[10]。毛囊性丘疹皮肤镜下为红棕色背景上星状棕色图案，与毛囊角栓有关系[11]。色素减退区域皮肤镜示中央色素减退，周边明显的网状色素沉着，这与组织病理学上表皮萎缩和色素缺乏有关[10]。

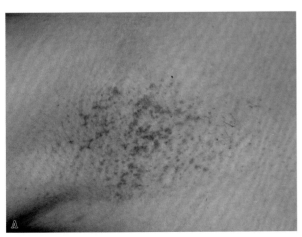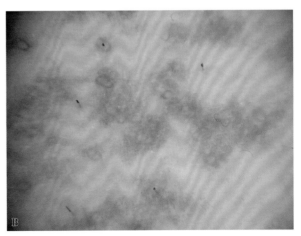

图 7.5 Dowling-Degos 病。A. 临床表现：左腋窝多发色素沉着性斑点。B. 皮肤镜示：不规则棕色斑点，有时可见界限清楚的小的色素减退环

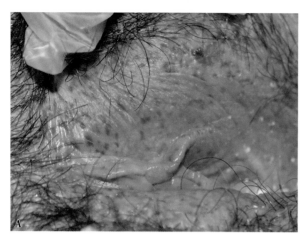
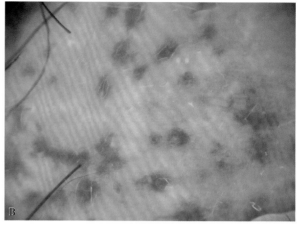

图7.6　Dowling-Degos 病。A. 临床表现：外阴多发色素沉着斑点。B. 皮肤镜示：不规则棕色斑点

7.4　火激红斑

7.4.1　简介

火激红斑（erythema ab igne）是一种典型的网状毛细血管扩张和色素沉着性皮肤病，因反复或长期暴露于低于热烧伤阈值的红外辐射引起。

7.4.2　临床表现

最初表现为粗网状的暂时性红斑，随着热暴露时间延长，红斑变为固定的色素沉着（图7.7A和图7.8A）[13]。

7.4.3　皮肤镜表现

火激红斑色素沉着期皮肤镜下特点是弥漫性棕色或红棕色（在早期/炎症期皮损中）的异色样改变，伴或不伴毛细血管扩张/白色鳞屑（图7.7B

和图7.8B）[12]。尽管这些表现特异性较差，皮肤镜仍可有助于将其与其他色素沉着性疾病相鉴别[12]。

7.5　摩擦性黑变病

7.5.1　简介

摩擦性黑变病（friction melanosis）是由于反复摩擦致局部色素沉着，好发于年轻人，常由身体擦洗用具（如尼龙毛巾、硬毛刷和海绵等）机械刺激引起，更常见于深色皮肤类型[14]。

7.5.2　临床表现

摩擦性黑变病临床表现为弥漫性或斑驳的棕色斑片，分布于骨隆起处，尤其是锁骨区和上背部，无自觉症状（图7.9A和图7.10A）[14]。临床表现与斑点状皮肤淀粉样变很难鉴别，因为皮损形态和分布极为相似[14]。

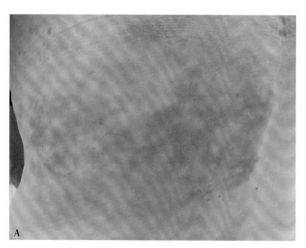
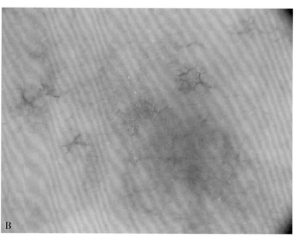

图7.7　火激红斑。A. 临床图片：背部火激红斑的临床表现。B. 皮肤镜示：弥漫性棕色色素沉着伴毛细血管扩张

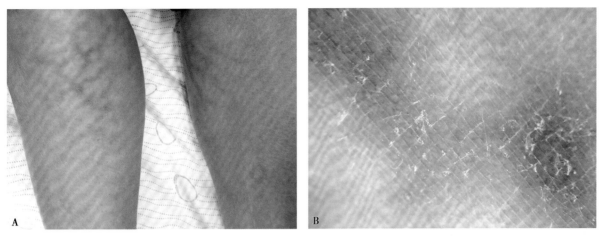

图 7.8　火激红斑。A. 临床图片：小腿火激红斑的临床表现。B. 皮肤镜示：红棕色异色样改变伴白色鳞屑

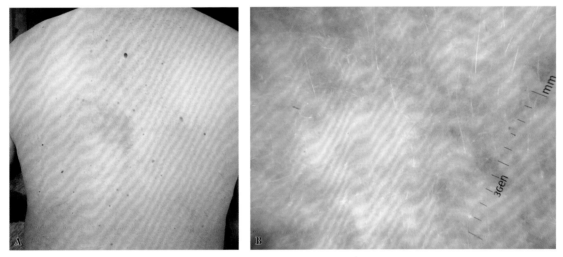

图 7.9　摩擦性黑变病。A. 临床表现：一名男性患者背部中央一褐色斑块。B. 皮肤镜示：网状排列的棕色无结构斑片

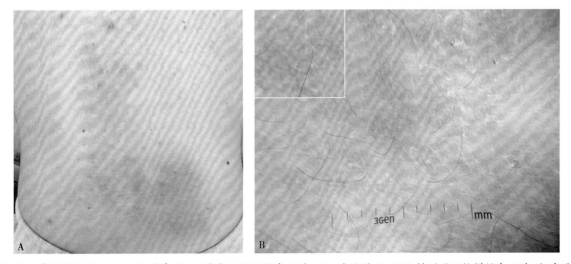

图 7.10　摩擦性黑变病。A. 临床表现：下背部斑驳状棕色斑片。B. 皮肤镜示：网状排列的网格样棕色斑片（框中更明显），伴有白色鳞屑

7.5.3　皮肤镜表现

摩擦性黑变病的皮肤镜表现为无结构(图 7.9B)或网格样(图 7.10B)的棕色斑片,呈网状排列,有时可见白色鳞屑[12]。

在组织病理学上,棕色的色素沉着和白色鳞屑分别对应基底层色素增加和角化过度[12,14]。表皮色素沉着的程度可影响皮肤镜下棕色色素沉着的特征,无结构样的外观多见于更为弥漫或致密的基底层色素增加[12,14]。

7.6　硬土样皮病

7.6.1　简介

硬土样皮病(terra firma-forme dermatosis, TFFD)是角质细胞成熟滞后引起角质形成细胞和黑色素在表皮内滞留的一种获得性和特发性皮肤病[15]。

7.6.2　临床表现

TFFD 临床表现为无症状性垢样棕色斑片、斑块,常累及躯干和肢体屈侧(图 7.11A),常规清洁方法无法去除,轻轻用酒精擦拭后可去除(酒精拭子测试)[15]。皮肤垢着病用肥皂水擦拭后会出现剥落性鳞屑,TFFD 则不明显,该点可帮助两者相鉴别,但它们临床上细微的差别确实鉴别困难,尤其

是临床上擦拭皮损也让患者相当尴尬[15]。

7.6.3　皮肤镜表现

TFFD 皮肤镜表现为大的多边形板状棕色鳞屑,排列成镶嵌样图案(图 7.11B),其对应的组织病理学是乳头瘤样增生、棘层肥厚、致密的角化过度[15]。

7.7　皮肤垢着病

7.7.1　简介

皮肤垢着病(dermatosis neglecta)是因有意或无意对皮肤清洁不足,不断累积皮脂、汗液、角蛋白和其他污垢所形成。

7.7.2　临床表现

皮肤垢着病临床表现为色素沉着性斑片或疣状斑块,上覆黏着性鳞屑,常累及躯干和肢体屈侧(图 7.12A)[15]。该皮损可用肥皂水擦拭后去除[15]。

7.7.3　皮肤镜表现

皮肤垢着病皮肤镜表现为不规则分布的玉米片样深棕色鳞屑(图 7.12B)[15]。该表现对应的组织病理学以网篮样角化过度为主,伴表皮萎缩和表皮突减少,与 TFFD 相比,其外观分布更不规则[15]。

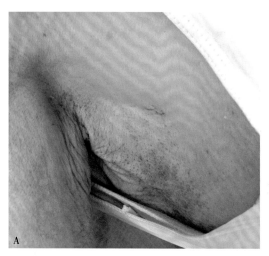
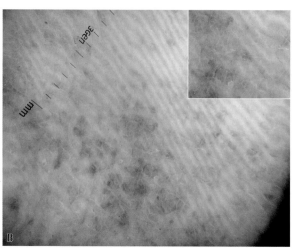

图 7.11　TFFD。A. 临床表现:右腋窝棕色垢样斑片。B. 皮肤镜示:大的多边形板状棕色鳞屑,沿镶嵌式规则排列(框中明显)

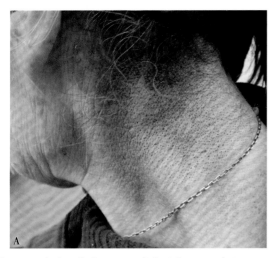
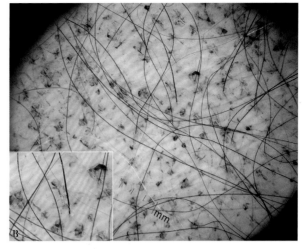

图 7.12　皮肤垢着病。A. 临床表现与 TFFD 相似。B. 但皮肤镜表现为不规则分布的玉米片样深棕色鳞屑（框中明显）

7.8　固定药疹

7.8.1　简介

固定药疹（fixed drug eruption）是由于系统暴露于某种药物引起的黏膜 - 皮肤反应，再次使用致敏药物可在同一部位复发引起的。

7.8.2　临床表现

固定药疹的临床表现为一个或多个界限清楚的圆形、椭圆形暗紫红色斑片，常伴有色素沉着

（图 7.13A）[16, 17]，反复接触致敏药物可引发新的病变或"复燃"旧皮损[16, 17]。根据患者既往史和临床资料，该诊断相对容易，但固定药疹后期出现色素沉着，如果患者不记得用药史，则与其他色素沉着性疾病鉴别有一定困难[16, 17]。

7.8.3　皮肤镜表现

固定药疹色素沉着期皮肤镜表现为多种颜色混合的阴影，如蓝灰色至棕灰色，其上有弥漫分布的粗颗粒色素沉着（图 7.13B）（作者的个人观察）。混合色阴影是因为色素失禁出现在真皮层不同的位置（即真皮浅、中、深层）[16, 17]。

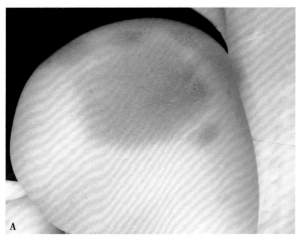
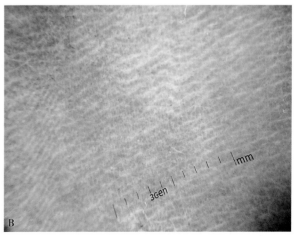

图 7.13　固定药疹。A. 临床表现：右臀部几处圆形灰棕色斑片。B. 皮肤镜示：混合色阴影如蓝灰色至棕灰色，其上弥漫分布粗颗粒色素沉着

7.9   黄褐斑

7.9.1   简介

黄褐斑（melasma）是一种获得性慢性色素沉着性疾病，多见于曝光部位，受多种致病因素综合影响，主要包括遗传易感性、光感性（更常见于深色皮肤者）、日光暴露、激素和药物因素[18]。

7.9.2   临床表现

黄褐斑临床表现为对称性的棕色色素沉着斑或斑片，边界不规则，主要累及面部（图7.14A），颈部和前臂较少见。值得注意的是，临床表现可能因组织病理学亚型的不同而有所不同，表皮型呈深棕色背景，边界清楚，真皮型呈棕灰色背景，边界不清，有时可见两者混合型（图7.14A）[18]。

7.9.3   皮肤镜表现

黄褐斑皮肤镜（面部皮损）表现为假性色素网，呈规则棕色（表皮型）或不规则蓝灰色（真皮型）[19-25]；混合型可有真表皮混合性改变（图7.14B）[19-25]。其他皮肤镜特点包括毛细血管扩张、毛囊周围棕色或蓝灰色的点、球，后者多见于真皮型[19-25]。值得注意的是，在作者的经验中，与肤色较深的个体相比，高加索人种的色素点、球较少见。

组织病理学上，棕色假性色素网对应于基底层色素沉着，蓝灰色假性色素网和毛囊周围色素性点、球则是因黑色素沉积（弥漫性或局灶性）于真皮层所致[18-25]。

7.10   外源性褐黄病

7.10.1   简介

外源性褐黄病（exogenous ochronosis）是一种色素沉着性皮病，常发生于使用漂白剂后的深色皮肤者，尤其是氢醌[19-25]；其他少见的相关药物包括口服抗疟药物和含有间苯二酚、苯酚、汞或苦味酸的产品[19-25]。

7.10.2   临床表现

外源性褐黄病临床表现为无症状的蓝色斑、斑片（图7.15A），可因烟灰样丘疹形成粗糙表面，典型的受累部位为颧骨区、颞部、面颊下部和颈部[19-25]。

7.10.3   皮肤镜表现

外源性褐黄病皮肤镜特点包括棕色、蓝色和/或灰色的色素性结构，伴多形态改变，包括小球（鱼子酱样外观），弧形/环形、曲线/蠕虫样和/或无定形结构（图7.15B）[19-25]；闭塞性毛囊开口并不少见（图7.15B）[19-25]。在少部分病例中可见其他皮肤镜结构，如彩纸屑样和/或点状色素脱失（图7.15B），伴毛细血管扩张和/或红色点状结构[22, 24]。

外源性褐黄病皮肤镜下色素性结构是由于褐黄色的色素沉积于真皮形成，其深浅和形状决定了皮肤镜下的皮损颜色（棕色、蓝色和/或灰色）和形态（球状、弧形、环状等）[19-25]。

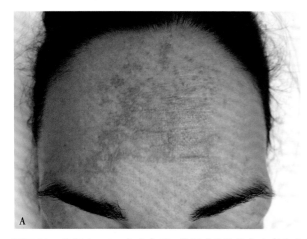
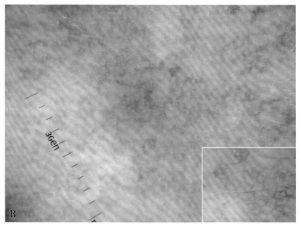

图7.14   黄褐斑。A. 临床表现：前额对称性棕色斑疹和斑片，边界清楚（表皮型）或边界不清（真皮型）。B. 皮肤镜示：棕色（表皮型）和灰色（真皮型）假性色素网（框中明显），多为混合型

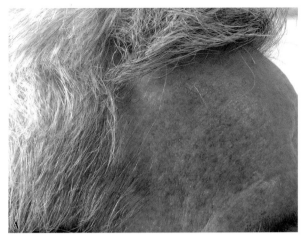
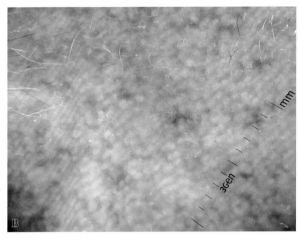

图 7.15　外源性褐黄病。A. 临床表现：右侧颞部蓝色斑。B. 皮肤镜示：棕色、蓝灰色色素结构伴多形态改变，如球状、弧形 / 环状、曲线 / 蠕虫样外观，也可见一些闭塞性毛囊开口和彩纸屑样脱色性改变

7.11　里尔黑变病

7.11.1　简介

里尔黑变病（Riehl melanosis）被认为是一种接触性皮炎，由于反复接触小剂量过敏原（主要存在于化妆品和纺织材料中），其浓度太低不产生湿疹样皮炎，但长期使用可导致溶胞性表皮反应和真皮色素失禁[26, 27]。

7.11.2　临床表现

里尔黑变病临床表现为弥漫性网状色素沉着（图 7.16A），颜色因接触物而异，可为棕色、青灰色、棕灰色、红棕色或蓝棕色；色素沉着前可出现轻度红斑、水肿和瘙痒[26, 27]。常见的受累部位有前额、颊和颞部，面部以外的部位也会累及，尤其是衣物密切接触处（大腿前或腋窝处，腋窝穹窿常无受累）[26, 27]。

7.11.3　皮肤镜表现

里尔黑变病最常见的皮肤镜特征是毛细血管扩张，以及伴有灰色点和颗粒的假性色素网（图 7.16B），组织病理学上分别对应真皮血管扩张和色素失禁[26]。其他皮肤镜特点（约半数患者可见）包括稀疏的毛囊角栓（因毛囊角化过度）、毛囊周围白晕（对应毛囊周围纤维化）和细碎样白色鳞屑（对应表皮角化过度）[27]。

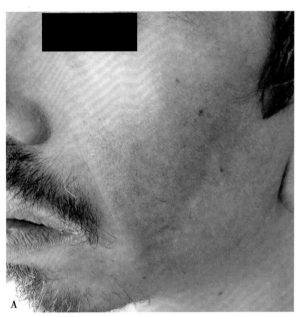
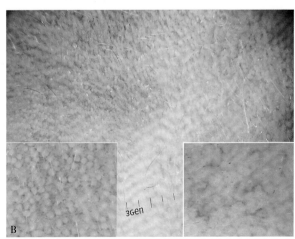

图 7.16　里尔黑变病。A. 临床表现：左颊部弥漫性灰棕色色素沉着。B. 皮肤镜示：毛细血管扩张（右图框），假性色素网伴灰色点 / 颗粒（左图框），亦可见少许白色鳞屑和稀疏的毛囊角栓（左图框）

7.12 面颈部毛囊红斑黑变病

7.12.1 简介

面颈部毛囊红斑黑变病（erythromelanosis follicularis faciei et colli，EFFC）是一种相对少见的色素沉着性疾病，病因不明，主要累及儿童或青少年的面颈部[28]。常与手臂和肩部的毛发角化病有关，因此一些学者推测 EFFC 可能是毛发角化病的一个亚型[28]。

7.12.2 临床表现

EFFC 的临床特点是双侧、对称性的棕色色素沉着和红斑混合，伴有明显程度不一的毛囊角栓（图 7.17A）[28]。

7.12.3 皮肤镜表现

EFFC 的皮肤镜表现为棕红色背景上的白色鳞屑和较多白色毛囊角化性丘疹，毛囊周围和毛囊间可见灰蓝色颗粒（胡椒粉样）（图 7.17B）[28]。颊周色素性红斑（一种表现为棕红色色素沉着和口鼻周围的小丘疹的色素沉着性疾病）有类似的皮肤镜表现，被认为是 EFFC 相同疾病谱中的一部分。

从对应的组织病理学看，毛囊角栓、鳞屑、胡椒粉和棕红色背景分别对应毛囊角化过度、正角化、色素失禁 / 真皮噬黑素细胞、真皮血管扩张 / 基底层色素沉着[28]。

7.13 镶嵌性色素沉着性皮肤病

7.13.1 简介

镶嵌性色素沉着性皮肤病（mosaic hyperpigmented dermatoses）包括几种以节段模式分布为特征的色素沉着性皮肤病，于出生时或出生几年后发病[29]。通常与合子后突变（占其中大多数）或莱昂作用（X 染色体部分失活，例如色素失禁症）有关，认识这类疾病的重要性在于其可能存在系统受累[29]。

7.13.2 临床表现

临床上，镶嵌性色素沉着性皮肤病表现为色素沉着性斑疹和 / 或斑片，其大小、排列、颜色、边界和表面特征因疾病而不同（图 7.18A～图 7.22A）[29]。在下文中，我们将介绍几种常见的镶嵌性色素沉着性皮肤病的皮肤镜特征，包括 Becker 痣，线状和漩涡状痣样过度黑素沉着病、进行性筛状及带状色素沉着症、McCune-Albright 综合征和色素失禁症的色素沉着期。

7.13.3 皮肤镜表现

Becker 痣，线状和漩涡状痣样过度黑素沉着病、进行性筛状及带状色素沉着症、McCune-Albright 综合征这几种疾病的皮肤镜特点相似，其组织病理学均为基底层色素沉着[30-33]。镜下表现为棕色的色素沉着，为网状或无结构区（弥漫性）（图 7.18B、

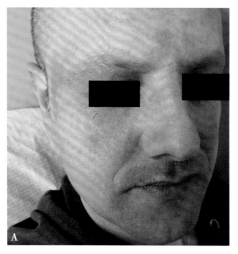
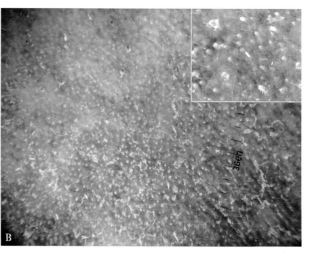

图 7.17 EFFC。A. 临床表现：颊部、颞部、鼻部侧面和前额不规则棕红色的色素沉着。B. 皮肤镜示：棕红色背景上白色鳞屑和弥漫分布的毛囊角栓，一些毛囊周围和毛囊间也可见蓝灰色颗粒（胡椒粉样）（框中）

图 7.21B 和图 7.22B）[30-32]，根据放大倍数（观察网状模式可能需要更高的放大倍数）或表皮色素沉着的程度（无结构区表现见于更为弥漫 / 致密的基底层色素沉着）进行区分。

重要的是，线状和漩涡状痣样过度黑素沉着病皮肤镜下可能表现为一种"平行模式"，平行的棕色条纹呈线状、环状排列，整体沿 Blaschko 线分布（如漩涡状皮损镜下为半弯曲和环状的色素性条纹，线状皮损镜下为短棕色条纹）[31, 33]（图

7.19B 和图 7.20B）。Becker 痣镜下相对于正常皮肤表现为局部毛发密度增加（图 7.18B）[30]。

另外，线状和漩涡状痣样过度黑素沉着病皮肤镜下还可出现毛囊周围和 / 或皮肤皱褶处色素减退（图 7.18B～图 7.22B）[30-33]。值得注意的是，毛囊周围色素减退常是局灶性和不均匀的（图 7.18B～图 7.22B），这与该病的镶嵌性特点相符 [30-33]。

与之前报道不同，色素失禁症（色素沉着期）皮肤镜下特点常显示蓝灰点状结构 [32, 33]。

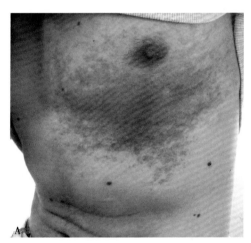
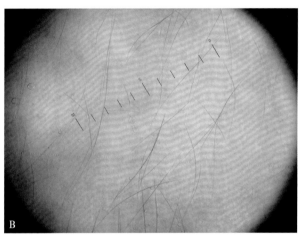

图 7.18　Becker 痣。A. 临床表现：男童躯干左前一地图状棕色斑片。B. 皮肤镜示：无结构（弥漫性）棕色色素沉着伴毛发密度增加（相对于正常皮肤）

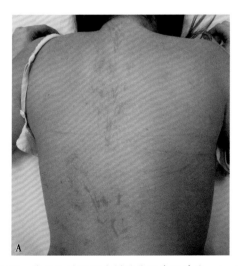
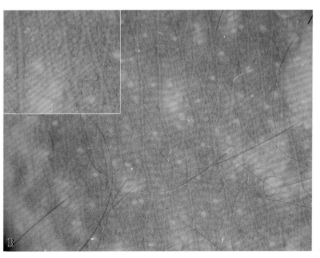

图 7.19　线状和漩涡状痣样过度黑素沉着病。A. 临床表现：背部棕色斑沿 Blaschko 线分布排列呈漩涡状和线状。B. 漩涡状皮损皮肤镜示：平行排列的半弯曲和环状的色素性条纹（框中明显），也可见局灶性毛囊周围色素减退

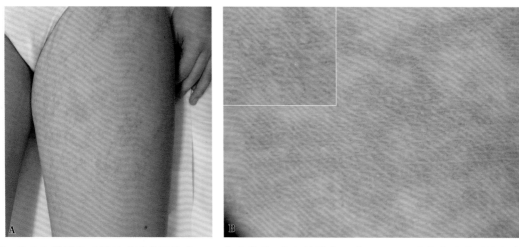

图 7.20 线状和漩涡状痣样过度黑素沉着病。A. 临床表现：左大腿棕色斑沿 Blaschko 线分布呈漩涡状和线状排列。B. 线状皮损皮肤镜示：平行排列的短棕色条纹（框中明显），也可见局灶性的毛囊周围和皱褶处色素减退

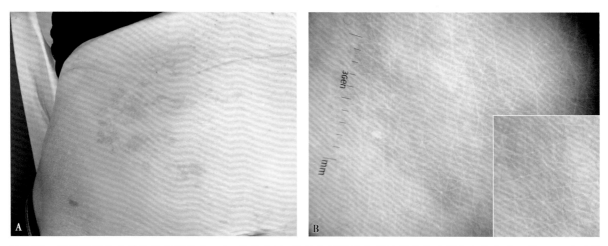

图 7.21 进行性筛状及带状色素沉着症。A. 临床表现：腹部右侧带状分布的棕色筛孔样斑点状色素沉着。B. 皮肤镜示：弥漫性或网格样（框中高倍镜下）棕色色素沉着，也可见局灶性毛囊周围和皮肤皱褶处色素减退

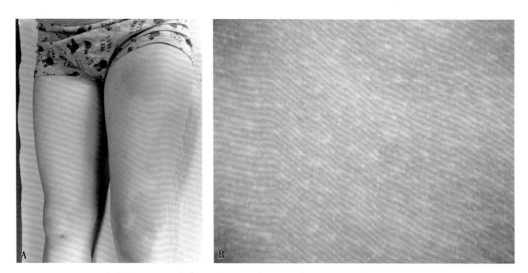

图 7.22 McCune-Albright 综合征。A. 临床表现：左下肢节段性棕色斑片伴锯齿状边缘；B. 皮肤镜示：无结构（弥漫性）棕色色素沉着，伴不规则分布的毛囊周围及皮肤皱褶处色素减退

致谢

特别感谢 Giuseppe Micali 教授、Anna Elisa Verzì 博士和 Francesco Lacarrubba 博士撰写了 7.3 节（Dowling-Degos 病）并提供图片。

（乔祖莎 译，舒畅 校，刘洁 审）

参考文献

1. van Geel N, Speeckaert R. Acquired pigmentary disorders. In: Griffiths CEM, Barker J, Bleiker T, Chalmers R, Creamer D, eds. *Rook's Textbook of Dermatology*. 9th ed. Oxford: Wiley-Blackwell; 2016: 88.32–33.

2. Errichetti E, Angione V, Stinco G. Dermoscopy in assisting the recognition of ashy dermatosis. *JAAD Case Rep* 2017; 3: 482–4.

3. Maione V, Stinco G, Orsaria M, Chami I, Errichetti E. Yellow plaques in antecubital fossae. *J Dtsch Dermatol Ges* 2016; 14: 535–8.

4. Errichetti E, Maione V, Stinco G. Dermatoscopy of confluent and reticulated papillomatosis (Gougerot-Carteaud syndrome). *J Dtsch Dermatol Ges* 2017; 15: 836–8.

5. Bernardes Filho F, Quaresma MV, Rezende FC, Kac BK, Nery JA, Azulay-Abulafia L. Confluent and reticulate papillomatosis of Gougerot-Carteaud and obesity: dermoscopic findings. *An Bras Dermatol* 2014; 89: 507–9.

6. Massone C, Hofmann-Wellenhof R. Dermoscopy of Dowling-Degos disease of the vulva. *Arch Dermatol* 2008; 144: 417–8.

7. Horner ME, Parkinson KE, Kaye V, Lynch PJ. Dowling-Degos disease involving the vulva and back: case report and review of the literature. *Dermatol Online J* 2011; 17: 1.

8. Batycka-Baran A, Baran W, Hryncewicz-Gwozdz A, Burgdorf W. Dowling-Degos disease: case report and review of the literature. *Dermatology* 2010; 220: 254–8.

9. Pickup T, Mutasim D. Dowling-Degos disease presenting as hypopigmented macules. *J Am Acad Dermatol* 2011; 64: 1224–5.

10. Nirmal B, Dongre AM, Khopkar US. Dermatoscopic features of hyper and hypopigmented lesions of Dowling Degos Disease. *Indian J Dermatol* 2016; 61: 125.

11. Geissler S, Dyall-Smith D, Coras B et al. Unique brown star shape on dermatoscopy of generalized Dowling-Degos disease. *Australas J Dermatol* 2011; 52: 151–3.

12. Errichetti E, Stinco G. Dermoscopy in general dermatology: a practical overview. *Dermatol Ther (Heidelb)* 2016; 6: 471–507.

13. Bashir SJ, Chew A. Cutaneous reactions to cold and heat. In: Griffiths CEM, Barker J, Bleiker T, Chalmers R, Creamer D, eds. *Rook's Textbook of Dermatology*. 9th ed. Oxford: Wiley-Blackwell; 2016: 125.12.

14. Al-Aboosi M, Abalkhail A, Kasim O et al. Friction melanosis: a clinical, histologic, and ultrastructural study in Jordanian patients. *Int J Dermatol* 2004; 43: 261–4.

15. Errichetti E, Stinco G. Dermoscopy in terra firma-forme dermatosis and dermatosis neglecta. *Int J Dermatol* 2017; 56: 1481–3.

16. Pretzlaff KM, Pandya AG, Dominguez AR. Fixed drug eruptions. In: Hall JC, Hall BJ, eds. *Cutaneous Drug Eruptions: Diagnosis, Histopathology and Therapy*. 1st ed. London: Springer-Verlag; 2015: 187–91.

17. James WD, Berger TG, Elston DM, eds. *Andrews' Diseases of the Skin: Clinical Dermatology*. 11th ed. Philadelphia: Saunders Elsevier; 2011: 117–8.

18. Oakley A. Melasma. Available at: https://www.dermnetnz.org/topics/melasma/ [accessed December 24, 2017].

19. Barcauí CB, Pereira FBC, Tamler C, Fonseca RMR. Classification of melasma by dermoscopy: comparative study with Wood's lamp. *Surg Cosm Dermatol* 2009; 1: 115–9.

20. Berman B, Ricotti C, Vieira M, Amini S. Differentiation of exogenous ochronosis from melasma by dermoscopy. *J Am Acad Dermatol* 2009; 60: AB2.

21. Romero SA, Pereira PM, Mariano AV, Francesconi F, Francesconi VA. Use of dermoscopy for diagnosis of exogenous ochronosis. *An Bras Dermatol* 2011; 86: S31–4.

22. Mishra SN, Dhurat RS, Deshpande DJ, Nayak CS. Diagnostic utility of dermatoscopy in hydroquinone-induced exogenous ochronosis. *Int J Dermatol* 2013; 52: 413–7.

23. Charlín R, Barcaui CB, Kac BK, Soares DB, Rabello-Fonseca R, Azulay-Abulafia L. Hydroquinone-induced exogenous ochronosis: a report of four cases and usefulness of dermoscopy. *Int J Dermatol* 2008; 47: 19–23.

24. Khunger N, Kandhari R. Dermoscopic criteria for differentiating exogenous ochronosis from melasma. *Indian J Dermatol Venereol Leprol* 2013; 79: 819–21.

25. Liu WC, Tey HL, Lee JS, Goh BK. Exogenous ochronosis in a Chinese patient: use of dermoscopy aids early diagnosis and selection of biopsy site. *Singapore Med J* 2014; 55: e1–3.

26. Satter EK. Riehl melanosis (pigmented contact dermatitis). Available at: https://emedicine.medscape.com/article/1119818-overview [accessed December 26, 2017].

27. Wang L, Xu AE. Four views of Riehl's melanosis: clinical appearance, dermoscopy, confocal microscopy and histopathology. *J Eur Acad Dermatol Venereol* 2014; 28: 1199–206.

28. Errichetti E, Pizzolitto S, Stinco G. Dermoscopy of erythromelanosis follicularis faciei et colli. *Actas Dermosifiliogr* 2017; 108: 779–81.

29. Barman KD, Sethi S, Garg VK, Khurana N. Hyperpigmentation along Blaschko lines. *Indian J Dermatol Venereol Leprol* 2015; 81: 66–8.

30. Ingordo V, Iannazzone SS, Cusano F, Naldi L. Dermoscopic features of congenital melanocytic nevus and Becker nevus in an adult male population: an analysis with a 10-fold magnification. *Dermatology* 2006; 212: 354–60.

31. Errichetti E, Pegolo E, Stinco G. Linear and whorled nevoid hypermelanosis: a case report with dermoscopic findings. *Indian J Dermatol Venereol Leprol* 2016; 82: 91–3.

32. Naveen KN, Reshme P. Linear and whorled nevoid hypermelanosis with dermatoscopic features. *Dermatol Online J* 2014; 20: 13.

33. Ertam I, Turk BG, Urkmez A, Kazandi A, Ozdemir F. Linear and whorled nevoid hypermelanosis: Dermatoscopic features. *J Am Acad Dermatol* 2009; 60: 328–31.

第8章 色素减退性疾病

Enzo Errichetti, Aimilios Lallas, Dimitrios Ioannides

8.1 白癜风

8.1.1 简介

白癜风（vitiligo）是一种获得性色素减退性疾病，以黑素细胞进行性减少为特点，发病机制有自身免疫机制、神经因素、氧化与抗氧化失衡，及黑素细胞内在缺陷等。

8.1.2 临床表现

白癜风典型表现为粉笔白或牛奶白的斑疹或斑片，多为圆形、椭圆形或线状，边缘外凸。好发于面、颈、前臂、足部、手背和手指（图 8.1A～图 8.3A）[1]；其上毛发亦可变白[1]。通常分为两型：节段型（沿 Blaschko 线分布的一片或数片白斑）和非节段型（其他所有类型）[1]。特殊类型包括三色白癜风、四色白癜风，伴有周围炎症的白癜风和蓝色白癜风[1]。

8.1.3 皮肤镜表现

白癜风的皮肤镜研究以深肤色人群为主（见第 17.2 节）[2-4]，在高加索人群中报道较少[5,6]。根据文献报道和作者经验总结（基于 60 例患者研究），浅肤色白癜风皮肤镜下特点为界限清楚的奶白色或亮白色斑片，无鳞屑（图 8.1B～图 8.3B）。尚可见到伴或不伴有毛细血管扩张的红斑，毛囊周围色素沉着（图 8.1B 和图 8.2B）或色素减退（图 8.3B），白发（图 8.2B），色素性斑片（无结构或网状）（图 8.1B 和图 8.2B）[5,6]。值得注意的是，毛囊周围色素沉着和白发是白癜风的特异性表现，在其他色素减退性疾病中较为少见（除了斑驳病和镶嵌性色素减退性疾病中某些类型可表现为白发，见 8.2 节和 8.7 节）[5,6]。有趣的是，毛囊周围色素沉着多见于白癜风复色期和进展期，尽管这点在深肤色患者中尚未确定，但可能作为白癜风分期的标志（详见 17.2 节）[3]。白发在节段型白癜风中发生率较高（几乎 100%）[7]，并且在节段型和非节段型白癜风中，常预示着对治疗反应不佳[8]。

蓝色白癜风的皮肤镜表现为蓝色-白色斑片，伴有或不伴有散在的蓝色斑点或网状的毛细血管扩张[9,10]。

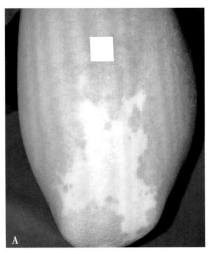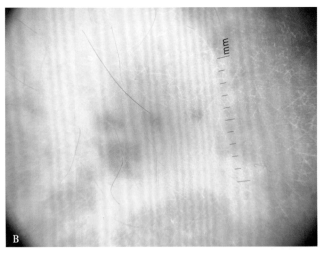

图 8.1 白癜风。A. 左前臂 / 肘部典型的白癜风皮损。B. 皮肤镜检查显示边界清楚的奶白色斑片，无鳞屑；可见毛囊周围色素沉着和无结构色素性斑片

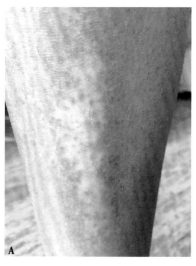
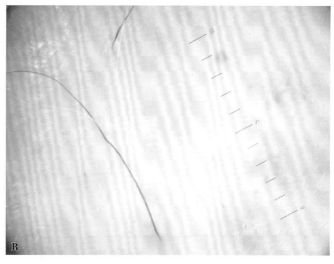

图 8.2 白癜风。A. 右胫前的白癜风斑片。B. 皮肤镜下的特征表现为白色斑片,毛囊周围色素沉着和无结构色素性斑片;白发

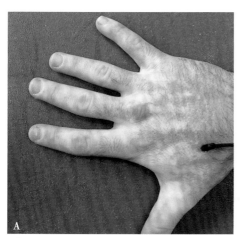
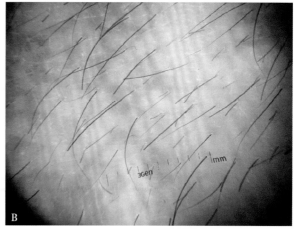

图 8.3 白癜风。A. 右手背的皮损。B. 皮肤镜显示奶白色斑片和毛囊周围色素脱失

8.2 斑驳病

8.2.1 简介

斑驳病(piebaldism)是一种少见的常染色体显性遗传性疾病,特征为 *KIT* 原癌基因突变致使受累皮肤和毛发黑素细胞缺少[11]。

8.2.2 临床表现

斑驳病的临床特点:先天性白色额发,面部、躯干及四肢多发对称分布的色素减退和色素脱失斑片,形态不规则(图 8.4A)[11];部分可见窄的色素性边缘、皮损内有色素岛和白发[11]。

8.2.3 皮肤镜表现

斑驳病是一种少见疾病,相关的皮肤镜研究较少。作者总结发现,该病与白癜风有相似之处,比如边界清楚的奶白色 / 亮白色斑片、白发、无结构或网格样色素性斑片(皮损内及周边均可见到)(图 8.4B)。然而,与白癜风的鉴别点是,斑驳病的色素性斑片比皮损周边正常皮肤颜色较深,毛囊周围色素沉着并不常见(图 8.4B)。

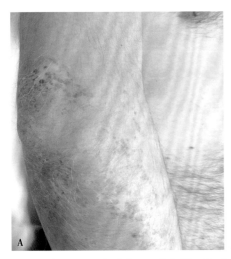
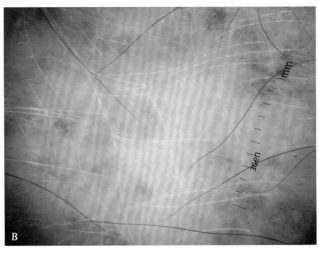

图8.4　斑驳病。A.临床图片显示右上臂不规则形状的白色斑片；皮损内及周边可见色素岛和白发。B.皮肤镜检查显示边界清楚的奶白色/亮白色斑片、白发、色素性斑片（皮损内及周边均可见），较皮损周边正常皮肤颜色深

8.3　特发性点状色素减少症

8.3.1　简介

特发性点状色素减少症（idiopathic guttate hypomelanosis，IGH）是一种获得性、良性的皮肤白斑，多见于经常日晒、肤色浅的中年人[12]。

8.3.2　临床表现

IGH临床特点：散发成角的/圆形的色素减退/色素脱失斑点或斑片，好发于曝光部位（图8.5A），较少累及面部；非曝光部位也会出现类似皮损（图8.6A）[12]。

8.3.3　皮肤镜表现

IGH的皮肤镜表现可能会根据皮肤类型的不同而不同[13, 14]。在浅肤色患者中，主要表现为两种典型模式，一种是"多云的天空"模式（不规则/多环形的色素减退区域伴有多发白色影，边界清楚或不清楚，周边围绕着网状色素沉着斑片）（图8.5B），另一种是"云状"模式（均匀一致的圆形白色斑片，边界清楚或不清楚，周边围绕着网状色素沉着斑片）（图8.6B）[14]。值得注意的是，前者多见于较大的皮损（>5mm），由多个不同程度的色素减退性斑片融合而成，因而皮肤镜下呈现不规则形态[14]。皮肤镜下，皮损周边的网状色素沉着斑片在其他色素减退性疾病中较少见到，这点成为诊断IGH的线索[6]。深色皮肤人群的IGH皮肤镜表现详见第17.2节。

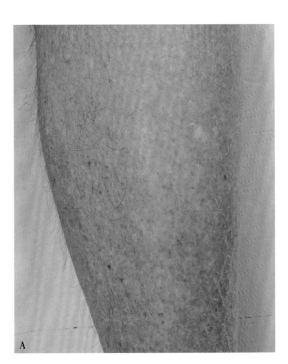
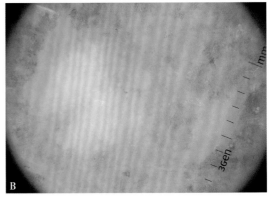

图8.5　IGH。A.左胫前（长期"曝光"部位）的皮损表现，其中一处皮损面积较大。B.皮肤镜下的特征即"多云的天空"模式（不规则/多环形的色素减退区域伴有多发白色影，边界清楚或不清楚，边缘均围绕着网状色素沉着斑片）

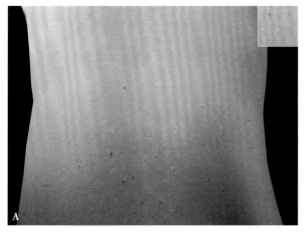

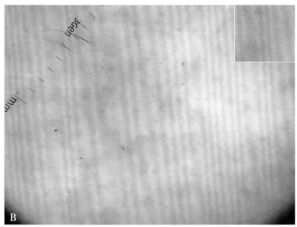

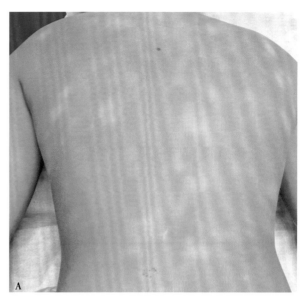

图 8.6　IGH。A. 背部（相对的"非曝光"部位）的皮损表现。B. 皮肤镜显示出"云状"模式（均匀一致的圆形白色斑片，边界清楚或不清楚，边缘围绕着网状色素沉着斑片）

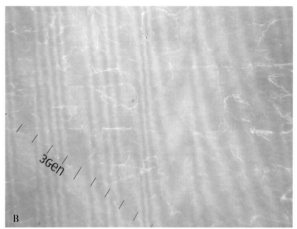

图 8.7　白色糠疹。A. 背部播散型皮损的临床表现。B. 皮肤镜下显示出覆有薄片状或糠状鳞屑的色素减退区域

8.4　白色糠疹

8.4.1　简介

白色糠疹（pityriasis alba）是一种获得性色素减退性疾病，通常与特应性体质有关，好发于 3～16 岁儿童[15]。

8.4.2　临床表现

白色糠疹的临床特点：面部不同程度的色素减退性斑片，上覆细小鳞屑，边界不清，无自觉症状，早期无明显的炎症反应[15]；偶见播散型（图 8.7A）[15]。

8.4.3　皮肤镜表现

皮肤镜特点：边界不清的色素减退性斑片，上覆薄片状或糠状鳞屑（图 8.7B）；局部偶见点状血管。

8.5　炎症后色素减退

8.5.1　简介

炎症后色素减退（postinflammatory hypopigmentation）是获得性的部分或完全皮肤黑色素脱失，常继发于多种皮肤病炎症后[16]。

8.5.2　临床表现

临床表现与原发皮肤病的炎症范围和程度有关[16]。虽然许多皮肤疾病都会导致炎症后色素减退（图 8.10A），但最常见于慢性苔藓样糠疹（图 8.8A）、银屑病、结节性痒疹（图 8.9A）[16]。

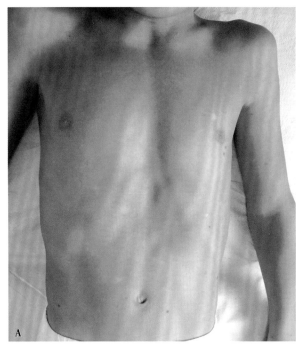

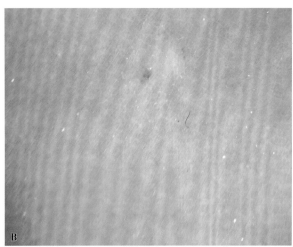

图 8.8　A. 慢性苔藓样糠疹所致的炎症后色素减退。B. 皮肤镜检查：伴有紫癜样小球的色素减退

8.5.3　皮肤镜表现

皮肤镜可以通过评估炎症后色素减退，结合原发皮损的典型表现，进而追溯原发疾病[6]。具体而言，紫癜样小球、非点状血管和 / 或橘色无结构区域多见于慢性苔藓样糠疹（图 8.8B），而银屑病和结节性痒疹则分别表现为弥漫点状血管和星状色素脱失（图 8.9B）[6]。另外，皮肤镜可以帮助识别花斑癣和汗孔角化病导致的色素减退，前者表现为亲毛囊性（色素减退斑中央有毛发）（见第 13.5 节），而后者典型表现为堤状边缘角化过度性结构，含两个游离缘（图 8.10B）[6]。

8.6　Bier 斑

8.6.1　简介

Bier 斑（Bier spot）是一种被低估的良性皮肤白斑，系静脉淤血时生理性小血管过度收缩反应[17]。

8.6.2　临床表现

好发于四肢，表现为无症状的色素减退斑，当患者站立时显现（静脉淤血所致），而抬高患肢时消失（静脉回流增加所致）；也可累及躯干，或泛发全身（图 8.11A）[17]。

8.6.3　皮肤镜表现

Bier 斑的皮肤镜表现通常为边界不清的白色区域（血管收缩所致），边缘环绕网状血管，伴或不伴有散在的点状血管（血管舒张所致）（图 8.11B）；

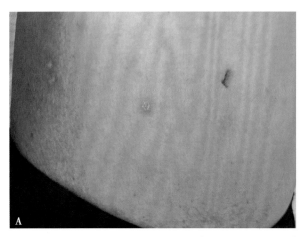

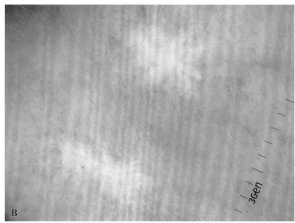

图 8.9　A. 结节性痒疹所致的炎症后色素减退。B. 皮肤镜检查显示星状的色素脱失

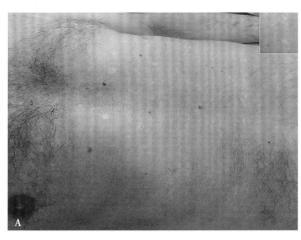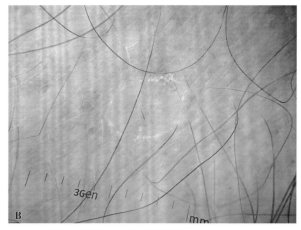

图 8.10　A. 汗孔角化病所致的炎症后色素减退。B. 皮肤镜显示堤状边缘角化过度性结构，含两个游离缘

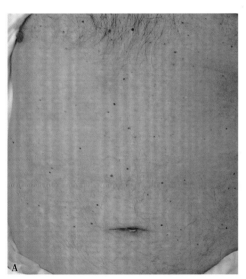

图 8.11　Bier 斑。A. 临床图片示一例腹部泛发性皮损的病例。B. 皮肤镜检查显示边界不清的白色区域边缘环绕网状血管，散在点状血管；白色区域中央有圆形血管

白色区域中央可有球状血管（图 8.11B）（作者的个人观察）。

8.7　镶嵌性色素减退性皮肤病

8.7.1　简介

　　镶嵌性色素减退性皮肤病（mosaic hypopigmented dermatoses）包括一系列以节段性分布为特点的色素减退性疾病，是由合子后突变或 X 染色体失活（比如色素失禁症）所致，常于出生时或出生后 1 年内发病[18]。

8.7.2　临床表现

　　镶嵌性色素减退性皮肤病表现为色素减退斑

和 / 或斑片，其大小、排列、颜色、边界及表面特征各不相同[18]。我们将随后介绍常见的镶嵌性色素减退性皮肤病的皮肤镜下特征，包括无色素痣（图 8.12A）、伊藤色素减少症（图 8.13A）、贫血痣（图 8.14A）及色素失禁症的色素减退期[18]。

8.7.3　皮肤镜表现

　　无色素痣的皮肤镜特点：锯齿状、不规则边缘的白色斑片，近皮损边缘可见正常肤色的皮岛（图 8.12B）[19, 20]。其上毛发可为正常（依作者的经验，此类更常见）、亦可为白色或者混合色（从近乎白色至灰白色和灰色）[19, 20]。伊藤色素减少症的皮肤镜下特点与无色素痣相似，表现为白色斑片内（特别是边缘处）含正常肤色的皮岛，这是一个非常重要的诊断线索（图 8.13B）（作者个人的观察）。皮

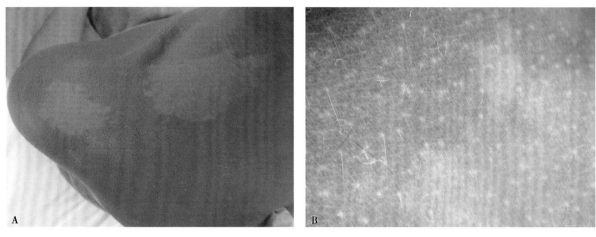

图 8.12　无色素痣。A. 临床图片。B. 皮肤镜特点：锯齿状、不规则边缘的白色斑片；近皮损边缘处常见正常肤色的皮岛

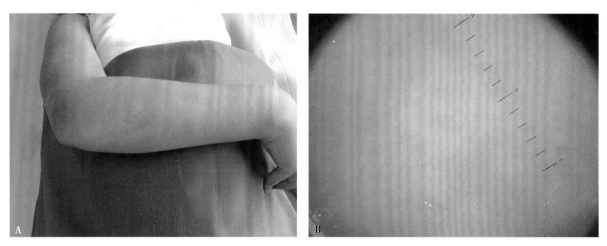

图 8.13　伊藤色素减少症。A. 临床图片。B. 皮肤镜下特点与无色素痣相似，表现为不规则边缘的白色斑片内有正常肤色的皮岛

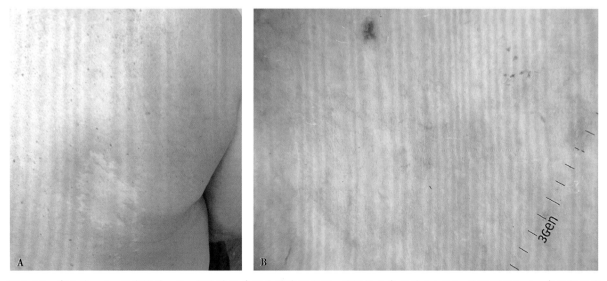

图 8.14　贫血痣。A. 临床图片。B. 皮肤镜的特征为边缘不规则、模糊的白色斑片（右边），周围环绕红斑，有扩张的线状不规则血管（左边）

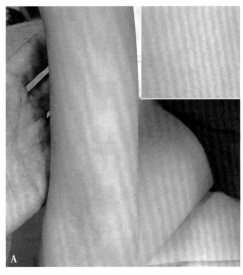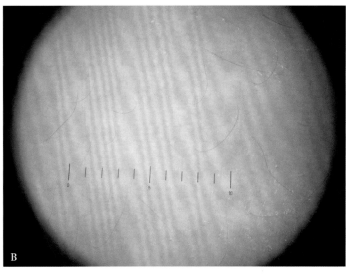

图 8.15　色素减退型的线状苔藓。A. 临床图片。B. 皮肤镜示多发、小圆形、均质的白色斑片

肤镜还有助于区别伊藤色素减少症和线状苔藓的色素减退型，后者镜下特点常为多发、小、圆形、均质的白色斑片（图 8.15）（作者的个人观察）。

贫血痣典型的皮肤镜特点：边缘不规则、模糊的白色斑片，周围环绕红斑，有扩张的血管（通常为线状不规则性）（图 8.14B）（作者的个人观察）。

色素失禁症的色素减退期，皮肤镜有助于显示受累皮肤的毛发缺失[18]。

（郝建春　译，乔祖莎　校，舒畅　刘洁　审）

参考文献

1. Roncone K. Vitiligo. Available at: https://emedicine.med-scape.com/article/1068962-overview [accessed December 29, 2017].

2. Thatte SS, Khopkar US. The utility of dermoscopy in the diagnosis of evolving lesions of vitiligo. *Indian J Dermatol Venereol Leprol* 2014; 80: 505–8.

3. Kumar Jha A, Sonthalia S, Lallas A, Chaudhary RKP. Dermoscopy in vitiligo: diagnosis and beyond. *Int J Dermatol* 2018; 57: 50–4.

4. Jha AK, Sonthalia S, Lallas A. Dermoscopy as an evolving tool to assess vitiligo activity. *J Am Acad Dermatol* 2018; 78: 1017–9.

5. Chuh AA, Zawar V. Demonstration of residual perifollicular pigmentation in localized vitiligo—a reverse and novel application of digital epiluminescence dermoscopy. *Comput Med Imaging Graph* 2004; 28: 213–7.

6. Errichetti E, Stinco G. Dermoscopy in general dermatology: a practical overview. *Dermatol Ther (Heidelb)* 2016; 6: 471–507.

7. Lee DY, Kim CR, Park JH, Lee JH. The incidence of leukotrichia in segmental vitiligo: implication of poor response to medical treatment. *Int J Dermatol* 2011; 50: 925–7.

8. Kim MS, Cho EB, Park EJ, Kim KH, Kim KJ. Effect of excimer laser treatment on vitiliginous areas with leukotrichia after confirmation by dermoscopy. *Int J Dermatol* 2016; 55: 886–92.

9. Chandrashekar L. Dermatoscopy of blue vitiligo. *Clin Exp Dermatol* 2009; 34: e125–6.

10. Zhang JA, Yu JB, Lv Y, Thapa P. Blue vitiligo following intralesional injection of psoralen combined with ultraviolet B radiation therapy. *Clin Exp Dermatol* 2015; 40: 301–4.

11. Janniger CK. Piebaldism. Available at: https://emedicine.medscape.com/article/1113248-overview [accessed January 1, 2018].

12. Juntongjin P, Laosakul K. Idiopathic guttate hypomelanosis: a review of its etiology, pathogenesis, findings, and treatments. *Am J Clin Dermatol* 2016;17: 403–11.

13. Ankad BS, Beergouder SL. Dermoscopic evaluation of idiopathic guttate hypomelanosis: a preliminary observation. *Indian Dermatol Online J* 2015; 6: 164–7.

14. Errichetti E, Stinco G. Dermoscopy of idiopathic guttate hypomelanosis. *J Dermatol* 2015; 42: 1118–9.

15. Baselga E. Disorders of hypopigmentation. In: Schachner LA, Hansen RC, eds. *Pediatric Dermatology*. 4th ed. Philadelphia: Elsevier; 2011: 724.

16. Vachiramon V, Thadanipon K. Postinflammatory hypopigmentation. *Clin Exp Dermatol* 2011; 36: 708–14.

17. Stinco G, Errichetti E, Patrone P. Hypopigmented macules of the limbs in two sisters: report on familial Bier spots. *An Bras Dermatol* 2015; 90: 738–9.

18. Bolognia JL, Schaffer JV, Duncan OK, Ko CJ, eds. *Dermatology Essentials*. 1st ed. Philadelphia: Saunders Elsevier; 2014: 487–9.

19. Oiso N, Kawada A. The diagnostic usefulness of dermoscopy for nevus depigmentosus. *Eur J Dermatol* 2011; 21: 639–40.

20. Oiso N, Wakamatsu K, Kawada A. Scalp nevus depigmentosus with dermoscopy-detectable diverse hair colour. *Eur J Dermatol* 2016; 26: 622–3.

第 9 章 其他炎症性疾病

Enzo Errichetti，Aimilios Lallas

9.1 荨麻疹和荨麻疹性血管炎

9.1.1 简介

荨麻疹（urticaria）和荨麻疹性血管炎（urticarial vasculitis）是以风团样皮损为特征的两种疾病，致病原因分别是血管扩张 / 血管通透性增强和白细胞碎裂性血管炎[1]。

9.1.2 临床表现

两者均表现为边界清楚的水肿性红斑（风团）（图 9.1A 和图 9.2A），荨麻疹性血管炎的皮损通常持续超过 24 小时，且常伴有烧灼感（而不是荨麻疹表现的典型的瘙痒感），紫癜样皮损或色素沉着。

9.1.3 皮肤镜表现

皮肤镜检查可以辅助鉴别诊断荨麻疹和荨麻疹性血管炎，尤其适用于皮损持续时间少于 24 小时的情况[2-4]。具体地讲，网状 / 线状血管在两者中都可能出现，但在荨麻疹中更常见（图 9.1B）[2-4]。

相反，紫红色点 / 小球（对应于真皮内红细胞外溢）（图 9.2B），常分布于橘色至棕色背景内（对应于真皮内含铁血黄素的沉积），则高度提示荨麻疹性血管炎，因为该表现在荨麻疹中非常罕见[2-4]。值得注意的是，荨麻疹性血管炎中的紫红色点或小球更多见于晚期皮损[2]。此外，普通荨麻疹和荨麻疹性血管炎都常出现均一的红色背景（无血管区域），是由真皮血管扩张 / 炎症引起，但该特征在荨麻疹性血管炎的晚期皮损中较少见到[2-4]。

9.2 色素性紫癜性皮病

9.2.1 简介

色素性紫癜性皮病（pigmented purpuric dermatosis，PPD），也称作毛细血管炎，为一组病因尚不明确的慢性良性皮肤病，以皮肤红细胞外溢和继发的含铁血黄素沉积为特征。总体来看，这组疾病的临床病程是良性的，被认为与静脉血液淤滞有关，或者代表反应性改变。

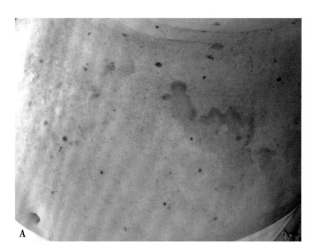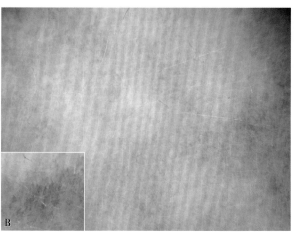

图 9.1　荨麻疹。A. 临床图像。B. 皮肤镜检查显示均一的粉红色背景内的网状 / 线状血管（在方框中更易观察）

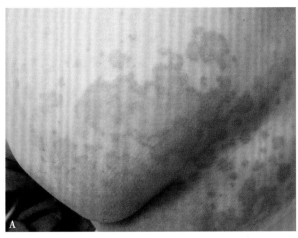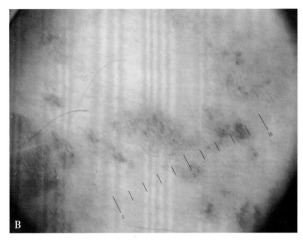

图 9.2　荨麻疹性血管炎。A. 临床图像。B. 皮肤镜检查显示均一的粉红色背景内的紫红色点 / 小球

9.2.2　临床表现

PPD 的临床表现分为五种：

1. 斑疹型或 Schamberg 病是最常见的一种，以相互融合的橘色至棕色斑为特征，由针尖大小的瘀点和橘色至棕色的斑点组成（图 9.3A）[5]。

2. 湿疹样型或 Doucas-Kapetanakis 病与斑疹型的表现相似，但前者会出现含有小水疱和鳞屑的湿疹样反应（图 9.4A）[5]。

3. 环状型或 Majocchi 病的斑疹 / 斑片倾向于中心消散、向外周扩散，因而呈现出环状外观（图 9.5A）[5]。

4. 苔藓样型或 Gougerot-Blum 综合征的典型表现为多发的丘疹（而非斑疹），一定程度上类似于扁平苔藓，较前所述的其他亚型有更深的颜色（图 9.6A）[5]。

5. 金黄色苔藓被描述为一种独立的亚型，但与苔藓样型高度重叠。唯一的区别是金黄色苔藓的皮损常单发或仅数个，并且呈现出金黄色色彩（图 9.7A 和图 9.8A）[5]。

9.2.3　皮肤镜表现

PPD 的所有亚型均表现为圆形或卵圆形的红色紫癜样的点和 / 或小球（与真皮红细胞外溢有关），常分布于棕色至铜红色背景上（与真皮含铁血黄素沉积有关），后者在晚期皮损，尤其是金黄色苔藓中更显著（图 9.3B、图 9.4B 和图 9.6B～图 9.8B）[6-10]。红色背景常见于 Majocchi 病（图 9.5B）[6-10]。PPD 也可偶见线状或点状血管（真皮血管扩张所致）、白色鳞屑 / 角化过度（图 9.3B、图 9.4B 和图 9.6B～图 9.8B）和色素结构，包括棕色点 / 小球和棕色至灰色网状结构（基底层色素沉着和 / 或真皮色素失

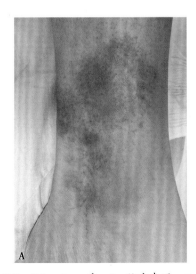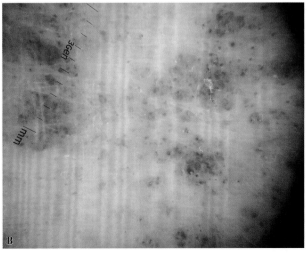

图 9.3　Schamberg 病。A. 临床表现。B. 皮肤镜检查显示出红色背景上分布的红色紫癜样的点（新近皮损）

禁所致）[6-10]。值得注意的是，黄色鳞屑和 / 或痂也可见于 Doucas-Kapetanakis 病，因为该亚型可出现海绵形成[6-10]。此外，灰色点与真皮内吞噬了含铁血黄素的巨噬细胞有关，也可见于金黄色苔藓[9]，而毛细血管扩张（显著的真皮血管扩张所致）常见于 Majocchi 病（图 9.5B）[10]。

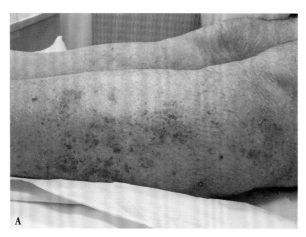
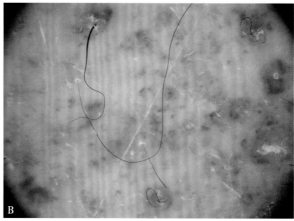

图 9.4 湿疹样紫癜（Doucas-Kapetanakis 病）。A. 临床表现。B. 皮肤镜检查显示出橘色背景上分布的紫癜样点 / 小球（长期皮损），也可见到白色鳞屑

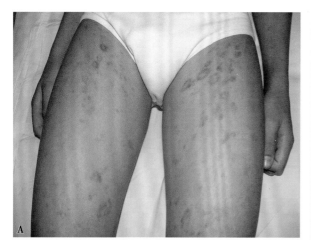
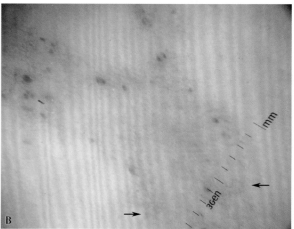

图 9.5 血管扩张性环状紫癜（Majocchi 病）。A. 临床表现。B. 皮肤镜检查显示主要分布于皮损外周的红色紫癜样点 / 小球，也可见到细小的毛细血管扩张（箭头所指）

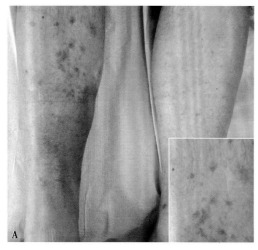
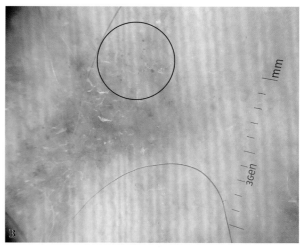

图 9.6 色素性紫癜性苔藓样皮病（Gougerot-Blum 综合征）。A. 临床表现。B. 皮肤镜检查可见一些红色紫癜样点（圆圈内），分布于橘色至红色背景上，也可见到白色鳞屑

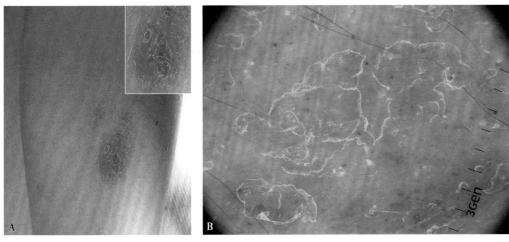

图 9.7　金黄色苔藓。A. 临床表现。B. 皮肤镜图片：广泛的橘色/金黄色背景上的红色紫癜样点/小球，可见到白色鳞屑

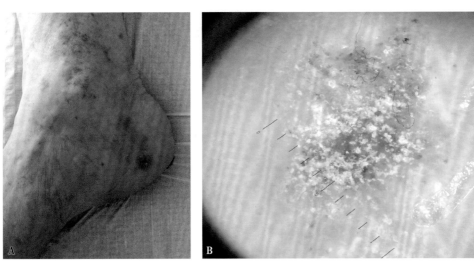

图 9.8　金黄色苔藓。A. 临床表现。B. 皮肤镜图片：红色至橘色背景上的紫癜样点/小球，可见到白色角化过度

9.3　血管炎

9.3.1　简介

"血管炎"一词涵盖一组以血管壁炎症反应为特征的疾病[11]。根据受累血管管径的不同，可分为小、中和大血管血管炎，前两者常出现皮肤表现而引起皮肤科医生的兴趣[11]。

9.3.2　临床表现

小血管炎的皮肤表现主要包括紫癜样斑和丘疹（图 9.9A 和图 9.10A），有时可出现血疱和大疱（图 9.11A）[11]，也可见到荨麻疹样斑块和皮肤坏死（图 9.12A）[11]。不同的小血管炎具有各自特异性的临床表现，如 ANCA 相关性小血管炎（图 9.13A 和图 9.14A）、持久性隆起红斑（图 9.15A）、面部肉芽肿和荨麻疹性血管炎（见第 9.1 节）[11]。另一方面，中血管炎则可能表现为破碎的青斑、皮肤梗死、溃疡和深在性结节[11]。

9.3.3　皮肤镜表现

皮肤镜主要用于评估小血管炎的紫癜样皮损[12, 13]。具体地讲，这些皮损多表现为模糊的紫罗兰色的紫癜样的斑点或斑片，常呈斑驳状/斑点状的模式分布（组织学上，与红细胞外溢和血管周围炎有关）（图 9.9B、图 9.9C、图 9.10B 和图 9.10C）[12, 13]。由真皮血管损伤/红细胞外溢所致的蓝灰色斑片也较常见（图 9.9B），一些学者认为这是最具有特异性的皮肤镜表现[13]。另一方面，紫癜样的小球/

点和橘色背景／区域较少（约 1/3 病例）出现于小血管性血管炎[13]。值得注意的是，橘色背景／区域一般仅出现于长期皮损，且多分布于皮损中央（图9.9C 和图 9.10C），而小血管性血管炎中的紫癜样小球／点通常呈紫罗兰色，且比 PPD 中的更加模糊，与前者红细胞外溢现象处于比 PPD 更深层皮肤组织中有关[6-10, 12, 13]。

此外，溃疡／糜烂、血疱／大疱和血性／坏死性痂也可见于小血管性血管炎，并在这些特征的外周出现之前还会出现前文所提及的紫罗兰色紫癜样斑点／斑片和蓝灰色斑片（图 9.11B 和图 9.12B）（作者的个人观察）。

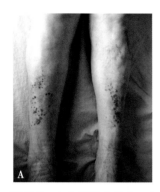
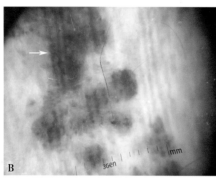
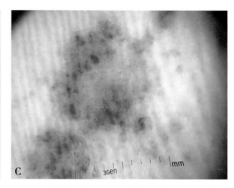

图 9.9 小血管性血管炎。A. 临床图像显示出腿部紫癜样斑疹和丘疹。B，C. 皮肤镜检查显示出模糊的紫罗兰色紫癜样的斑点／斑片，呈斑驳状／斑点状模式分布，还可见到蓝灰色斑片（箭头所指）（新近皮损）(B)和紫罗兰色紫癜样点／小球和中心橘色区域（长期皮损）(C)

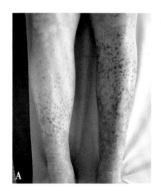
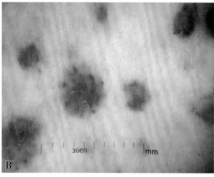
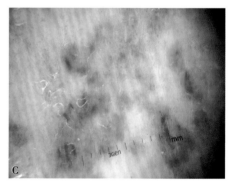

图 9.10 小血管性血管炎。A. 临床图像显示出腿部紫癜样斑疹和丘疹。B，C. 皮肤镜检查显示出紫罗兰色紫癜样的斑点(B.C)，同样可见到长期皮损中的中心橘色区域(C)

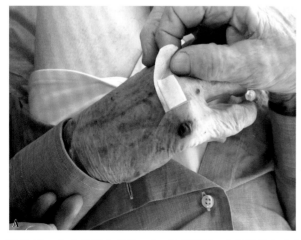
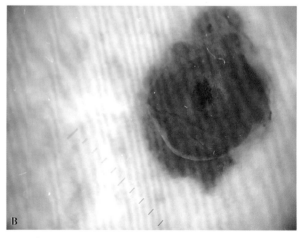

图 9.11 小血管性血管炎。A. 临床图像：左手背的血疱／大疱。B. 皮肤镜检查显示一个由紫癜样的区域和蓝灰色斑片围绕的血疱

根据作者的个人经验，皮肤镜也可能有助于观察手部 ANCA 相关性小血管炎的出血斑和坏死性丘疹，分别表现为点状（手背）/皮嵴平行模式（手掌）（图 9.13B 和图 9.14B）和外周领圈样角质/鳞屑围绕的中心圆形黑色至红色的坏死区（图 9.13C）。另外，皮肤镜检查也可能辅助识别持久性隆起红斑的皮损（临床上容易与多种炎症性疾病相混淆，如 Sweet 综合征和环状肉芽肿），其在皮肤镜下会

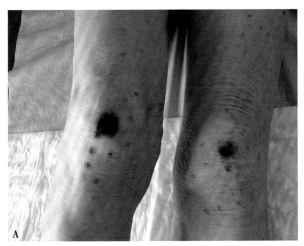
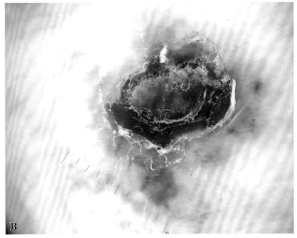

图 9.12　小血管性血管炎。A. 临床图像：腿部皮肤坏死区。B. 皮肤镜检查显示角质领圈、紫癜样区域和蓝灰色斑片围绕的坏死性痂

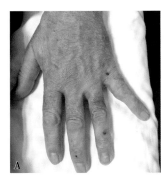
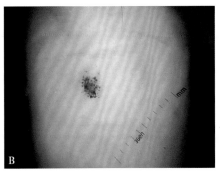
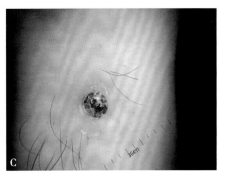

图 9.13　ANCA 相关性小血管炎。A. 临床图片显示手背的出血点和坏死性丘疹。B，C. 皮肤镜检查显示它们分别伴有点状紫癜样模式（B）和角质/鳞屑领圈围绕的中心圆形黑色至红色的坏死区（C）

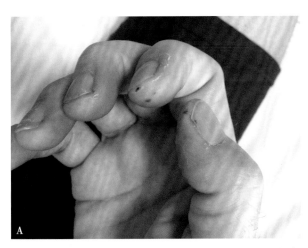
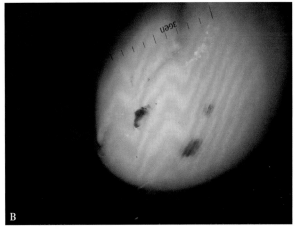

图 9.14　ANCA 相关性小血管炎。A. 临床图片显示出手指掌侧的出血点。B. 皮肤镜检查显示出紫癜弥散和皮嵴平行模式

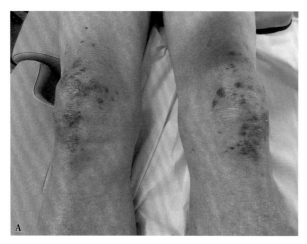
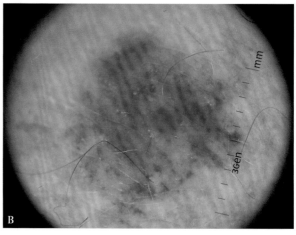

图 9.15　持久性隆起红斑。A. 临床表现。B. 皮肤镜检查显示紫红色背景上的紫癜样的紫罗兰色斑点、中心橘色区域和白色区域

显示出紫红色背景上的紫癜样紫罗兰色斑点（炎症和红细胞外溢）、橘色无结构区（含铁血黄素沉积）和 / 或白色区域（纤维化区域）。值得注意的是，虽然这些特征常同时出现，但前面两种特征更常见于早期 / 中期皮损，而白色区域更常见于长期皮损（图 9.15B）（作者的个人观察）。

9.4　青斑样血管病

9.4.1　简介

青斑样血管病被认为是一种由血液的高凝状态引起的闭塞性皮肤血管病变[14]。

9.4.2　临床表现

通常表现为痛性的紫癜样斑 / 丘疹和小溃疡，逐渐发展为青斑样棕色色素沉着和星状瘢痕（"白色萎缩"），周围有点状毛细血管扩张（图 9.16A）。患者可能有网状青斑病史。小腿、踝部及足背是最常受累的部位[14]。

9.4.3　皮肤镜表现

青斑样血管病的皮肤镜特征根据病期不同而有所不同。具体地，紫癜样斑疹 / 丘疹表现为圆形紫色点，常分布于橘色至棕色背景内（多见于长期皮损），溃疡期皮损以星状溃疡为特征，常被黄色纤维膜覆盖，典型的瘢痕期皮损则表现为由小球或线状不规则 / 匍行状扩张血管围绕的星状白色区域（作者的个人观察）。这些特征常可同时出现（图 9.16B 和图 9.16C）。此外，由静脉血管扩张所致的蓝色血管区域也可能与其他特征同时出现（图 9.16B）（作者的个人观察）。

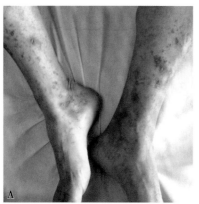
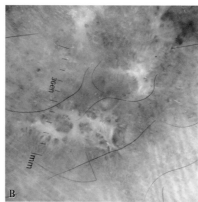
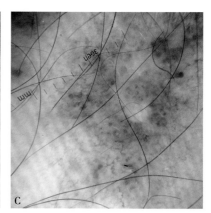

图 9.16　青斑样血管病。A. 临床图片。B，C. 皮肤镜图像：圆形紫色点，被黄色纤维膜覆盖的星状溃疡和被小球或线状不规则 / 匍行状扩张血管围绕的星状白色区域。在图 B 中同时可见到蓝色血管区域

9.5 硬化性脂膜炎

9.5.1 简介

硬化性脂膜炎是一种常发生于静脉功能不全患者的脂膜炎[15]。

9.5.2 临床表现

本病表现为大小不一的弥漫性红斑、下肢下部的肿胀以及逐渐进展的皮肤硬化，常形成"倒置的香槟酒瓶状"或"保龄球瓶状"外观（图9.17A）。

9.5.3 皮肤镜表现

硬化性脂膜炎的皮肤镜检查常显示为散在或弥漫性（更常见）模式分布的球状血管，伴有晶状体结构（仅见于偏振光设备检查时），后者多呈烟花状分布（图9.17B）（作者的个人观察）。从皮肤镜的表现和病理改变的关联方面看，球状血管对应于静脉淤滞所致的真皮乳头毛细血管扩张，而晶状体结构对应于真皮纤维化。

9.6 龟头炎和增殖性红斑

9.6.1 简介

龟头炎是龟头的炎症反应，常同时累及包皮（包皮龟头炎），可由多种原因引起，常见于银屑病、浆细胞性龟头炎、念珠菌性龟头炎、扁平苔藓、硬化萎缩性苔藓、Reiter综合征和固定型药疹。增殖性红斑则是一种累及阴茎上皮的肿瘤。

9.6.2 临床表现

龟头炎有多种不同的症状和体征，主要表现为单发或多发的粉色或红色斑点或斑片，表面光滑或被覆鳞屑，伴有水肿或渗出，可有疼痛、瘙痒和/或不适感[16]。在严重或病程较长的患者中，可能会出现包皮外翻困难（包茎）[16]。虽然根据临床表现和既往史即可诊断，但有时区分龟头炎的不同亚型（图9.18A～图9.26A）以及与增殖性红斑（图9.27A）颇有挑战[16]。在炎性背景上出现红斑增生时，鉴别诊断更为困难（图9.28A和图9.29A）。

9.6.3 皮肤镜表现

银屑病性龟头炎（图9.18B）[17]：表现为红色背景上弥漫分布的形态、大小及间隔一致的点状血管，该特征长期持续。由于龟头/包皮表面湿润，白色鳞屑非常少见，在包皮环切术后的患者中更为常见。

浆细胞性龟头炎（图9.19B）[17, 18]：皮肤镜的特征主要表现为局限或弥漫的橘色无结构区（与真皮含铁血黄素沉积有关）和呈蛇形（最常见）、盘绕状或酒杯状的弯曲血管。由于浆细胞性龟头炎具有特征性的表皮变薄，使得真皮血管离表面更近，因而这些血管在皮肤镜下显示非常清晰。其他较为少见的皮肤镜的特征包括稀疏的点状或肾小球状血管、红细胞外溢所致的出血点和模糊的线状血管。

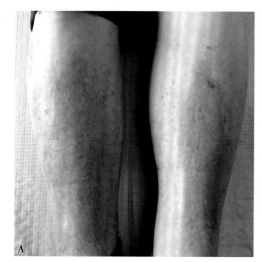
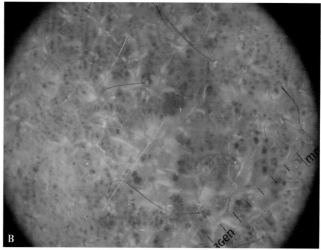

图9.17 硬化性脂膜炎。A. 临床表现。B. 皮肤镜检查显示弥漫模式分布的球状血管，伴有呈烟花状分布的晶状体结构

念珠菌性龟头炎（图 9.20B）（个人未发表的发现）：最常见的皮肤镜特征为模糊的线状血管和茅屋奶酪样结构（与聚积的真菌菌落相对应），少数患者中也可见到稀疏的点状血管。

扁平苔藓（图 9.21B）（个人未发表的发现）：本病的标志是 Wickham 纹，也可见到点状 / 线状血管和棕色色素沉着。

硬化萎缩性苔藓（干燥性闭塞性龟头炎）

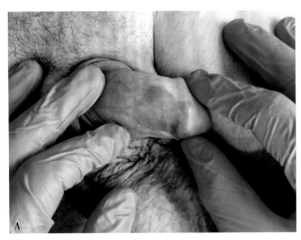
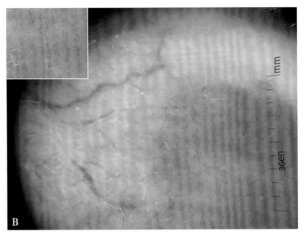

图 9.18　银屑病性龟头炎。A. 临床图像。B. 皮肤镜检查显示红色背景上分布的形态、大小及间隔一致的点状血管

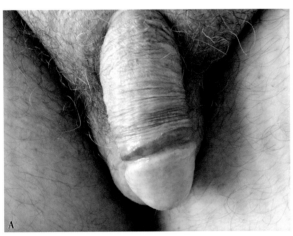
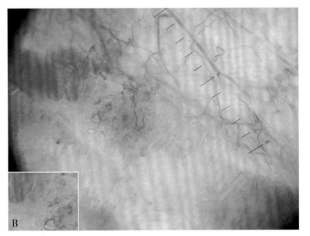

图 9.19　浆细胞性龟头炎。A. 临床图像。B. 皮肤镜检查显示橘色无结构区和清晰的弯曲血管，呈蛇形和盘绕状（在方框中更易观察）

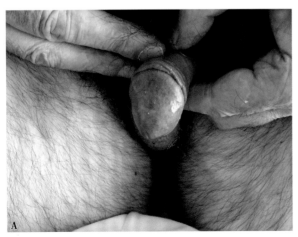
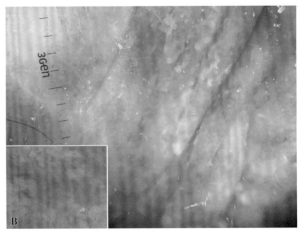

图 9.20　念珠菌性龟头炎。A. 临床图像。B. 皮肤镜检查显示模糊的线状血管（方框中）和茅屋奶酪样结构（白色奶油样结构）

（图 9.22B）（个人未发表的发现）：皮肤镜表现根据疾病期别有所不同。具体地，早期阶段（炎症）表现为红色区域伴或不伴稀疏的点状血管和 / 或模糊的线状血管，而晚期阶段（硬化）则表现为圆形、线状或不规则形态的亮白色区域。同时观察到两个阶段表现的情况并不少见。出血点在两个阶段都可见到，而棕色斑片一般仅见于晚期阶段（图 9.23B）。

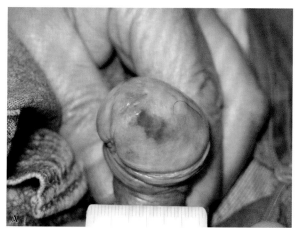
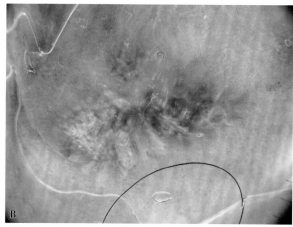

图 9.21 扁平苔藓。A. 临床图像。B. 皮肤镜检查显示典型的 Wickham 纹

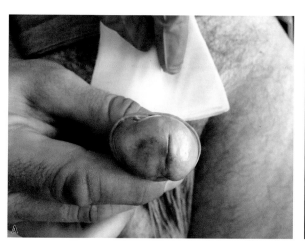
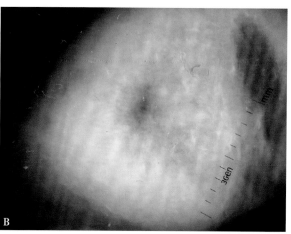

图 9.22 硬化萎缩性苔藓（干燥性闭塞性龟头炎）。A. 临床图片——活动期。B. 皮肤镜检查显示红色区域和亮白色区域

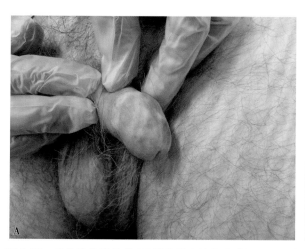
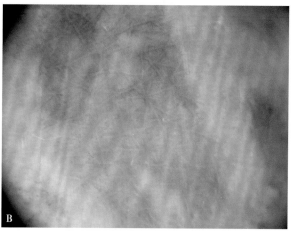

图 9.23 硬化萎缩性苔藓（干燥性闭塞性龟头炎）。A. 临床图片——晚期。B. 皮肤镜检查显示棕色斑片和亮白色区域

非特异性 / 刺激性龟头炎（图 9.24B）（个人未发表的发现）：本病通常仅表现为红色背景上的模糊线状血管，少见稀疏的点状血管。

Reiter 综合征（ 环状龟头炎 ）（图 9.25B）（个人未发表的发现）：典型表现为呈环状或多环状排列的黄色脓疱。

固定型药疹（图 9.26B）（个人未发表的发现）：本病的皮肤镜表现根据疾病分期而有所不同，早期皮损最常见的表现为紫色区域伴或不伴稀疏的点状和 / 或线状不规则血管，而晚期皮损的典型表现为色素结构（弥漫或点状色素沉着），两期皮损的表现可同时出现。

增殖性红斑（图 9.27B）（个人未发表的发现）：本病主要的皮肤镜特征（高度敏感性和特异性）为簇集或弥漫（更常见）分布的肾小球状血管。值得注意的是，这些血管形态多呈现出均匀一致的形态、大小和间隔。清晰的线状血管较少见，但因为该特征不常见于龟头炎中，而被认为是增殖性红斑的特征。其他非特异的表现包括线状排列的棕色点和白色无结构区。

需要强调，皮肤镜检查可辅助发现炎症性疾病基础上出现的增殖性红斑（比如干燥性闭塞性龟头炎和浆细胞性龟头炎）（图 9.28B 和图 9.29B），因为其可表现出簇集或弥漫分布的肾小球状血管，而可指导活检取材（个人未发表的发现）。

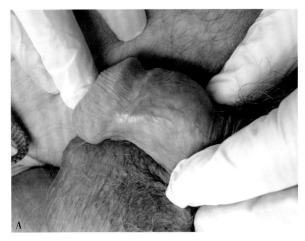
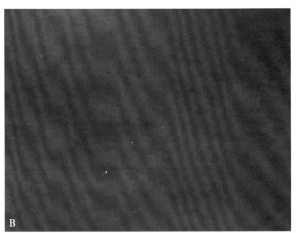

图 9.24　非特异性 / 刺激性龟头炎。A. 临床图像。B. 皮肤镜检查显示红色背景上的模糊线状血管

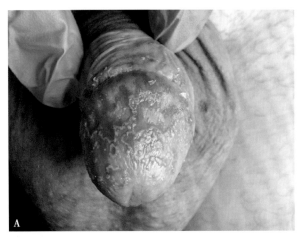
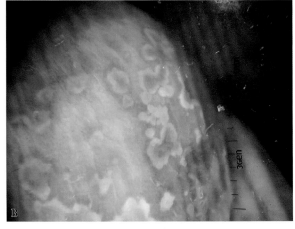

图 9.25　Reiter 综合征（环状龟头炎）。A. 临床图像。B. 皮肤镜检查显示呈环状或多环状排列的黄色脓疱

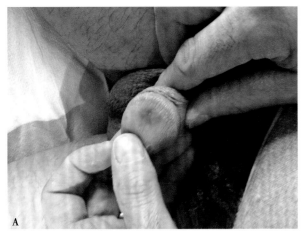
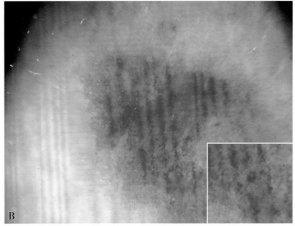

图 9.26　固定型药疹。A. 临床图像。B. 皮肤镜检查显示紫色区域伴棕色点状结构

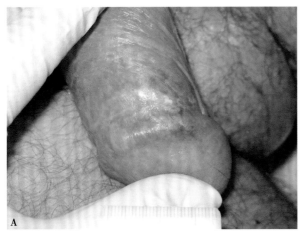
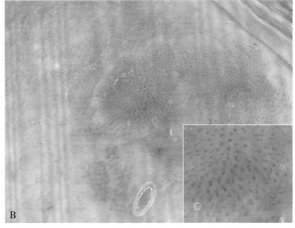

图 9.27　增殖性红斑。A. 临床图片。B. 皮肤镜图片：弥漫分布的肾小球状血管，呈现出均匀一致的形态、大小和间隔

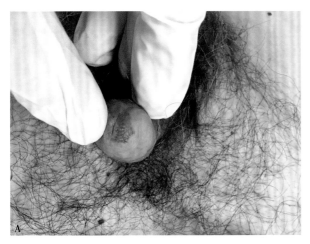
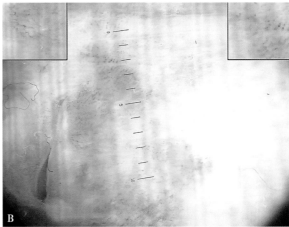

图 9.28　硬化萎缩性苔藓基础上出现增殖性红斑。A. 临床图像。B. 皮肤镜检查显示出硬化萎缩性苔藓(如亮白色区域和模糊线状血管——左上方方框)和增殖性红斑(簇集分布的肾小球状血管——右上方方框)的特征

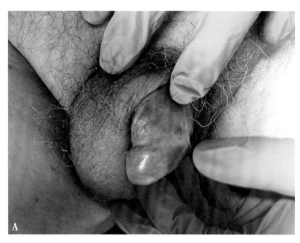
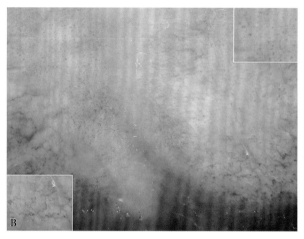

图 9.29　浆细胞性龟头炎基础上出现增殖性红斑。A. 临床图像。B. 皮肤镜检查显示出浆细胞性龟头炎（如橘色背景和蛇形血管——左下方方框）和增殖性红斑（簇集分布的肾小球状血管——右上方方框）的特征

9.7　局限性肢端角化不足

9.7.1　简介

　　局限性肢端角化不足是一种导致角质层突然变薄伴颗粒层减少的局限性角化异常疾病，多见于成年患者[19, 20]。

9.7.2　临床表现

　　本病表现为掌跖或足底单发、无症状、边界清楚且凹陷的红斑区域，伴鳞屑性边界，可持续数年（图 9.30A）。也有少见的多发性皮损的报道[19, 20]。

9.7.3　皮肤镜表现

　　皮肤镜的典型表现为真皮炎症所致的红色均质区域伴分散的白色（图 9.30B）和红色点（浸润模式下更易观察），分别对应汗腺开口 / 顶端汗管和真皮乳头血管[19, 20]。在皮损外周总能见到阶梯样脱屑（保持皮损处干燥更易观察），组织病理学上对应受累皮肤处的角质层变薄与周围正常皮肤间形成台阶样外观（图 9.30B）[19, 20]。该台阶样鳞屑应与汗孔角化症的领圈状角化相鉴别，后者典型表现为双层游离缘（图 9.31），掌跖汗孔角化症偶可出现红色均质区域和白色、红色斑点等与局限性肢端角化不足相同的皮肤镜表现，该鉴别点在此情况下尤为重要（作者的个人观察）。

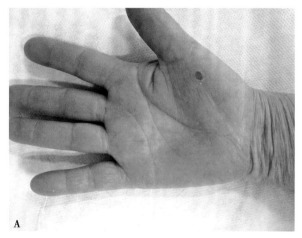
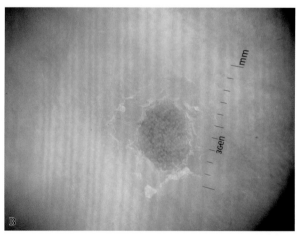

图 9.30　局限性肢端角化不足。A. 临床图片。B. 皮肤镜检查显示红色均质区域伴散在的白色斑点，皮损外周有特征性的阶梯状脱屑

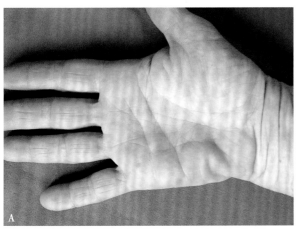
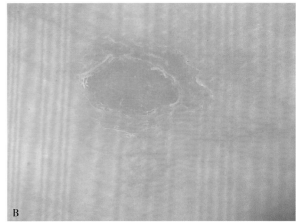

图 9.31　掌跖汗孔角化症。A. 临床图片。B. 皮肤镜检查显示红色均质区域伴外周领圈状角化, 后者有典型的双层游离缘

9.8　水源性肢端角化症

9.8.1　简介和临床表现

水源性肢端角化症是一种罕见的获得性皮肤病, 以反复发作的一过性白色丘疹和斑块为特征（图 9.32A）, 可伴有烧灼感、疼痛、瘙痒和 / 或多汗, 发生于掌跖和足底（较少见）, 接触汗液和水为本病的诱因[21]。

9.8.2　皮肤镜表现

水源性肢端角化症的皮肤镜表现为边界清楚的黄色或白色较大球状结构, 不影响正常的皮肤纹理, 中央有扩张的汗腺开口（图 9.32B）或仅表现为与正常掌跖部位皮肤外观相比略增大的汗腺导管孔[17]。更高倍视野下可见所谓的"格吕耶尔干酪样外观"（正常皮纹加深伴小汗腺开口扩张）（×50）[22]。

9.9　Hailey-Hailey 病

9.9.1　简介

Hailey-Hailey 病, 也称作家族性良性慢性天疱疮, 是一种由 *ATP2C1* 基因突变（编码一种高尔基复合体中的钙离子泵）引起的少见的常染色体显性遗传的棘层松解性皮肤病, 患者多于 10～40 岁发病[23]。

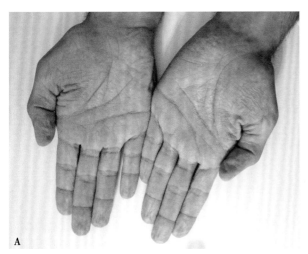
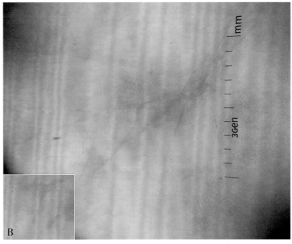

图 9.32　水源性肢端角化症。A. 临床图像。B. 皮肤镜检查显示边界清楚的白色球状结构, 中央有扩张的汗腺开口

9.9.2 临床表现

本病多表现为红斑基础上的一过性松弛性水疱和大疱，很快破裂形成糜烂、裂隙、痂和被覆鳞屑的环形浸渍性斑块或慢性增殖性皮损[23]。主要累及间擦部位（图9.33A和图9.34A），但也能见到非间擦部位的皮损（图9.35A）[23]。甲受累可表现为单发或多发的白色纵向条带（图9.36A）[23]。

9.9.3 皮肤镜表现

Hailey-Hailey病间擦部位皮损的皮肤镜表现多为白色和粉色区域，被粉色至红色沟纹分隔开来而形成星状、不规则或更为常见的线状外观（图9.33B和图9.34B）[23, 24]。值得注意的是，这些沟纹常互相平行，因此总体呈现出"轮胎胎面样"外观。

多形性血管结构也较为常见，包括肾小球状、线状-袢状和/或盘绕状血管[23]。

组织病理学上，粉色区域和白色区域分别对应真皮炎症和表皮增厚，血管结构由血管扩张所致，而粉色至红色沟纹则对应浅表糜烂[23, 24]。

非间擦部位皮损的典型皮肤镜特征为线状、不规则状或星状糜烂（棘层松解所致的浅层表皮剥脱），常伴红色背景、白色鳞屑、白色/黄色痂和/或黄色圆形区域，后者对应表皮内未破裂的水疱腔（图9.35B）[23, 25]。白色区域在这些部位的皮损中不常见，而更多见于间擦部位和潮湿部位的增殖性皮损[25]。

皮肤镜检查也可辅助观察甲部皮损典型的白色纵向条带（图9.36B），超过半数的患者皮肤镜检查可有此发现[26, 27]。

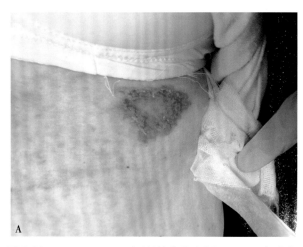
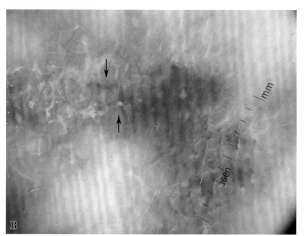

图9.33 Hailey-Hailey病（间擦部位皮损）。A. 临床图片。B. 皮肤镜检查显示白色和粉色区域，被粉色至红色沟纹分隔开来而形成星状、不规则或更为常见的线状外观（箭头所指），呈现出"轮胎胎面样"外观

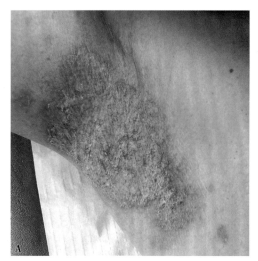
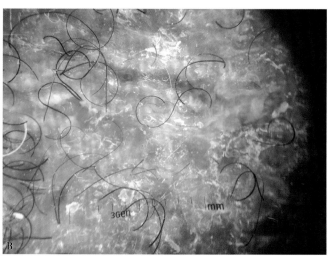

图9.34 Hailey-Hailey病（间擦部位皮损）。A. 临床图片。B. 皮肤镜检查显示平行的线状糜烂，也可见到白色/黄色鳞屑/痂，尤其是在远离腋窝穹窿（更潮湿）的部位

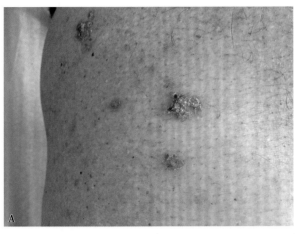
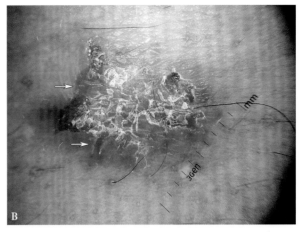

图 9.35　Hailey-Hailey 病（非间擦部位皮损）。A. 临床图像。B. 皮肤镜检查显示线状和不规则糜烂（箭头所指），伴白色鳞屑和白色／黄色痂

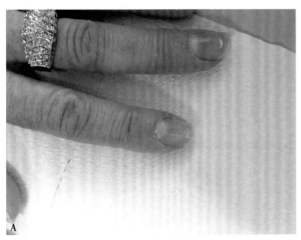
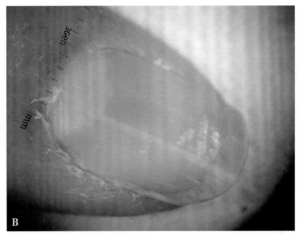

图 9.36　Hailey-Hailey 病（甲部皮损）。A. 临床图像。B. 皮肤镜检查显示出典型的甲白色纵向条带

9.10　Sweet 综合征

9.10.1　简介

　　Sweet 综合征，又称急性发热性嗜中性皮病，典型表现为急性发作，皮肤／黏膜皮损伴发热和外周血白细胞数增多[28]。易感人群可因感染、炎症性肠病、结缔组织病、妊娠、血液系统和实体肿瘤、药物或疫苗等多种因素诱发起病[28]。

9.10.2　临床表现

　　典型的皮损包括触痛明显的红斑、结节和斑块，好发于头颈部、躯干上部和上肢（图 9.37A）[28]。少数情况下，随着病情进展，皮损可表现为镶嵌的假性水疱／假性脓疱或溃疡[28]。手嗜中性皮病为

Sweet 综合征的一种局限性亚型，表现为手背的紫色结节（图 9.38A）[28]。

9.10.3　皮肤镜表现

　　Sweet 综合征相关的皮肤镜研究的报道较少，仅两例病例报告显示出非特异性的蓝色无结构斑片[29]。然而，根据作者的个人观察（基于对超过 15 例患者的皮肤镜观察），活动期皮损通常仅显示出粉色背景伴局限或弥漫的苍白区域，后者由本病典型的显著真皮水肿所致，同时该现象也造成皮损中难以观察到血管结构（图 9.37B）。较少情况下也可见到真皮红细胞外溢所致的蓝色至紫色区域（图 9.38B）。

　　虽然 Sweet 综合征的皮肤镜表现非常不特异，但也可以辅助鉴别其他临床表现相似的疾病，尤其是多形红斑（见第 6.1 节）。

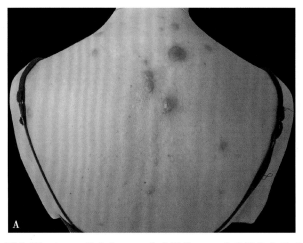
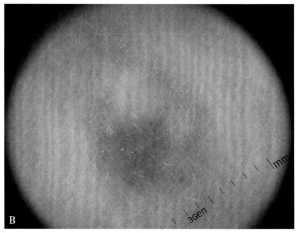

图 9.37　Sweet 综合征。A. 临床图片。B. 皮肤镜检查显示出粉色背景伴局限或弥漫的苍白区域，后者由本病典型的显著真皮水肿所致

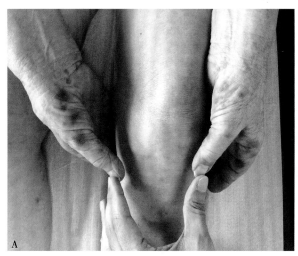
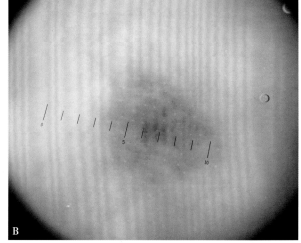

图 9.38　手嗜中性皮病。A. 临床图片。B. 皮肤镜检查显示出粉色背景内苍白区域，中央也可见到蓝色至紫色区域

9.11　痛风石

9.11.1　简介

痛风石表现为痛风发作数年后，未经治疗，患者出现的尿酸盐结晶所致的慢性异物肉芽肿性炎症[30]。

9.11.2　临床表现

临床上，痛风石表现为皮下结节，可排出白色晶体状物质[30]，多位于肘部、手的小关节（图 9.39A）和耳部[30]。

9.11.3　皮肤镜表现

溃疡性皮损的皮肤镜表现为呈线状或圆形的明亮的苍白色结构[31]，也可见到清晰的线状规则/不规则血管（作者的个人观察）（图 9.39B）。而非溃疡性皮损则常表现为橙红色背景上的亮白色结构（作者的个人观察）（图 9.39B）。

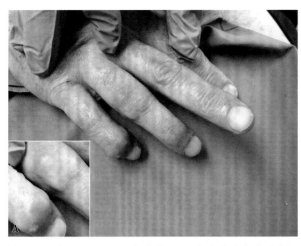
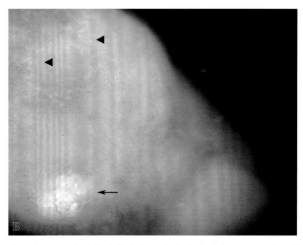

图 9.39 痛风石。A. 临床图片。B. 皮肤镜检查溃疡皮损呈线状或圆形的明亮的苍白色结构伴清晰的线状不规则血管（箭头所指），而非溃疡性皮损则以橙红色背景上的亮白色结构为特征（三角）

9.12 Civatte 皮肤异色症

9.12.1 简介

Civatte 皮肤异色症是一种常见的累及光暴露部位（尤其是胸部中央、颈部两侧和面部）的慢性皮肤病，多见于 30～70 岁的浅肤色人群[32]。

9.12.2 临床表现

典型的临床表现为红斑（图 9.40A 和图 9.41A），常伴色素减退、萎缩和毛细血管扩张[32]。

9.12.3 皮肤镜表现

Civatte 皮肤异色症的典型皮肤镜表现为点状 / 球状血管和线状不规则血管，呈现出"意大利面和肉丸样"外观，伴有毛囊周围白色（不受累）区域（图 9.40B 和图 9.41B）[32]，其他特征包括毛囊角栓和纤细的棕色色素网或棕色无结构区[32]。

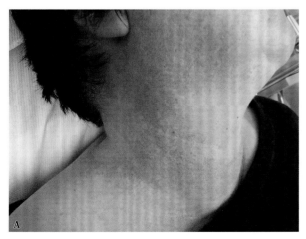
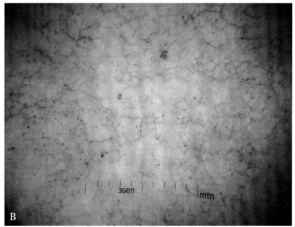

图 9.40 Civatte 皮肤异色症。A. 临床图像。B. 皮肤镜检查显示点状 / 球状血管和线状不规则血管，呈现出"意大利面和肉丸样"外观，伴有毛囊周围白色（不受累）区域

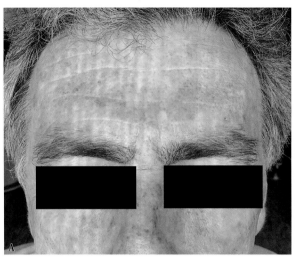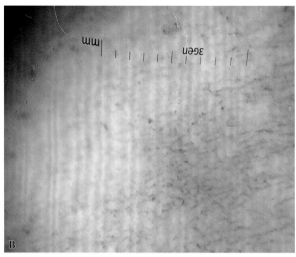

图 9.41　Civatte 皮肤异色症。A. 临床图像。B. 皮肤镜检查显示点状 / 球状血管和线状不规则血管，呈现出"意大利面和肉丸样"外观，伴有毛囊周围白色（不受累）区域

9.13　皮肤黄瘤病

9.13.1　简介

皮肤黄瘤病指局限性的脂质沉积，可表现为皮肤的丘疹、斑块或结节，也常（但不总是）伴有脂质代谢紊乱 [33]。

9.13.2　临床表现

皮肤黄瘤病的主要临床亚型包括发疹性黄瘤、结节性黄瘤、腱黄瘤和扁平黄瘤［即睑黄瘤（图 9.42A），掌纹黄瘤、间擦型黄瘤和血脂正常的弥漫性扁平黄瘤（图 9.43A）］[33]。

9.13.3　皮肤镜表现

除了腱黄瘤外，所有皮肤黄瘤病典型表现为多形性的亮黄色区域（如小球状、多叶状或不规则状），与致密 / 浅表型的脂质沉积相对应，常分布于较晦暗的黄色背景上（对应较疏松 / 较深的脂质沉积）（图 9.42B、图 9.43B 和图 9.44）（作者的个人观察）。

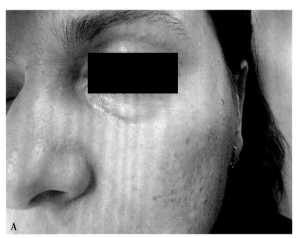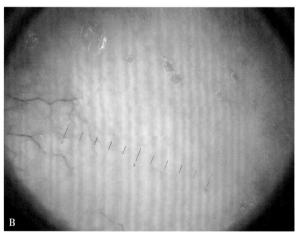

图 9.42　睑黄瘤。A. 临床图像。B. 皮肤镜检查显示较晦暗的黄色背景上的亮黄色区域

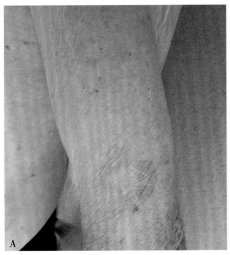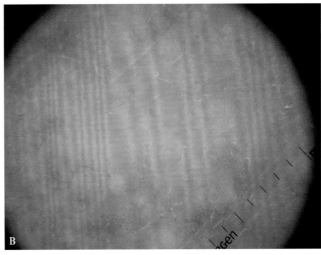

图 9.43 血脂正常的扁平黄瘤。A. 临床图片。B. 皮肤镜检查显示较晦暗的黄色背景上的亮黄色区域

图 9.44 发疹性黄瘤。皮肤镜检查显示较晦暗的黄色背景上的亮黄色区域

（王煜坤 译，郝建春 校，舒畅 刘洁 审）

参考文献

1. Venzor J, Lee WL, Huston DP. Urticarial vasculitis. *Clin Rev Allergy Immunol* 2002; 23: 201–16.
2. Suh KS, Kang DY, Lee KH et al. Evolution of urticarial vasculitis: a clinical, dermoscopic and histopathological study. *J Eur Acad Dermatol Venereol* 2014; 28: 674–5.
3. Vázquez-López F, Maldonado-Seral C, Soler-Sánchez T, Perez-Oliva N, Marghoob AA. Surface microscopy for discriminating between common urticaria and urticarial vasculitis. *Rheumatology (Oxford)* 2003; 42: 1079–82.
4. Vázquez-López F, Fueyo A, Sánchez-Martín J, Pérez-Oliva N. Dermoscopy for the screening of common urticaria and urticaria vasculitis. *Arch Dermatol* 2008; 144: 568.
5. Kim DH, Seo SH, Ahn HH, Kye YC, Choi JE. Characteristics and clinical manifestations of pigmented purpuric dermatosis. *Ann Dermatol* 2015; 27: 404–10.
6. MacKenzie AI, Biswas A. Granulomatous pigmented purpuric dermatosis: report of a case with atypical clinical presentation including dermoscopic findings. *Am J Dermatopathol* 2015; 37: 311–4.
7. Fujimoto N, Nagasawa Y, Tachibana T, Inoue T, Tanaka M, Tanaka T. Dermoscopy of lichen aureus. *J Dermatol* 2012; 39: 1050–2.
8. Zaballos P, Puig S, Malvehy J. Dermoscopy of pigmented purpuric dermatoses (lichen aureus): a useful tool for clinical diagnosis. *Arch Dermatol* 2004; 140: 1290–1.
9. Suh KS, Park JB, Yang MH, Choi SY, Hwangbo H, Jang MS. Diagnostic usefulness of dermoscopy in differentiating lichen aureus from nummular eczema. *J Dermatol* 2017; 44: 533–7.
10. Ozkaya DB, Emiroglu N, Su O. Dermatoscopic findings of pigmented purpuric dermatosis. *An Bras Dermatol* 2016; 91: 584–7.
11. Levell NJ, Mukhtyar C. Cutaneous vasculitis. In: Griffiths CEM, Barker J, Bleiker T, Chalmers R, Creamer D, eds. *Rook's Textbook of Dermatology*. 9th ed. Oxford: Wiley-Blackwell; 2016: 102.1–36.
12. Vazquez-Lopez F, García-García B, Sanchez-Martin J, Argenziano G. Dermoscopic patterns of purpuric lesions. *Arch Dermatol* 2010; 146: 938.
13. Choo JY, Bae JM, Lee JH, Lee JY, Park YM. Blue-gray blotch: a helpful dermoscopic finding in optimal biopsy site selection for true vasculitis. *J Am Acad Dermatol* 2016; 75: 836–8.
14. Errichetti E, Stinco G. Recalcitrant livedoid vasculopathy associated with hyperhomocysteinaemia responding to folic acid and vitamins B_6/B_{12} supplementation. *Acta Derm Venereol* 2016; 96: 987–8.
15. Duffill M. Lipodermatosclerosis. Available at: https://www.dermnetnz.org/topics/lipodermatosclerosis/ [accessed January 7, 2018].
16. Ngan V. Balanitis. Available at: https://www.dermnetnz.org/topics/balanitis [accessed January 7, 2018].
17. Errichetti E, Stinco G. Dermoscopy in general dermatology: a practical overview. *Dermatol Ther (Heidelb)* 2016; 6: 471–507.
18. Errichetti E, Lacarrubba F, Micali G, Stinco G. Dermoscopy of Zoon's plasma cell balanitis. *J Eur Acad Dermatol Venereol* 2016; 30: e209–10.

19. Ishiko A, Dekio I, Fujimoto A et al. Abnormal keratin expression in circumscribed palmar hypokeratosis. *J Am Acad Dermatol* 2007; 57: 285–91.

20. Nazzaro G, Ponziani A, Brena M, Cavicchini S. Dermoscopy confirms diagnosis of circumscribed plantar hypokeratosis. *J Am Acad Dermatol* 2017; 76: S43–5.

21. Errichetti E, Piccirillo A. Aquagenic keratoderma treated with tap water iontophoresis. *Indian J Dermatol* 2015; 60: 212.

22. Lacarrubba F, Verzì AE, Leonardi S, Trovato G, Micali G. Palmar wrinkling: Identification of a peculiar pattern at incident light dermoscopy with confocal microscopy correlation. *J Am Acad Dermatol* 2016; 75: e143–5.

23. Oliveira A, Arzberger E, Pimentel B, de Sousa VC, Leal-Filipe P. Dermoscopic and reflectance confocal microscopic presentation of Hailey–Hailey disease: a case series. *Skin Res Technol* 2018; 24: 85–92.

24. Kelati A, Argenziano G, Mernissi FZ. Dermoscopic presentation of Hailey–Hailey disease. *J Am Acad Dermatol* 2017; 76: S31–3.

25. Apalla Z, Lallas A, Sotiriou E, Lazaridou E, Vakirlis E, Ioannides D. Stellate erosion: the dermoscopic Nikolsky sign? *Eur J Dermatol* 2017; 27: 659–60.

26. Bel B, Soudry-Faure A, Vabres P. Diagnostic value of nail examination in Hailey–Hailey disease. *Eur J Dermatol* 2014; 24: 628–9.

27. Bel B, Jeudy G, Vabres P. Dermoscopy of longitudinal leukonychia in Hailey–Hailey disease. *Arch Dermatol* 2010; 146: 1204.

28. Ormerod AD, Hampton PJ. Neutrophilic dermatoses. In: Griffiths CEM, Barker J, Bleiker T, Chalmers R, Creamer D, eds. *Rook's Textbook of Dermatology*. 9th ed. Oxford: Wiley-Blackwell; 2016: 49.6–12.

29. Vázquez-López F, Kreusch J, Marghoob AA. Dermoscopic semiology: further insights into vascular features by screening a large spectrum of nontumoral skin lesions. *Br J Dermatol* 2004; 150: 226–31.

30. Chhana A, Dalbeth N. The gouty tophus: a review. *Curr Rheumatol Rep* 2015; 17: 19.

31. Yoshida Y, Yamamoto O. Dermoscopic features of ulcerated gouty tophus. *Eur J Dermatol* 2009; 19: 646.

32. Errichetti E, Stinco G. Dermoscopy in facilitating the recognition of poikiloderma of civatte. *Dermatol Surg* 2018; 44: 446–7.

33. Ngan V, Writer S. Xanthoma. Available at: https://www.dermnetnz.org/topics/xanthoma/ [accessed January 7, 2018].

第二部分

浸润性疾病

第10章　淋巴瘤和假性淋巴瘤

Zoe Apalla，Aimilios Lallas，Enzo Errichetti

10.1　原发性皮肤 T 细胞淋巴瘤

10.1.1　简介

大约 75% 的原发性皮肤淋巴瘤（primary cutaneous lymphoma，PCL）是 T 细胞来源[1-3]。世界卫生组织（World Health Organization，WHO）和欧洲癌症研究和治疗组织（European Organization for Research and Treatment of Cancer，EORTC）制定了 WHO-EORTC 标准，对各种类型的原发性皮肤 T 细胞淋巴瘤（primary cutaneous T-cell lymphoma，PCTCL）的分类做出了正式定义和描述（表 10.1），其中 2/3 的 PCTCL 为蕈样肉芽肿（mycosis fungoides，MF）或 Sézary 综合征[1-3]。

表 10.1　WHO-EORTC 原发性皮肤 T 细胞淋巴瘤分类

皮肤 T 细胞和 NK 细胞淋巴瘤
● 蕈样肉芽肿（MF）
● 蕈样肉芽肿变异型和亚型
● 嗜毛囊性 MF
● Paget 样网状细胞增生症
● 肉芽肿性皮肤松弛症
● Sézary 综合征
● 成人 T 细胞白血病 / 淋巴瘤（adult T-cell leukemia/lymphoma，ATL）
● 原发性皮肤 CD30⁺ 淋巴细胞增生性疾病
● 原发性皮肤间变性大细胞淋巴瘤
● 淋巴瘤样丘疹病
● 皮下脂膜炎样 T 细胞淋巴瘤
● 结外 NK/T 细胞淋巴瘤，鼻型
● 原发性皮肤外周 T 细胞淋巴瘤，非特指型
● 原发性皮肤侵袭性嗜表皮 CD8⁺T 细胞淋巴瘤（暂定）
● 皮肤 γ/δ T 细胞淋巴瘤（暂定）
● 原发性皮肤 CD4⁺ 小 / 中多形性 T 细胞淋巴瘤（暂定）

PCL 诊断和分类的"金标准"仍是组织病理学检查，医生需要依靠细致的形态学观察和免疫组织化学分析作出诊断[1-3]。然而，鉴于皮肤淋巴瘤的惰性病程和非特异性临床表现，诊断 PCTCL 常存在困难，从而导致诊断延误[1-3]。其中，早期 MF 是最难诊断的 PCTCL 类型，在临床上常被误诊为湿疹或银屑病。

近期发表的文章表明，皮肤镜检查可以为诊断 PCTCL 提供更多有用的信息，对可疑的皮损，这些信息能提高医生的警惕性和皮肤活检率，从而有助于早期诊断 PCTCL[3,4]。

在本章节中，我们将讨论几类皮肤镜特征研究较多的 PCTCL 类型，例如 MF 及其变异型、淋巴瘤样丘疹病（lymphomatoid papulosis，LyP）和原发性皮肤 CD30⁺ 间变性大细胞淋巴瘤。

10.1.2　临床表现

从临床表现来看，斑片 / 斑块期 MF 的典型表现为持久的、多灶性和以"游泳衣"部位分布的进行性病变，通常伴有瘙痒（图 10.1A）[4,5]。而晚期 MF 表现为无症状的多灶性坚硬红斑块和结节，伴或不伴溃疡（图 10.3A）[1-3]。

皮肤异色病样 MF 是 MF 的一种变异型，临床表现为大的萎缩性斑块，伴色素沉着或色素减退，可见毛细血管扩张，或伴细小鳞屑（图 10.4A），好发部位为身体屈侧和躯干[6]。

血管萎缩性皮肤异色病，又称多色性角化不全，被认为是早期 MF 的罕见变异型或蕈样前期病变，临床表现为无症状或中度瘙痒，可见轻度鳞屑、红褐色丘疹，通常融合成网状，主要累及胸部、腹部、臀部和身体屈侧（图 10.5A）[7]。

嗜毛囊性 MF 是一种罕见的 MF 变异型，表现为单发或多发的肿胀性和基于毛囊的浸润性炎性斑块、毛发角化性丘疹、粉刺样病变、丘疹结节和 / 或沼泽样皮损（图 10.6A～图 10.8A）[8]。

Paget 样网状细胞增生症（Woringer-Kolopp 病）被认为是 MF 的一种罕见变异型，临床表现为孤立的境界清晰的红斑/斑块,伴不同程度的鳞屑/角化过度,最常见于臀部和下肢,尤其是足外侧和足底(图 10.9A)[9]。

淋巴瘤样丘疹病(LyP)通常表现为无症状或轻度瘙痒性丘疹/结节,成群分布于躯干和四肢(图 10.10A 和图 10.11A),也可能累及其他部位[10]。该类型的皮肤 T 细胞淋巴瘤呈现出惰性而持久的病程,病情可能急性加重或自行缓解[10]。从形态学的角度来看,LyP 皮损起初表现为红斑丘疹和/或结节(图 10.10A),随后逐渐演变为红棕色丘疱疹、丘疹坏死性或丘疹角化性皮损(图 10.11A)[10]。不同病程阶段的皮损常同时出现(呈多形性)[10]。

原发性皮肤 CD30⁺ 间变性大细胞淋巴瘤临床表现为无症状的、孤立的或成群分布的红褐色结节、丘疹或斑块,累及躯干、面部、四肢和臀部[11]。溃疡性结节偶见,约 20% 的患者会出现多发性皮损。

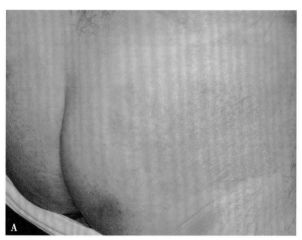

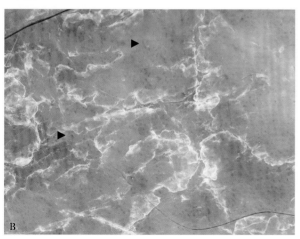

图 10.1　A. 早期 MF 在"游泳衣"区域分布的持久性红色斑片。B. 皮肤镜下可见点状和细小的短线状血管(三角)、橙黄色斑片

10.1.3　皮肤镜表现

早期 MF 最常见的皮肤镜表现包括细小的短线状血管(对应真皮血管扩张)和橙黄色斑片(代表真皮中的含铁血黄素沉积)(图 10.1B)[4,5]。此外,研究发现精子样血管对 MF 具有特异性,虽然它们常常只见于一半的 MF 病例[4,5]。值得注意的是,前述皮肤镜特征也可见于色素减退或色素增加型 MF,但是发生率要远远低于经典型 MF[5,12]。在色素减退型皮损中最常见的是点状血管,而色素增加型皮损的特征为粉色背景、色素结构(包括棕色/蓝灰色小球和棕色多灶状色素沉着)和白色鳞屑[5,12]。其他可见于早期经典型 MF 的皮肤镜结构包括点状、球状和逗号样血管,紫癜样点和白色鳞屑[4,5]。

慢性皮炎是早期 MF 需要着重鉴别诊断的皮肤病,其皮肤镜特征为局灶分布的点状血管和黄色鳞屑(图 10.2),而 MF 的一些血管特征(细小的短线状血管和精子样血管)和橙色斑片常常不可见[4]。

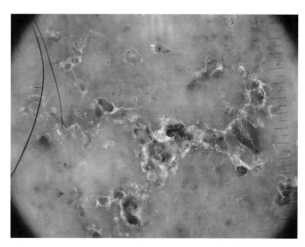

图 10.2　皮炎的皮肤镜特征为局灶分布的点状血管和黄色鳞屑

根据一项研究,红皮病型 MF 的皮肤镜特征可表现为粉白色背景下的稀疏白色鳞屑、广泛分布的点状血管和少量精子样血管[13]。肿瘤期 MF 的皮肤镜特征暂未见报道,但根据作者的经验,其可表现为乳红色无结构区域、白线、溃疡、细小鳞屑和非典型弯曲线状血管(在皮损周围更加明显)(图 10.3B)。

皮肤异色病样 MF 特征为色素减退和色素沉着区域、网状/分支状血管(对应因表皮萎缩可见的浅层血管丛)和淡橙黄色无结构区域(图 10.4B)[6]。

在一项研究中,有学者将其皮肤镜特征描述为"由白色席纹状条纹小叶组成的多个多边形结构,镶嵌细小的红色点状或发夹样血管以及色素小点形成的分隔,不均匀且间断分布"[6]。

血管萎缩性皮肤异色病主要为单一形态特征,表现为红色或橙棕色背景上的相对模糊的分支状血管(对应可通过萎缩的表皮观察到的真皮乳头下血管丛),伴有稀疏的白色鳞屑(图10.5B)[7]。

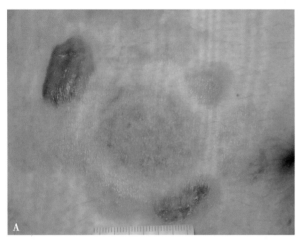
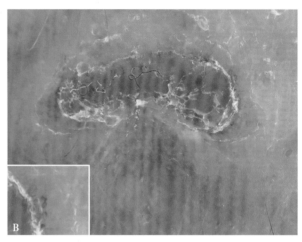

图10.3　A.晚期MF表现为质硬的红色斑块、结节和溃疡。B.皮肤镜下可见乳红色无结构区域、白线、溃疡、细小鳞屑和非典型线状(主要是弯曲线状)血管(在溃疡周围表现更明显,见方框)

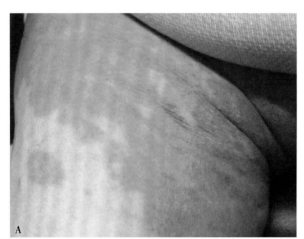
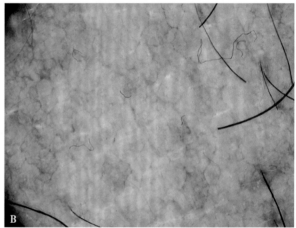

图10.4　A.皮肤异色病样MF中可见萎缩性斑块,伴色素沉着和色素减退、毛细血管扩张。B.皮肤镜下可见色素减退及色素沉着区域、网状/分支状血管和无结构浅橙黄色区域

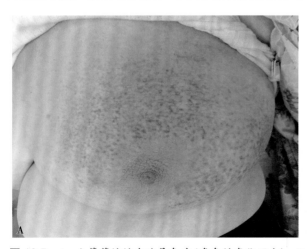

图10.5　A.血管萎缩性皮肤异色病(多色性角化不全)。B.皮肤镜下可见单一形态特征,在红色或橙棕色背景下可见相对模糊的分支状血管(代表可通过萎缩表皮观察到的真皮乳头下血管丛),伴有稀疏的白色鳞屑

嗜毛囊性 MF 的皮肤镜特征与毛囊黏蛋白沉积症类似,即表现为扩张的毛囊开口,伴毛发脱失,常为红色,其内充满角质物(图 10.6B~图 10.8B)(作者的个人观察)。

关于 Woringer-Kolopp 病,仅有一篇病案报道描述了其皮肤镜特征,包括均质粉色背景下的点状/肾小球状血管和白色鳞屑。以我们的经验,也可见到血管周围白晕(图 10.9B)[9]。

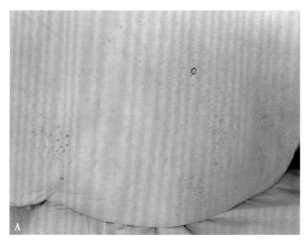
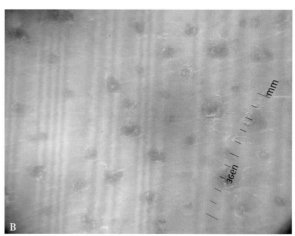

图 10.6　A. 躯干部的嗜毛囊性 MF。B. 皮肤镜下可见红色的扩张毛囊开口,伴毛发脱失

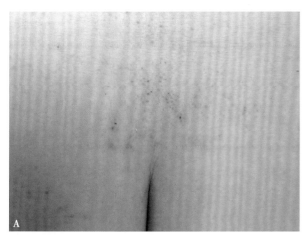
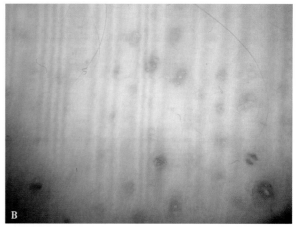

图 10.7　A. 躯干部的嗜毛囊性 MF。B. 皮肤镜下可见扩张的毛囊开口,伴毛发脱失,其内充满角质物

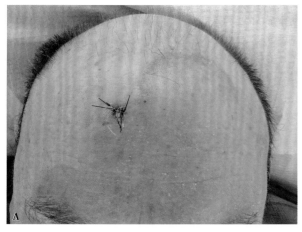
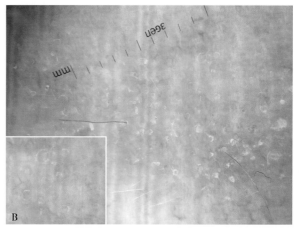

图 10.8　A. 额部的嗜毛囊性 MF。B. 皮肤镜特征为扩张的毛囊开口,伴毛发脱失,其内充满角质物

LyP 的皮肤镜特征随病程不同而各异[10,14,15]，最初的炎性丘疹皮肤镜特征常表现为红色背景上的点状或弯曲 / 不规则血管（图 10.10B）和紫癜样点（较不常见）（图 10.10C）；在病程更晚期的丘疹中，血管不甚明显，因皮损中央被黄白色区域（角化过度）或黄色（结痂）/ 蓝灰色（坏死）结痂占据，常仅在皮损周围见到血管结构（图 10.11B 和图 10.11C）[10,14,15]。值得注意的是，在成熟皮损中常可见到周围白色领圈状脱屑（图 10.11B 和图 10.11C）。在愈合的皮损中可见到蓝灰色无结构区域，对应炎症后色素沉着[10]。

原发性皮肤 CD30+ 间变性大细胞淋巴瘤的皮肤镜表现报道较少[11]。根据一项研究，该类型淋巴瘤的皮肤镜特征可能为粉色至黄色的无结构区域和分支状至多形性的血管[11]。在原发性皮肤 CD4+ 小 / 中 T 细胞淋巴瘤中也可能出现类似模式

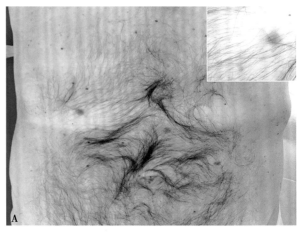

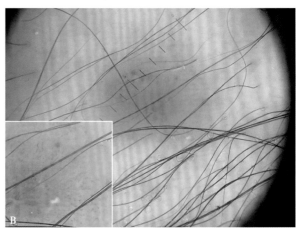

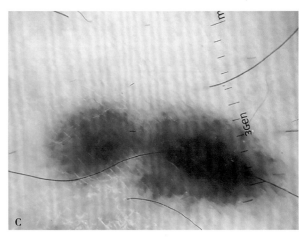

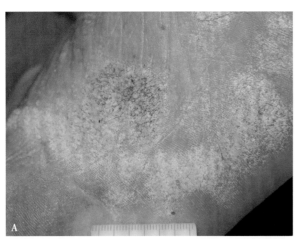

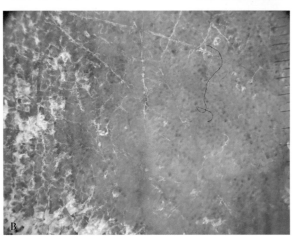

图 10.9　A. 一例 Paget 样网状细胞增生症表现为分布于足侧及足底的边界清晰的疣状斑块，部分皮损上覆鳞屑。B. 皮肤镜下可见粉色背景下规则分布的点状和肾小球状血管，中央红点外周白晕和弥漫性白色鳞屑

图 10.10　A. 早期 LyP，表现为躯干红色丘疹和结节。B, C. 皮肤镜下可见红色背景下的点状和不规则线状血管（见方框）（B）和紫癜样点（C）

（图 10.12A 和图 10.12B）。值得注意的是，这些类型淋巴瘤中的黄橙色区域是所谓的"占位效应"的结果，系真皮中的致密细胞浸润或物质沉积而产生的光学效应[14, 15]。

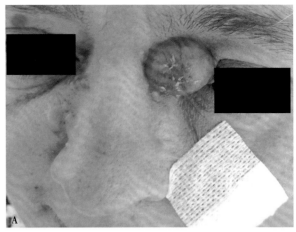

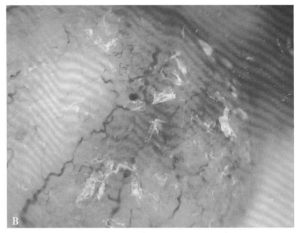

图 10.12　A. 原发性皮肤 CD4[+] 小 / 中 T 细胞淋巴瘤。B. 皮肤镜下可见黄橙色区域和分支状聚焦的血管

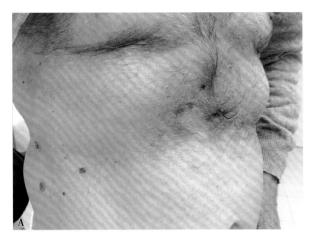

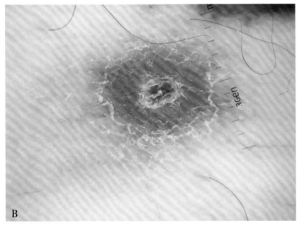

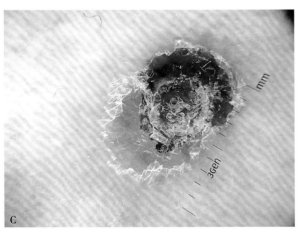

图 10.11　A. LyP 表现为躯干结痂 / 坏死性丘疹。B, C. 皮肤镜下可见中央黄色（B）或坏死性（C）结痂。在两例中均可见到周围领圈样鳞屑，内侧为游离缘

10.2　原发性皮肤 B 细胞淋巴瘤

10.2.1　简介

　　原发性皮肤 B 细胞淋巴瘤（primary cutaneous B-cell lymphoma，PCBCL）约占所有 PLC 的 25%，可分为三大类：原发性皮肤滤泡中心淋巴瘤（primary cutaneous follicle center lymphoma，PCFCL）、原发性皮肤弥漫大 B 细胞淋巴瘤，腿型（primary cutaneous diffuse large B-cell lymphoma，leg type，PCDLBCL L-T）和原发性皮肤边缘区淋巴瘤（primary cutaneous marginal zone lymphoma，PCMZL）[1]。

10.2.2　临床表现

　　PCFCL 常表现为孤立的斑块或结节，多累及躯干或头颈部（图 10.13A），多灶性分布少见。PCDLBCL L-T 通常见于老年人，好发于女性，表

现为累及下肢的进展迅速的结节。皮损可见于其他部位皮肤，且皮肤外侵袭并不少见。PCMZL 的临床表现为累及躯干和上肢的多发斑片、斑块和 / 或结节（图 10.14A）[1]。

10.2.3　皮肤镜表现

据文献表明，不同亚型或部位的 PCBCL，其皮肤镜特征并无显著差异[16-18]。最常见的皮肤镜特征包括白色环，橙色 / 橙红色背景 / 区域，明显的血管结构，主要是线状分支状或线状不规则（蛇形）血管（图 10.13B）[16-18]。其他血管形态、白色区域、鳞屑和 / 或溃疡少见。值得注意的是，在临床表现为深在性结节的 PCBCL 病例中，皮肤镜检查往往只能观察到红色背景下均匀的粉红色或橙红色区域（图 10.14B）[16-18]。

橙红色背景和蛇形血管被报道对诊断 PCBCL 具有提示性意义，但这些结构不具有特异性，其也可见于多种恶性和炎症性皮肤病[16-18]。因此，PCBCL 的皮肤镜特征需要结合患者的病史及临床表现进行综合分析，以便给临床医生提供更有意义的信息。

10.3　皮肤假性淋巴瘤

10.3.1　简介

皮肤假性淋巴瘤指的是一大类淋巴细胞（B 淋巴细胞或 T 淋巴细胞）聚积的浸润性的疾病，可从临床和 / 或病理特征上模仿 PCL。在各种不同的病因中，最常见的是节肢动物叮咬、螺旋体感

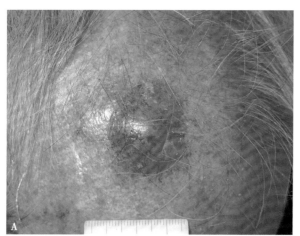
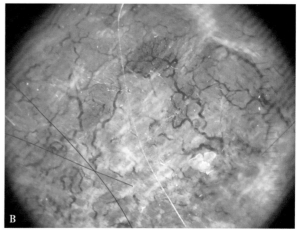

图 10.13　A. 原发性皮肤滤泡中心淋巴瘤表现为头部单发结节。B. 皮肤镜下可见红色背景下明显的线状分支状血管和橙色无结构区域，也可见白色环和无结构区域

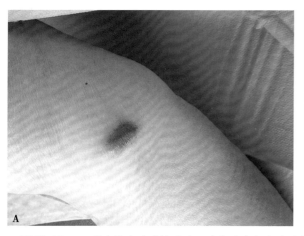
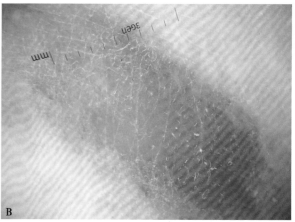

图 10.14　A. 原发性皮肤边缘区淋巴瘤表现为上肢的深在性结节。B. 皮肤镜检查可见红色背景下的橙红色区域

染、文身、药物和注射。根据临床和 / 或组织学特征，最主要的四类皮肤假性淋巴结瘤分别是：结节性假性淋巴结瘤、假性 MF、血管内假性淋巴瘤和其他不同临床表现的假性淋巴瘤[19-20]。

10.3.2 临床表现

B 细胞型假性淋巴瘤患者通常表现为单发结节或一组散在分布的结节（图 10.15A～图 10.19A）。患者通常无自觉症状，但偶尔会有瘙痒和 / 或疼痛。模仿 T 细胞淋巴瘤的皮肤假性淋巴瘤患者临床表现常为更大的无症状性斑片或斑块[19, 20]。

10.3.3 皮肤镜表现

皮肤假性淋巴瘤在临床表现和皮肤镜特征上都类似皮肤淋巴瘤。关于假性皮肤淋巴瘤的皮肤镜特征报道数量极少。其中，一例假性淋巴瘤毛囊炎的皮肤镜表现为线状分支状血管、小的毛囊周围和毛囊黄点、毛囊红点（图 10.15B）[19]，而在一例皮肤淋巴细胞瘤中，皮肤镜下可见粉红色背景下的白色网状线，其间有部分纤细线状血管穿过网状线（图 10.16B）[20]。根据作者的经验，T 细胞和 B 细胞假性淋巴瘤（结节性皮损）的主要皮肤镜特征是弥漫性或局灶性橙色或橙红色区域（如前所述"占位效应"）（图 10.17B～图 10.19B），与 PCL 中的结节性皮损特征类似。血管形态各异，其中最常见的是线状不规则血管和分支状血管（图 10.17B～图 10.19B）。除此之外也可见白色区域，但其较少见且不具有特异性。

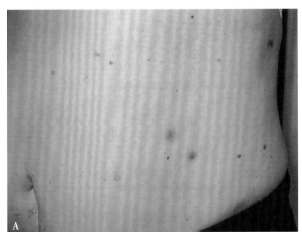
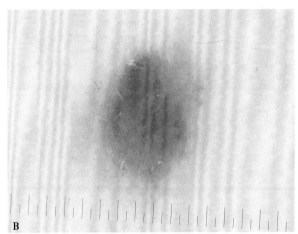

图 10.15 A. 假性淋巴瘤表现为位于躯干的一组散在分布的结节。B. 皮肤镜下表现为粉红色背景下的白色网状线、伴有少数纤细线状血管

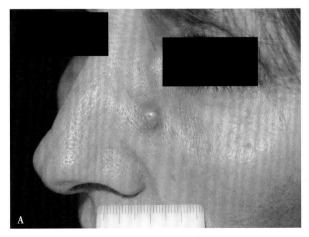
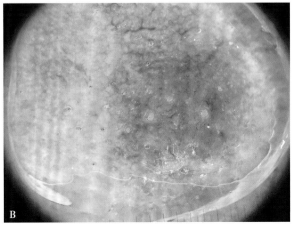

图 10.16 A. 假性淋巴瘤表现为面部单个结节。B. 皮肤镜下表现为弯曲线状和分支状血管、毛囊黄色角栓和橙红色斑片

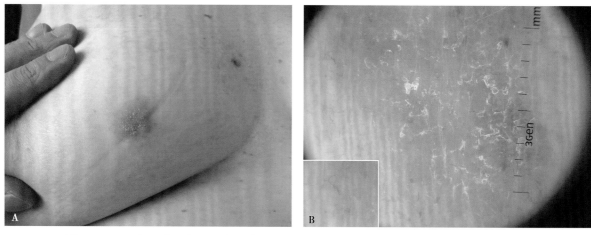

图 10.17　A. 假性淋巴瘤。B. 皮肤镜下可见弥漫性橙色背景、鳞屑和模糊线状血管（见方框）

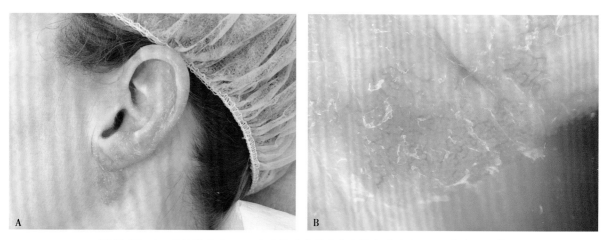

图 10.18　A. 假性淋巴瘤。B. 皮肤镜下表现为中央橙色区域和网状/分支状血管

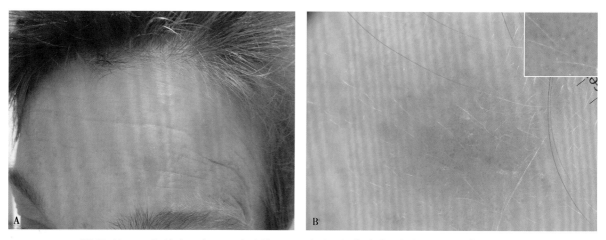

图 10.19　A. 假性淋巴瘤。B. 皮肤镜下可见弥漫性橙色背景、鳞屑和点状血管（见方框）

（刘兆睿 译，王煜坤 校，舒畅 刘洁 审）

参考文献

1. Wilcox RA. Cutaneous T-cell lymphoma: 2016 update on diagnosis, risk-stratification, and management. *Am J Hematol* 2016; 91: 151–65.

2. Wilcox RA. Cutaneous B-cell lymphomas: 2016 update on diagnosis, risk-stratification, and management. *Am J Hematol* 2016; 91: 1052–5.

3. Wilcox RA. Cutaneous T-cell lymphoma: 2011 update on diagnosis, risk-stratification, and management. *Am J Hematol* 2011; 86: 928–48.

4. Lallas A, Apalla Z, Lefaki I et al. Dermoscopy of early stage mycosis fungoides. *J Eur Acad Dermatol Venereol* 2013; 27: 617–21.

5. Bosseila M, Sayed Sayed K, El-Din Sayed SS, Abd El Monaem NA. Evaluation of angiogenesis in early mycosis fungoides patients: dermoscopic and immunohistochemical study. *Dermatology* 2015; 231: 82–6.

6. Xu P, Tan C. Dermoscopy of poikilodermatous mycosis fungoides (MF). *J Am Acad Dermatol* 2016; 74: e45–7.

7. Errichetti E, Stinco G. Usefulness of dermoscopy in poikiloderma vasculare atrophicans/parakeratosis variegata. *Eur J Dermatol* 2016; 26: 300–2.

8. Errichetti E, Chiacchio R, Piccirillo A. Folliculotropic mycosis fungoides presenting as non-inflammatory scarring scalp alopecia associated with comedo-like lesions. *Int J Dermatol* 2016; 55: e40–1.

9. Morariu SH, Rotaru M, Vartolomei MD et al. Pagetoid reticulosis Woringer-Kolopp type, a particular variant of mycosis fungoides: a case report. *Rom J Morphol Embryol* 2014; 55: 1469–72.

10. Moura FN, Thomas L, Balme B, Dalle S. Dermoscopy of lymphomatoid papulosis. *Arch Dermatol* 2009; 145: 966–7.

11. Uzuncakmak TK, Akdeniz N, Karadag AS, Taskin S, Zemheri EI, Argenziano G. Primary cutaneous CD 30 (+) ALK (−) anaplastic large cell lymphoma with dermoscopic findings: a case report. *Dermatol Pract Concept* 2017; 7: 59–61.

12. Saleh MA, Halim DM. Dermoscopy: an easy, noninvasive tool for distinguishing mycosis fungoides from other inflammatory mimics. *J Egypt Women Dermatol Soc* 2014; 11: 215–9.

13. Errichetti E, Piccirillo A, Stinco G. Dermoscopy as an auxiliary tool in the differentiation of the main types of erythroderma due to dermatological disorders. *Int J Dermatol* 2016; 55: e616–8.

14. Errichetti E, Stinco G. Dermoscopy in general dermatology: a practical overview. *Dermatol Ther (Heidelb)* 2016; 6: 471–507.

15. Errichetti E, Stinco G. The practical usefulness of dermoscopy in general dermatology. *G Ital Dermatol Venereol* 2015; 150: 533–46.

16. Mascolo M, Piccolo V, Argenziano G et al. Dermoscopy pattern, histopathology and immunophenotype of primary cutaneous B-cell lymphoma presenting as a solitary skin nodule. *Dermatology* 2016; 232: 203–7.

17. Piccolo V, Mascolo M, Russo T, Staibano S, Argenziano G. Dermoscopy of primary cutaneous B-cell lymphoma (PCBCL). *J Am Acad Dermatol* 2016; 75: e137–9.

18. Geller S, Marghoob AA, Scope A, Braun RP, Myskowski PL. Dermoscopy and the diagnosis of primary cutaneous B-cell lymphoma. *J Eur Acad Dermatol Venereol* 2018; 32: 53–6.

19. Fujimura T, Hidaka T, Hashimoto A, Aiba S. Dermoscopy findings of pseudolymphomatous folliculitis. *Case Rep Dermatol* 2012; 4: 154–7.

20. Mitteldorf C, Kempf W. Cutaneous pseudolymphoma. *Surg Pathol Clin* 2017; 10: 455–76.

第11章 其他浸润性疾病

Enzo Errichetti, AimiliosLallas

11.1 组织细胞增生症

11.1.1 简介

"组织细胞增生症"一词包括一系列不常见疾病，特征为在一个或多个组织和器官中有单核巨噬细胞系统增殖和聚积（比如单核细胞、巨噬细胞或树突状细胞）[1,2]。一般分为三大类，即朗格汉斯细胞组织细胞增生症（Langerhans cell histiocytosis，LCH）（经典型和自愈型）、非 LCH（NLCH）（包括几个亚型，表 11.1），以及恶性组织细胞增生症，皮肤科医生对前两组疾病更感兴趣，因为通常皮肤和可见的黏膜会受累[1-3]。除了恶性组织细胞增生症外，所有这些情况以前都被认为是反应性增殖过程，但是最近分子和基因组技术的发展支持了经典 LCH 实际上可能是一种肿瘤性疾病，尽管不一定是恶性肿瘤。

11.1.2 临床表现

临床表现因组织细胞增生症的类型而异[1,2]。具体来说，经典 LCH 的临床表现可能从无症状/轻度的局限于一个器官的症状表现（骨骼、皮肤或淋巴结）（单系统 LCH）到弥漫的/系统播散（多系统 LCH），后者被进一步分为低风险的器官累及型（皮肤、骨、淋巴结和垂体）和累及一个或多个高危器官型（造血系统、肺、肝和脾）。根据皮肤病的皮损，经典 LCH 的典型特征是小的、不连续的或融合的、半透明的、玫瑰黄色的丘疹，可能表现为鳞屑、结痂或溃疡，最常受累的是头皮和躯干；而水疱性、脓疱性、结节性和溃疡性病变也能看到但是不常见。自愈性 LCH 传统上被描述为多发或单发的隆起性、坚实的红褐色结节或肉红色病变（类似于婴儿血管瘤），在自发消退前溃烂或形成褐色结痂；形成类似水痘的小的红褐色结痂性丘疹也并不少见[1]。

NLCH 则通常分为专门/主要皮肤累及型（青少年和成人黄色肉芽肿、丘疹性黄瘤、泛发型发疹型组织细胞增生症、良性头部组织细胞增生症、单发和泛发皮肤型网状组织细胞增生症和进展型结节性组织细胞增生症）和常见的系统累及型（播散性黄瘤、Erdheim-Chester 病、多中心网状细胞增生症、坏死性黄色肉芽肿和 Rosai-Dorfman 病）[2]。从皮肤病学的角度来看，所有这些皮疹通常表现为红橙色、红棕色或黄色的丘疹/结节，其部位根据亚型而异，尽管头部、躯干和皮肤皱褶通常是最常见的累及部位[2]。有趣的是，以皮肤受累为主的病变往往为孤立的（非融合的）病变，而以皮肤外受累为主的病变往往表现为成群的或融合的斑块。

关于 LCH 和所有 NLCH 亚型的临床表现，见表 11.1。图 11.1A～图 11.9A 显示了几种 NLCH 的临床特征。

11.1.3 皮肤镜表现

组织细胞增生症皮损的镜下模式因疾病亚型的不同而不同，但各种类型间的重叠相当常见[4-23]。重要的是，大多数已发表的关于组织细胞增生症的皮肤镜表现仅限于少数亚型（比如 LCH、黄色肉芽肿、单发和弥漫性皮肤网状组织细胞增生症、Rosai-Dorfman 病和多中心网状细胞增生症），均来自小样本病例系列或单例病例报告，因此缺乏具有高水平证据的完整数据[4-23]。

基于作者经验和文献描述[4-23]，大部分组织细胞增生症最常见的表现为弥漫或局灶分布橙黄色区域（图 11.1B～图 11.9B），这可能是由于真皮中存在载脂的泡沫（黄瘤）组织细胞（呈现黄色）和炎症/血管扩张（加上泡沫组织细胞的黄色呈现出橙色）[4-23]。然而，不能排除橙色可能是真皮中致密细胞浸润的结果（一种"肿块效应"），类似于肉芽肿性皮肤疾病（尤其是结节病）[24]。

值得注意的是，与 NLCH 相比，LCH 中出现

表 11.1　LCH 和 NLCH 的临床特征

组织细胞增生症类型	皮肤表现	可能的皮肤外受累器官	临床病程
朗格汉斯细胞组织细胞增生症（LCH）			
经典 LCH	小的、不连续的或融合的、半透明的、玫瑰黄色丘疹，可能表现为鳞屑、结痂或溃疡，最常见受累的是头皮和躯干	骨、造血系统、淋巴结、垂体、肺、肝和脾	单系统 LCH 预后通常较好，而多系统 LCH 可能致死
自愈型 LCH	多发或单发的隆起性、坚实的红褐色结节或肉红色病变（血管瘤样），或红褐色结痂性丘疹	通常没有	在自发消退前几周或数月出现溃疡或形成褐色结痂
非朗格汉斯细胞组织细胞增生症（NLCH）			
青少年和成人黄色肉芽肿	孤立的红橙色或红棕色丘疹和/或结节，可进展成黄色，通常位于躯体上半部分	非常罕见（眼睛受累最常见，以及肺、骨、肾、心包、结肠、卵巢和睾丸）	皮肤和内脏病变都能自发性消退（通常在 3～6 年内）
丘疹性黄色瘤	弥漫和孤立的黄色丘疹	通常没有	在数月到数年内自愈
泛发性发疹性组织细胞增生症	弥漫的，坚实的，圆形/卵圆形，粉红/暗红丘疹（成年人中对称分布，儿童中不规则分布）	通常没有	在数月到数年内自愈
良性头部组织细胞增生症	轻度隆起，圆形或卵圆形，红橙色或红棕色丘疹，主要位于面部	通常没有	在数月到数年内自愈
播散性黄瘤	融合的红棕色丘疹/结节，迅速演变为黄色，主要累及屈侧、面部、躯干和四肢近端	垂体，呼吸系统和眼结膜	自愈或持续——可能与多发性骨髓瘤和单克隆免疫球蛋白病有关
Erdheim-Chester 病	与播散性黄瘤类似	骨（尤其是下肢）、肺、肝、肾、心脏和中枢神经系统（CNS）	病程进展，预后差（器官衰竭）
多中心网状组织细胞增生症	甲周"珊瑚珠状"红褐色丘疹，以及红/黄褐色丘疹（可能融合成斑块）和结节，可能累及每个区域（包括黏膜）	弥漫性严重的多发性关节炎（特别是手、膝盖和手腕）和内脏受累（偶尔）——可能与恶性肿瘤有关	皮肤/黏膜：病程不定（可能自发性消退）关节：6～8 年的进行性破坏病程，然后稳定
单发型皮肤网状组织细胞增多症	单发，生长迅速，黄褐色或红褐色结节，常位于头部	通常没有	可能自发消退
播散性皮肤网状组织细胞增生症	散在的黄褐色或红褐色丘疹或结节	通常没有	可能自发消退
进展性结节性组织细胞增生症	弥漫性（不累及屈侧）黄橙色丘疹和深结节（1～5cm），表面有毛细血管扩张，主要位于躯干	丘疹也可累及口腔、喉部和结膜黏膜	渐进性，无自发消退迹象（但患者健康状况良好）
坏死性黄色肉芽肿	红橙色、紫色或黄色丘疹结节扩大成斑块，可能表现为中央溃疡或萎缩伴末梢毛细血管扩张，最常见的受累部位是眶周	口腔黏膜和肝脾肿很可能与多发性骨髓瘤有关	病程进展和预后取决于潜在的多发性骨髓瘤
Rosai-Dorfman 病	黄色斑疹和斑块，红褐色丘疹，斑块和结节，可能出现侵蚀或溃疡	淋巴结病（颈部，其他部位较少见）和淋巴结外受累（较少见）（尤其是眼、骨、中枢神经系统和唾液腺）	通常为良性病程，数月到数年内自发消退

橙黄色区域的报道较少,这可能是因为前者中出现黄瘤组织细胞的频率较低[12, 22-24]。另一方面,红细胞外渗解释了在LCH(经典型)中可能看到的紫红色区域[22]。

在很多NLCH类型如黄色肉芽肿、皮肤网状组织细胞增生症、多中心网状细胞增生症、坏死性黄色肉芽肿和Rosai-Dorfman病中,可见进一步的皮肤镜线索,包括红晕(加上中央橙黄色区域,产生了所谓的"落日"模式)(图11.3B)和分支血管(图11.1B、图11.3C、图11.4B和图11.9B)[4-23]。在自愈性LCH中也发现了类似的血管[23]。值得注意的是,由于致密的组织细胞浸润将真皮血管向上推(更靠近皮肤表面),因此组织细胞增生症(特别是急性期)的血管结构通常很显著,因此显得更清晰(图11.1B、图11.3C和图11.4B)[4-23]。

其他较少见/特征不太明显的皮肤镜表现为点状/线状血管、白色瘢痕样区域(可能由于纤维化)、白色领圈状脱屑和色素结构。然而白色区域出现于经典的LCH(表现为白晕)[22]、自愈型LCH(中央白色区域)[23]和许多NLCH的类型(如球状、条纹和/或斑片)[4-21](图11.1B、图11.3C、图11.4B和图11.5B);点状/线状血管、白色领圈状脱屑和色素结构仅分别见于黄色肉芽肿中[4, 6, 7, 9]、多中心网状组织细胞增生症(甲周病变)[21](图11.7B)和皮肤网状组织细胞增生症[13-17](褐色小球、点和/或网络)/经典LCH[22](棕色点)中分别有报道。

需要强调组织细胞增生症的皮肤镜表现因疾病的不同阶段而有明显差异[4]。这一概念在黄色肉芽肿中得到了广泛的研究[4],但它也适用于大多数其他类型的组织细胞增生症。特别是,"落日

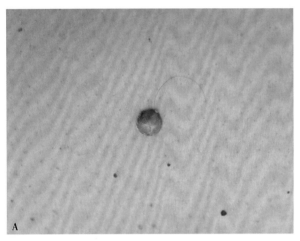
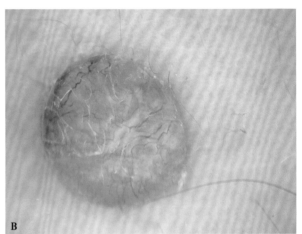

图11.1　单发的成人黄色肉芽肿。A.临床检查示一个红橙色结节。B.在镜下表现为多个橙黄色区域,伴有非常显著的分支血管和一些线状或不规则的亮白色区域

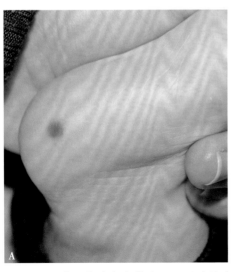

图11.2　足部幼年黄色肉芽肿。A.临床检查示轻度浸润、圆形、橘黄色皮损。B.其皮肤镜表现为弥漫性淡黄色(由Angelo Piccirillo, MD提供)

征"主要在疾病早期进展阶段,而在病变成熟阶段,周围的红斑趋于减少,黄色区域(小球)变得更加明显,白色(纤维化)结构是晚期退化阶段的普遍表现(图 11.3B 和图 11.3C)[4]。有趣的是,血管结构似乎与病变的进展无关,因为它们可能在病变的所有阶段都普遍存在[4]。

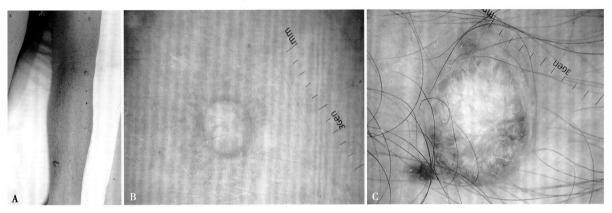

图 11.3　弥漫性皮肤网状组织细胞增生症。A. 左臂有三个粉橙色结节。B. 皮肤镜显示了最近端病变(系最近期病变)中所谓的"落日"模式(中央橘黄色区域,周围红晕)。C. 一个"较老"的皮病变中的几个橙色/黄色区域与非常显著的分支/线状血管和不规则/球状明亮的白色区域(周围红斑不明显)。这种差异是由于病变处于不同阶段(由 Angelo Piccirillo, MD 提供)

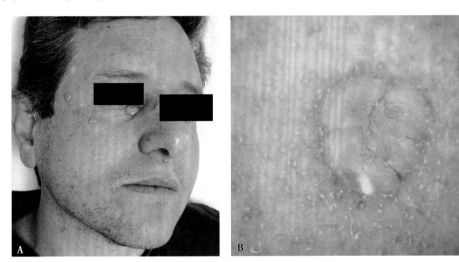

图 11.4　弥漫性皮肤网状组织细胞增生症。A. 与上图相同患者的面部临床照片显示数个粉红色丘疹/结节。B. 皮肤镜检查显示苍白背景下的局灶性橙色区域和数个非常显著的分支血管;注意在病变范围内未见毛囊口(由 Angelo Piccirillo, MD 提供)

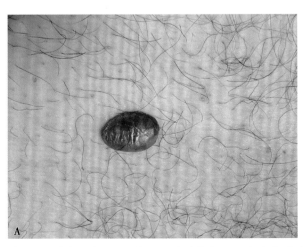
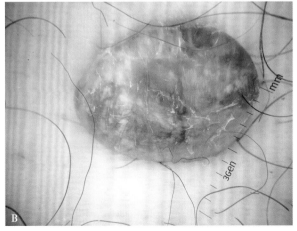

图 11.5　单发性皮肤网状组织细胞增生症(网状组织细胞瘤)。A. 临床检查示一个紫色结节。B. 皮肤镜显示局灶分布的橙色区域,以及紫色背景下线状、不规则和球状的亮白色区域

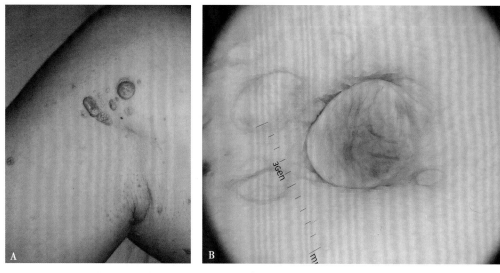

图 11.6　Erdheim-Chester 病。A. 临床图像显示右侧肩部有许多黄色丘疹和结节。B. 皮肤镜检查显示弥漫性强黄色区域（由 Arturo Galvan，MD 提供）

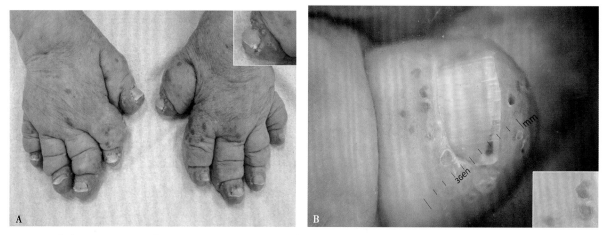

图 11.7　多中心网状组织细胞增生症。A. 典型的临床征象与因残毁关节炎和骨质吸收导致的"望远镜样"手指以及黄红色甲周"珊瑚珠样"丘疹（框中图像更易见）和手背红色丘疹。B. 皮肤镜示甲周丘疹的特点是由白色领圈状脱屑包围的圆的橙色区域（框中示放大图像）

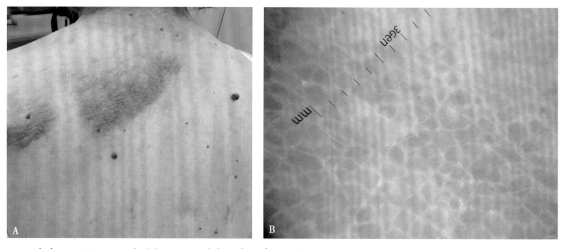

图 11.8　多中心网状组织细胞增生症。A. 背部红色丘疹融合成斑块。B. 皮肤镜显示橙色小球区域被白色分隔，形成"鹅卵石"模式

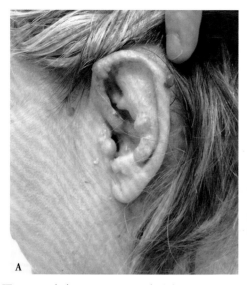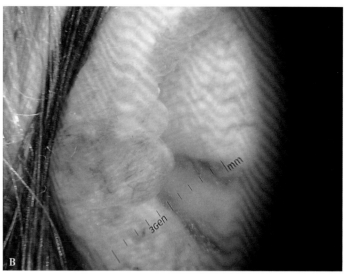

图 11.9　多中心网状组织细胞增生症。A. 左耳粉红色和紫色结节性病变。B. 皮肤镜检查显示一个无结构的橙色区域和紫色背景上的分支血管

11.2　肥大细胞增生症

11.2.1　简介

肥大细胞增生症是一组以肥大细胞增殖和聚积于一个或多个器官为特征的异质性疾病，以皮肤为最常累及[25-28]。根据世界卫生组织的标准，有三种皮肤形态：斑丘疹型皮肤肥大细胞增生症［即色素性荨麻疹（UP）和持久发疹性斑疹性毛细管扩张（TMEP）］、弥漫型皮肤肥大细胞增生症和肥大细胞瘤[25-28]。结节型和斑块型肥大细胞增生症不再被认为是独立的疾病，而被认为是斑丘疹型皮肤肥大细胞增生症或肥大细胞瘤的临床亚型（基于皮损的数量——见"临床表现"部分）[25-28]。

11.2.2　临床表现

UP 的典型特征是红褐色斑疹、丘疹、结节和 / 或斑块，大小不等[25, 27]。成人类型的特点是主要累及躯干和大腿的小的（直径 3～5mm）斑疹 / 轻微可触及的丘疹性病变（图 11.10A 和图 11.11A），而儿童发病通常更广泛、病变表现以色素沉着为主而非红斑，更大（大小在 5～15mm 之间），且更凸起[25, 27]。尤其是儿童（与成人相比，皮损中肥大细胞的数量更多），在抓挠或摩擦后，病变可能变成红斑和 / 或荨麻疹（Darier 征）[25]。值得注意的

是，这一体征并不是 UP 所特异的，因为它亦可以在其他情况下出现，如皮肤白血病、幼年黄色肉芽肿和朗格汉斯细胞组织细胞增生症。[29]

TMEP 通常表现为毛细血管扩张，呈棕红色斑疹，边缘不规则，直径 2～6mm；胸部和四肢是最常受累的区域（图 11.12A 和图 11.13A）[25, 30]。通常不存在 Darier 征[25, 30]。

弥漫型皮肤肥大细胞增生症的特征是皮肤弥漫性皮革样（厚皮）增厚，可出现红斑或黄褐色（"橘皮"或"鲨革样"外观）；致密肥大细胞浸润部位可出现结节。此外，通常可自发或轻微外伤或刮伤后形成水疱[25, 31]。

肥大细胞瘤通常表现为一个或几个（最多五个）深棕色结节性病变，主要影响肢体远端（图 11.14A 和图 11.15A）[25, 27]。摩擦后会起水疱，尤其是在婴儿尿布区，偶尔摩擦孤立的肥大细胞瘤还会出现脸部潮红[25, 27]。

11.2.3　皮肤镜表现

皮肤肥大细胞增生症的皮肤镜模式根据疾病亚型不同而不同[24, 32-36]。斑丘疹型皮肤肥大细胞增生症中，UP 最常见的皮肤镜表现包含均匀的浅棕色污斑（图 11.10B）和 / 或粗糙的色素网络（图 11.11B），而 TMEP 主要表现为红斑 / 褐色基础上网状血管（"网状血管"模式），有时是褐色网络（图 11.12B）[24, 32-36]。然而，皮肤镜检查不能保证

可靠地区别这些疾病,比如 UP 可以表现为网状血管模式,但不常见 [24, 32]。值得注意的是,根据最近的一项研究,这种模式的存在,以及血清胰酶水平和斑块型病变,可以联合预测是否需要维持抗介质治疗 [32]。其他在 UP 和 TMEP 中较少见的血管表现包括稀疏的点状血管(图 11.12)和纤细而扭曲的线状血管(图 11.13B)[24, 32-36]。此外,UP 结节 / 斑块有时可呈黄橙色污斑 [32]。

根据对 11 例肥大细胞瘤患者的研究,弥漫性或多灶性黄橙色改变(黄橙色污斑)(图 11.14B)似乎总是出现,因为它们在所有情况下都可见到,没有发现其他特征 [32]。然而,这样的结果应该被谨慎地看待,因为作者只考虑了单发皮损的患者,而多发皮损的患者被囊括于结节性 / 斑块性肥大细胞增生症中。重要的是,作者发现了这类疾病中其他不太常见的皮肤镜模式,比如弥漫的浅褐色改变和褐色的网络。在作者的经验中,这些表现甚至可能出现在孤立的肥大细胞瘤中,在疾病退化阶段也更为常见(图 11.15B)。

值得注意的是,在同一皮肤肥大细胞增生症患者中,不同的皮损往往在镜下呈现出相似的外观 [32],尽管仍有可能遇到患者皮损的镜下特征各异,尤其是在比较不同阶段的皮损时。事实上,根据作者的经验,较久的 UP 病灶往往表现为弥漫的褐色色素沉着,而较新的病灶往往表现为更常见的色素沉着网络。

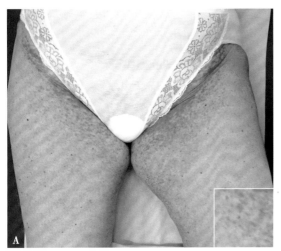
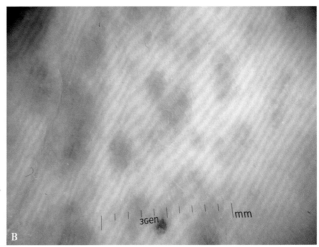

图 11.10　UP。A. 在大腿近端区域和腹股沟皱褶的棕色、融合的斑丘疹。B. 皮肤镜显示均匀的浅棕色 / 红色区域

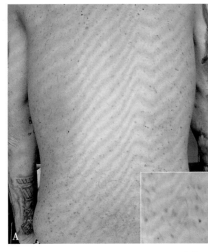
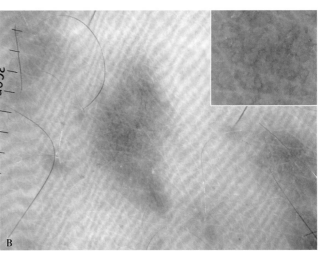

图 11.11　UP。A. 累及背部的棕色斑丘疹。B. 皮肤镜检查显示皮损有粗糙的棕色网

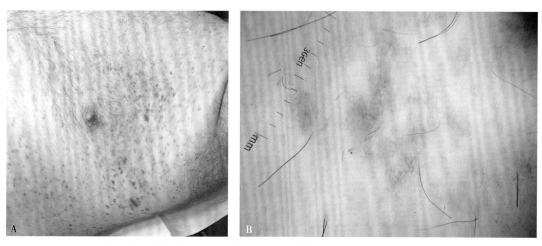

图 11.12　TMEP。A. 临床上躯干有许多红棕色斑疹。B. 皮肤镜表现为线状血管,其中一些在棕色背景下相交形成网状结构,少数点状血管也很明显

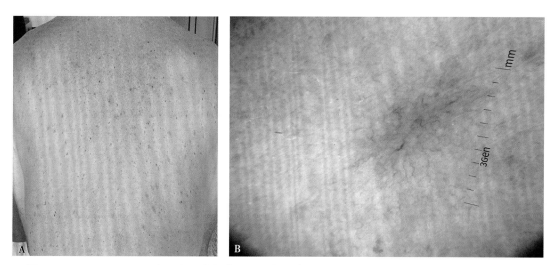

图 11.13　TMEP。A. 临床检查示背部有几个棕色斑疹。B. 皮肤镜显示棕色背景下扭曲的线状血管

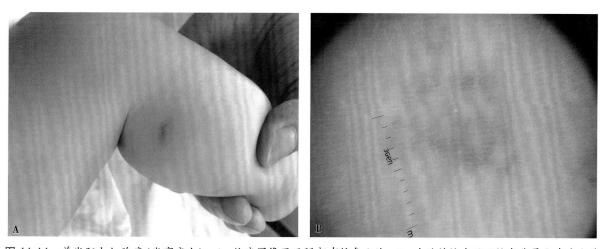

图 11.14　单发肥大细胞瘤(发育完全)。A. 临床图像显示腿部有棕色斑块。B. 皮肤镜检查显示棕色背景上有多个黄色区域(污斑)

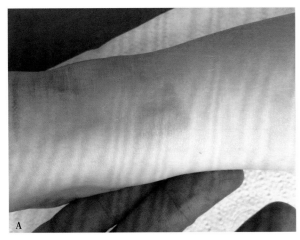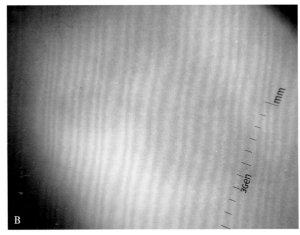

图 11.15　单发肥大细胞瘤（消退期）。A. 临床图像显示轻度隆起的褐色斑块。B. 皮肤镜显示弥漫性浅棕色 / 粉红色改变

11.3　皮肤淀粉样变性

11.3.1　简介

淀粉样变性是指一组以淀粉样蛋白团沉积于身体组织和器官，特别是心脏、肾脏、胃肠道、神经系统和皮肤为特征的获得性或遗传性疾病[37]。几种不同的蛋白质可以形成淀粉样蛋白，并根据淀粉样蛋白的不同及分布如系统型或局灶型对淀粉样变性的类型进行了分类[37]。通常，当用刚果红染料染色时，在正常光下淀粉样沉积物呈红色，在偏振光下呈特有的绿色双折射[37]。

在本章中，我们将讨论系统型的皮肤表现以及局灶型的皮肤表现，包括斑状淀粉样变性、苔藓样淀粉样变性、肛门骶尾部淀粉样变性、皮肤异色病样淀粉样变性和结节性局灶皮肤淀粉样变性。

11.3.2　临床表现

系统性淀粉样变（特别是骨髓瘤或浆细胞瘤相关亚型——AL 淀粉样变）有多种皮肤表现，最常见的是瘀点或瘀斑（图 11.16）和黄色至白色，蜡状，部分出血性丘疹（图 11.17A），主要分布于眼睑、颈部、腹股沟和肛门生殖器周围[37]。其他不太常见的表现包括指甲营养不良、脱发、大疱病变、皮肤松弛、硬皮病样病变和结节[37]。

斑状淀粉样变性表现为轻度至重度发痒的褐色斑疹，常融合成较大的斑片，呈波纹状或网状，通常均匀分布于上背部、胸部和手臂伸侧（图 11.18A）[37]。值得注意的是，从临床的角度来看，将这种情况与摩擦黑变病区分开来可能相当具有挑战性。

苔藓样淀粉样变性的特征是剧烈瘙痒、红色 / 棕色，经常有鳞屑性丘疹，可融合成较厚的斑块，主要累及胫前、大腿、足和前臂（图 11.19A）[37]。肛门骶尾部淀粉样变表现为分布于肛门的两个外侧区域的角化过度性褐色斑块（图 11.20A），往往被视为一种独立的局灶皮肤淀粉样变，然而此病和苔藓样淀粉样变性之间存在关联，支持前者为后者的一种局限类型的假说[37]。

皮肤异色病样淀粉样变性的特点是广泛的点状、网状或弥漫性色素沉着，并伴有色素减退的斑疹（图 11.21A）；手掌、足底和黏膜表面通常不受累[38]。这种情况经常发生在儿童时期，尽管在某些情况下，这种变化直到成年才显现[38]。与斑状淀粉样变性和苔藓样淀粉样变性不同的是，皮肤异色病样淀粉样变性的患者通常没有瘙痒感，而且通常有相似病变的阳性家族史[38]。

结节性局灶皮肤淀粉样变性表现为单发或多发无症状、坚实、粉棕色至红色结节或斑块，主要累及躯干、四肢、肢端、生殖器和面部（图 11.22A）[37]。病灶往往不溃烂，但有些可能开裂，特别是发生在足跖部位[37]。

11.3.3　皮肤镜表现

皮肤镜检查有助于识别系统型淀粉样变性的细微的临床征象，特别是眼睑上的小出血点（图 11.16），并有助于对眼周的蜡样丘疹的诊断[39]。尤其是后一种病变表现为典型的橙黄色背景，并伴有微小的出血点（图 11.17B），这分别是真皮和血管淀粉样蛋白沉积的结果[39]。

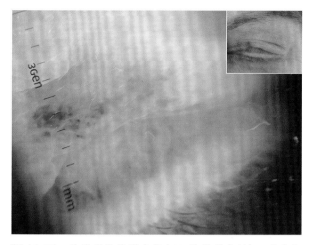

图 11.16 系统型淀粉样变性（AL 淀粉样变性）。眼睑上的细微瘀点（框），在皮肤镜检查中更明显

局灶型皮肤淀粉样变，如斑状淀粉样变性（图11.18B）和苔藓样淀粉样变性（图 11.19B）最常见的皮肤镜表现为中央"核心"（前者为白色或棕色，后者为白色），周围有不同形状的棕色色素沉着，包括细小的放射条纹、点、叶状凸起和球根状凸起[40]。此外，在苔藓样淀粉样变性中，中央核心可能被瘢痕样区域所取代（可能是较大和较厚的皮损中唯一的特征），有时可能出现白色领圈的边缘（类似于火山口）[40]。关于皮肤镜-病理学相关性，推测色素结构可能是由于基底色素沉着、色素失禁和/或黑色素颗粒分布于真皮乳头内淀粉样蛋白沉积处，而白色结构（即鳞屑、中央白色"核心"和瘢痕样区域）是正角化过度和/或棘层肥厚的结果[40]。

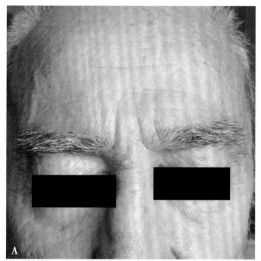
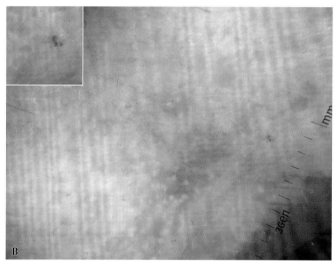

图 11.17 系统型淀粉样变性（AL 淀粉样变性）。A. 临床图像显示眼睑上的黄色丘疹。B. 皮肤镜显示典型的橙黄色背景，伴有微小的出血点

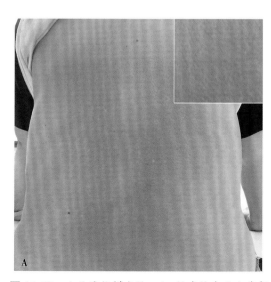
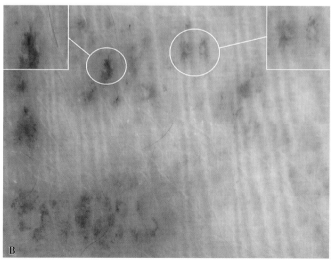

图 11.18 斑状淀粉样变性。A. 临床检查示上背部褐色斑疹融合成更大的斑片，呈波纹状（框内更易见）。B. 皮肤镜表现为中心"核心"（称为圆形结构）为特征，棕色（左上框）或白色（右上框），周围环绕着放射条纹/球根状凸起

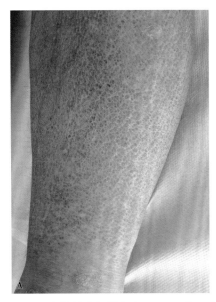
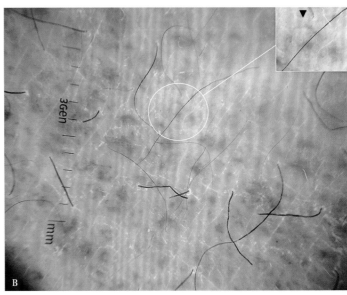

图 11.19　苔藓样淀粉样变性。A. 临床照片示累及胫前的棕色和鳞屑性丘疹。B. 皮肤镜检查显示丘疹中心白色"核心"，周围有棕色色素沉着（框内更易见）

关于肛门骶尾部淀粉样变性和皮肤异色病样淀粉样变性的皮肤镜表现的文献资料缺乏，但作者的经验表明，这两种情况的皮肤镜检查结果与斑状淀粉样变性和苔藓样淀粉样变性相类似，特点是肛门骶尾部淀粉样变性常表现为白色瘢痕样区，伴有鳞屑（图 11.20B）；而皮肤异色病样淀粉样变性也以色素减退区域为特征（图 11.21B）。

最后，据报道，结节性局灶皮肤淀粉样变性的皮肤镜显示橙色 - 黄色的均匀区域（可能是由于密集的淀粉样沉积——"肿块效应"），伴有细长的匐行性毛细血管扩张[41]。然而，除了橙黄色区域外，这种淀粉样变性类型可能表现为点状血管、毛囊角栓以及出血点，尤其是位于面部的病灶（图 11.22B）。值得注意的是，后两项发现很可能是由于淀粉样蛋白沉积引起的真皮内毛囊受压，随后分别发生毛囊内角蛋白沉积以及血管周围淀粉样蛋白沉积引起的血管变脆。

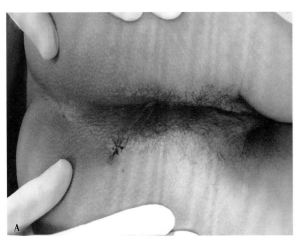
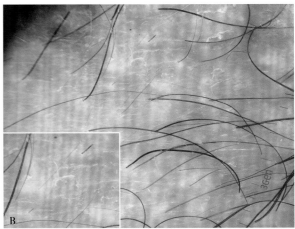

图 11.20　肛门骶尾部淀粉样变性。A. 临床表现为位于肛门两侧外侧的角化过度的棕色斑块。B. 皮肤镜显示出白色的瘢痕样区域，伴有鳞屑（框内易见）

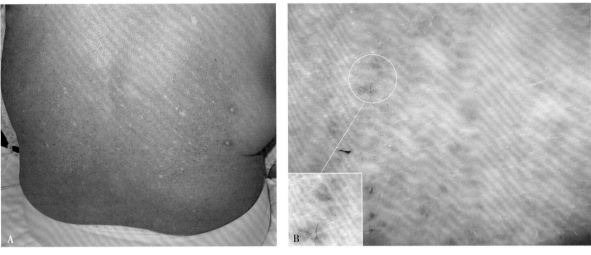

图 11.21　皮肤异色病样淀粉样变性。A. 临床照片示背部弥漫性色素沉着混杂色素减退斑。B. 皮肤镜检查显示与斑状淀粉样变性和苔藓样淀粉样变性相类似，有中央圆的白色区域（枢纽），周围有色素结构（本例为无结构和点状）（框内易见）；此外，也可见一些白色斑点

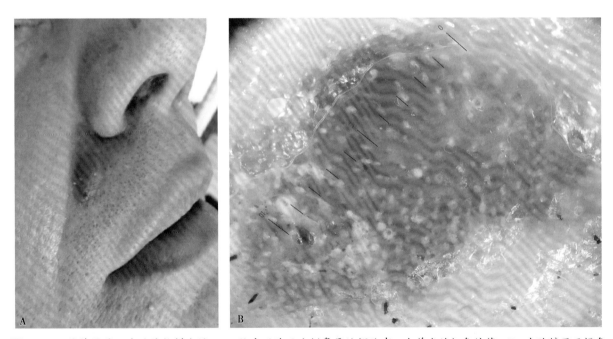

图 11.22　结节性局灶皮肤淀粉样变性。A. 临床照片示右侧鼻唇皱褶处有一个单发的红色结节。B. 皮肤镜显示橙色周边区域，有点状血管、毛囊角栓和出血点（由 Nicola di Meo, MD 提供）

11.4　皮肤黏蛋白病

11.4.1　简介

皮肤黏蛋白病是一种异质性的疾病，其特征是异常的黏蛋白沉积在皮肤中[42]。值得注意的是，黏蛋白是酸性黏多糖组成的一种凝胶状无定形混合物，能够在水里吸收自身 1 000 倍的重量，因此当其过度沉积时，真皮结缔组织会明显水肿[42]。

即使黏蛋白可能在苏木精和伊红染色中显示为胶原束间淡蓝色的物质，但通常都是用特殊染色来显现，如 pH 为 2.5 的阿新蓝、胶样铁和 pH 为 4.0 的甲苯胺蓝[42]。皮肤黏蛋白分为两组，原发性（特发性）皮肤黏蛋白病（黏蛋白沉积是导致临床病变的主要组织学特征）和继发性黏蛋白病（组织间黏蛋白沉积只是额外发现和继发性现象）[42]。前一组是本章的研究对象，进一步分为真皮黏蛋白病和毛囊黏蛋白病，两者均包括各种亚型（表 11.2）[42]。

表 11.2　原发性皮肤黏蛋白病的分类

真皮黏蛋白病

- 黏液水肿性苔藓（丘疹性黏蛋白病）
  泛发性和硬皮病样黏液水肿性苔藓
  局限性黏液水肿性苔藓
  　肢端持久性丘疹性黏蛋白病
  　散发性丘疹性黏液水肿性苔藓
  　婴儿皮肤（丘疹性）黏蛋白病
  　结节性黏液水肿性苔藓
- 网状红斑性黏蛋白病
- 硬肿病
- 甲状腺疾病相关黏液水肿
  局限性（胫前）黏液水肿
  泛发性黏液水肿
- 结缔组织病相关丘疹性和结节性黏蛋白病
- 自愈性皮肤黏蛋白病
- 皮肤局限性黏蛋白病
- 指/趾黏液囊肿

毛囊黏蛋白病

- Pinkus 毛囊黏蛋白病（黏蛋白性脱发）
- 荨麻疹样毛囊黏蛋白病

来源：Cutaneous Mucinoses，*Rook's Textbook of Dermatology*，9th ed.，John Wiley & Sons，Ltd 2016.

11.4.2　临床表现

真皮黏蛋白病包括黏液水肿性苔藓（丘疹性黏蛋白病）以及结缔组织病相关黏蛋白病，均表现为无症状、圆顶状或平顶白色/粉红色丘疹、结节和/或斑块，可以是弥漫性的（硬化水肿）或者部分局限性的（黏蛋白病相关结缔组织病、肢端

持久性丘疹性黏蛋白病、散发性丘疹性黏液水肿性苔藓，婴儿皮肤丘疹性黏蛋白病和结节性黏液水肿性苔藓）（图 11.23A～图 11.25A）[42]。值得注意的是，在硬化性黏液水肿中也常见到眉间（狮面）和近端指间关节背侧的皮肤（"面包圈征"）（图 11.26A），线状排列的丘疹（图 11.23A）和硬皮病样改变[42]。

自愈性皮肤黏蛋白病的特点是急性多发丘疹，有时面部、颈部、头皮、腹部和大腿呈线性排列，以及在面部和关节周围有皮下结节[42]。

硬肿病和泛发性黏液水肿（图 11.27A）均表现为皮肤弥漫性进行性非凹陷肿胀和硬化，尤其是前者累及躯体上半部分，后者累及面部和手部[42]。

局限性（胫前）黏液水肿主要由弥漫性非凹陷性水肿或灰白色/褐色斑块（由于毛囊凸出常伴有橘皮样外观）引起，累及胫前区（图 11.28A 和图 11.29A），较少见于足趾、大腿、上肢和面部；结节性和象皮样型更少见[42]。肥胖相关的淋巴水肿性黏蛋白病（与淋巴水肿相关的继发性黏蛋白病）可能与斑块型胫前黏液水肿非常相似（图 11.30A 和图 11.31A）[43]。

网状红斑性黏蛋白病表现为胸部或背部中线处红斑和质硬的丘疹或斑块，呈网状，无鳞屑或其他表面改变（图 11.32A）[42]。

皮肤局限性黏蛋白病表现为一个不对称的孤立的肤色丘疹（图 11.33A）或结节，有时伴有囊性外观，可能位于任何部位[42]。

指/趾黏液囊肿通常表现为远端指间关节与近端甲皱襞（A 亚型）之间的手指背侧一个或多个半透

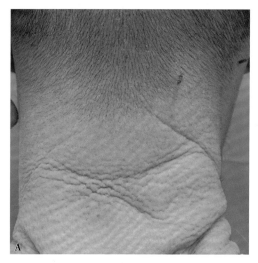
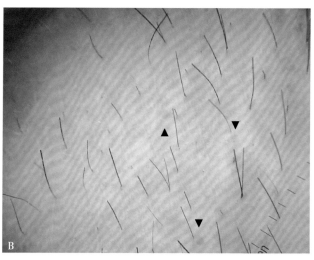

图 11.23　硬化性黏液水肿。A. 临床图像示颈后部呈线形排列的圆顶状白色丘疹。B. 皮肤镜显示白色圆形区域，伴有断发和毛囊口扩张

明圆顶状柔软或波动的结节（图 11.34 和图 11.35）[42]；病变也可见于近端甲襞（B 亚型）（图 11.36A）和甲基质下（C 亚型）（图 11.37A）[42, 44]。

Pinkus 毛囊黏蛋白病表现为一个或多个界限分明的红色斑块，常伴有鳞屑和脱发（图 11.38）；结节，环形斑块，毛囊炎样皮损，毛囊棘，痤疮样皮疹，斑秃样表现也很常见[42]。最后，荨麻疹样毛囊黏蛋白病表现为"酒渣鼻"或"脂溢性"背景上面部和颈部反复出现瘙痒性荨麻疹性丘疹和斑块[42]。

11.4.3　皮肤镜表现

皮肤黏蛋白病的皮肤镜检查研究甚少，文献报道也少[45-47]。然而，根据作者的经验，皮肤镜检查可能有助于识别这种疾病以及类似皮肤病的鉴别诊断。大多数皮肤黏蛋白病最常见和最独特的皮肤镜特征是白色（通常是明亮的）区域，可能是弥漫性的、球状的或线状的（图 11.23B～图 11.32B）。这些表现可能是由于真皮黏蛋白沉积、真皮水肿（尤其是弥漫性白色区域）和/或真皮纤维化（尤其是球状和线状白色结构）的结果。此外，硬化性黏液水肿、泛发性黏液水肿、硬肿病和胫前黏液水肿常伴有毛囊口扩张（图 11.23B、图 11.27B 和图 11.29B）。

除了上述特点，特定类型的皮肤黏蛋白病可能有其他的表现。特别是硬化性黏液水肿也可表现为断发和秃发区（图 11.23B），而肥胖相关淋巴水肿性黏蛋白病一般特征为出血点（图 11.30B）和/或铁锈色区域（由于含铁血黄素沉积）[43]（图 11.31B）。胫前黏液性水肿（图 11.29）和皮肤局部黏蛋白病（图 11.33B）也可能有色素结构。此外，网状红斑黏蛋白病也显示出点状和线状不规则血管（图 11.32B）。

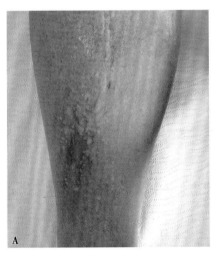
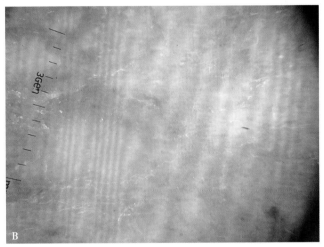

图 11.24　散发性丘疹性黏液水肿性苔藓。A. 临床图像示胫前有粉白色散在（非融合）丘疹。B. 皮肤镜显示明亮的白色圆形区域

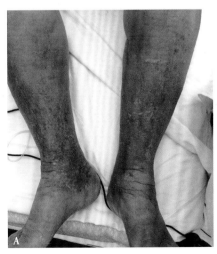
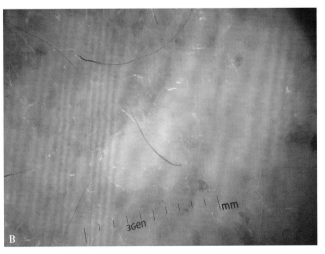

图 11.25　深色皮肤患者的散发性丘疹性黏液水肿性苔藓。A. 临床图片显示小腿有许多白色丘疹。B. 皮肤镜检查显示明亮的白色圆形区域

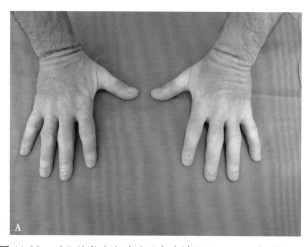
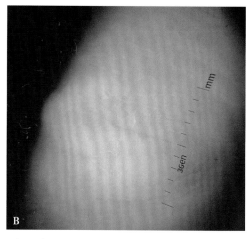

图 11.26　硬化性黏液水肿时硬皮病样改变。A. 临床图像。B. 皮肤镜显示近端指间关节背侧的皮肤有白色浸润

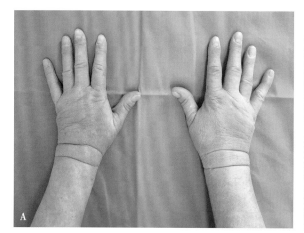
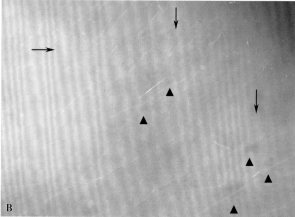

图 11.27　泛发性黏液水肿。A. 临床检查显示手部皮肤弥漫性非凹陷性肿胀和硬化。B. 皮肤镜显示白色区域（箭头）和扩张的毛囊口（三角）

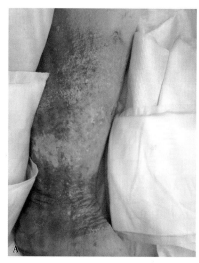
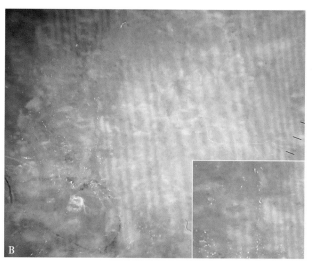

图 11.28　局限性（胫前）黏液水肿。A. 临床图片显示小腿胫前区白色丘疹融合成斑块。B. 皮肤镜检查显示线状亮白色结构（框内易见），伴有鳞屑和褐色色素沉着

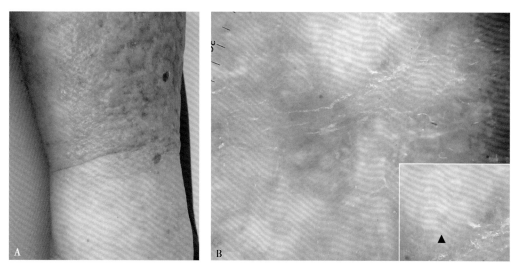

图 11.29　局限性（胫前）黏液水肿。A. 临床图像显示小腿胫前区域的粉棕色丘疹融合成斑块。B. 皮肤镜检查显示线状和圆形的亮白色结构，伴有鳞屑、棕色色素沉着和毛囊口扩张（框内三角易见）

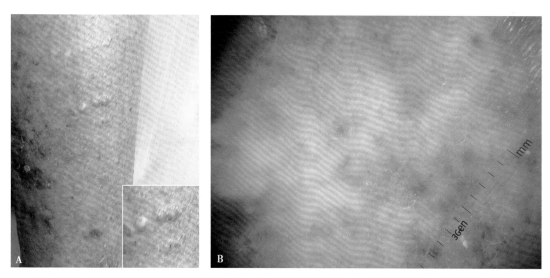

图 11.30　肥胖相关的淋巴水肿黏蛋白病。A. 胫前白色丘疹。B. 皮肤镜显示白色区域和出血点

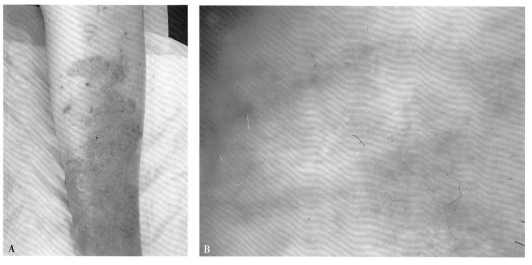

图 11.31　肥胖相关的淋巴水肿黏蛋白病。A. 皮肤上的粉红色丘疹和斑块。B. 皮肤镜检查显示弥漫性亮白色区域及周围铁锈色区域

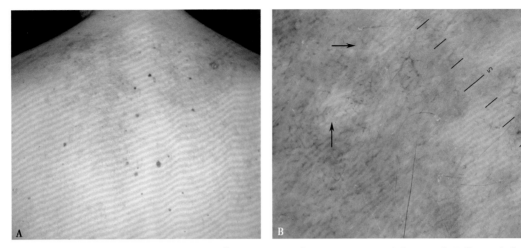

图 11.32 网状红斑黏蛋白病。A. 背部中线有红斑、质硬丘疹和斑块，呈网状结构。B. 皮肤镜显示白色区域（箭头）以及点状和线状不规则血管

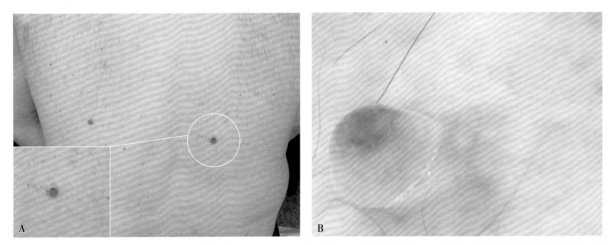

图 11.33 皮肤局限性黏蛋白病。A. 背部有一个孤立的肤色丘疹。B. 皮肤镜检查显示丘疹顶部有白色和棕色色素沉着

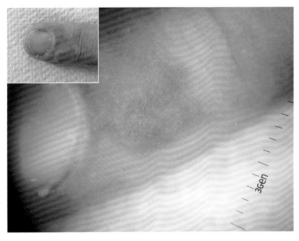

图 11.34 手指黏液囊肿 A 亚型。临床图像（框）显示手指远端指间关节附近有一个半透明的圆顶状结节；皮肤镜检查主要表现为亮白色结构（可能与汗腺开口相对应）

值得注意的是，皮肤镜也可用于评估硬化性黏液水肿的近端甲襞。与系统性硬化病不同，硬化性黏液水肿无毛细血管扩张或出血点，而仅显示正常模式（图 11.39）或血管可见度下降并伴有白色鳞屑（图 11.40）。

皮肤镜检查对指/趾黏液囊肿的诊断也很有帮助，A 亚型通常显示亮白色结构（可能与汗腺开口相对应）（图 11.35），背景呈蓝色，以及血管结构（尤其是树枝状和点状血管）[47]；B 亚型显示近端甲皱襞浅蓝色的背景下毛细血管扩张和灰白色的结痂凸出于近端甲皱襞（图 11.36B）；C 亚型，其特征是近端甲板呈蓝色，通常远端被红斑区包围（图 11.37B）。值得注意的是，皮肤镜也可用于透视病变（所有三种亚型），因为它们含有液体（图 11.35）。

提到毛囊黏蛋白病（Pinkus 型），皮肤镜可能有助于凸显无毛发的毛囊口扩张，这些开口通常是红色的，充满角化物质（图 11.38）。从皮肤镜 - 病理学的相关性来看，毛囊口扩张是毛囊上皮内黏蛋白沉积后变大的结果。

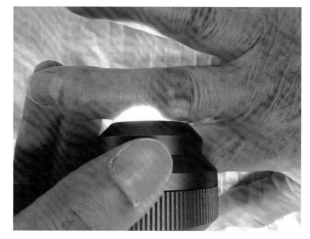

图 11.35 皮肤镜也可用于透照手指黏液囊肿

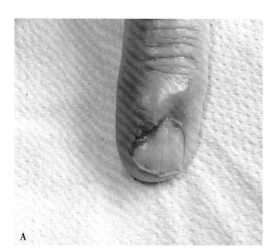

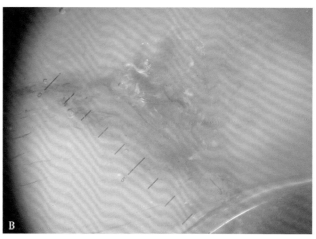

图 11.36 手指黏液囊肿 B 亚型。A. 临床表现，近端甲襞局灶性肿胀。B. 皮肤镜检查显示毛细血管扩张，近端甲襞蓝色背景及灰白色结痂突出

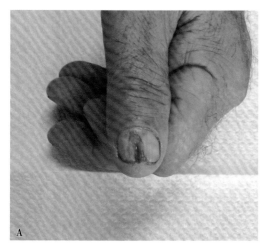

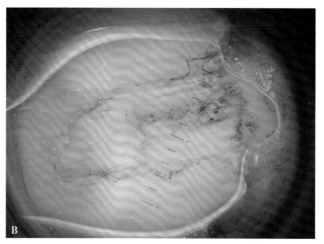

图 11.37 手指黏蛋白样囊肿 C 亚型。A. 近端甲板蓝色污点伴沟槽状萎缩。B. 皮肤镜示近端甲板呈蓝色，远端被红斑区包围

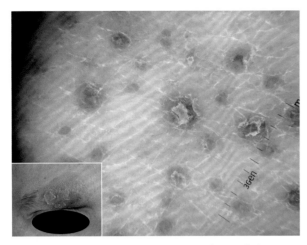

图 11.38　Pinkus 毛囊黏蛋白病。眉区有境界清楚、脱屑、秃发性红斑（框）；皮肤镜显示扩张的红色毛囊口，没有毛发，充满角化物质

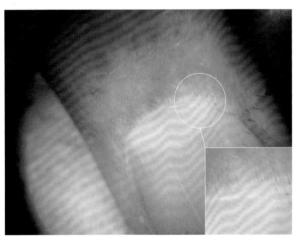

图 11.39　硬化黏液性水肿患者近端甲襞。皮肤镜显示正常模式的单排细长毛细血管祥

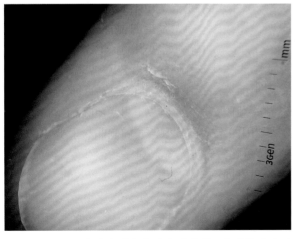

图 11.40　硬化黏液水肿患者近端甲皱襞。皮肤镜显示正常血管的可见度降低，并伴有白色鳞屑

（王轶伦 译，慕彰磊 校，徐峰 审）

参考文献

1. Gelmetti C. Cutaneous langerhans cell histiocytosis. In: Goldsmith LA, Katz SI, Gilchrest BA, Paller AS, Leffell DJ, Wolff K, eds. *Fitzpatrick's Dermatology in General Medicine.* 8th ed. New York: McGraw-Hill; 2012: 178295.

2. Gelmetti C. Non-langerhans cell histiocytosis. In: Goldsmith LA, Katz SI, Gilchrest BA, Paller AS, Leffell DJ, Wolff K, eds. *Fitzpatrick's Dermatology in General Medicine.* 8th ed. New York: McGraw-Hill; 2012: 1795–808.

3. Stanway A. Histiocytoses. Available at: https://www.dermnetnz.org/topics/histiocytoses/ [accessed October 14, 2017].

4. Song M, Kim SH, Jung DS, Ko HC, Kwon KS, Kim MB. Structural correlations between dermoscopic and histopathological features of juvenile xanthogranuloma. *J Eur Acad Dermatol Venereol* 2011; 25: 259–63.

5. Palmer A, Bowling J. Dermoscopic appearance of juvenile xanthogranuloma. *Dermatology* 2007; 215: 256–9.

6. Cavicchini S, Tourlaki A, Tanzi C, Alessi E. Dermoscopy of solitary yellow lesions in adults. *Arch Dermatol* 2008; 144: 1412.

7. Rubegni P, Mandato F, Fimiani M. Juvenile xanthogranuloma: dermoscopic pattern. *Dermatology* 2009; 218: 380.

8. Lovato L, Salerni G, Puig S, Carrera C, Palou J, Malvehy J. Adult xanthogranuloma mimicking basal cell carcinoma: dermoscopy, reflectance confocal microscopy and pathological correlation. *Dermatology* 2010; 220: 66–70.

9. Unno T, Minagawa A, Koga H, Uhara H, Okuyama R. Alteration of dermoscopic features in a juvenile xanthogranuloma during follow-up of 43 months. *Int J Dermatol* 2014; 53: e590–1.

10. Pretel M, Irarrazaval I, Lera M, Aguado L, Idoate MA. Dermoscopic "setting sun" pattern of juvenile xanthogranuloma. *J Am Acad Dermatol* 2015; 72: S73–5.

11. Mun JH, Ohn J, Kim KH. Dermoscopy of giant juvenile xanthogranuloma. *J Am Acad Dermatol* 2017; 76: S76–8.

12. Paolino G, Cota C, Giona F et al. The different dermoscopic features of the yellow background in Langerhans and non-Langerhans cells histiocytosis. *Clin Exp Dermatol* 2017; 42: 679–82.

13. Llamas-Velasco M, Gallo E, Navarro R, Sánchez-Pérez J. Dermoscopic findings in solitary reticulohistiocytosis. *Actas Dermosifiliogr* 2010; 101: 456–7.

14. Rubegni P, Mandato F, Mourmouras V, Miracco C, Fimiani M. Xanthomatous papule in a child. Solitary reticulohistiocytoma (SRH). *Clin Exp Dermatol* 2010; 35: e58–9.

15. Güleç AT. Solitary reticulohistiocytoma with arborizing vessels: a new mimicker of basal cell carcinoma. *J Am Acad Dermatol* 2016; 74: e5–6.

16. de Oliveira FL, Nogueira LL, Chaves GM et al. A unique dermoscopy pattern of solitary cutaneous reticulohistiocytosis. *Case Rep Dermatol Med* 2013; 2013: 674896.

17. Kaçar N, Tasli L, Argenziano G, Demirkan N. Reticulohistiocytosis: different dermatoscopic faces and a good response to methotrexate treatment. *Clin Exp Dermatol* 2010; 35: e120–2.

18. Avilés-Izquierdo JA, Parra Blanco V, Alfageme Roldán F. Dermoscopic features of cutaneous Rosai–Dorfman disease. *Actas Dermosifiliogr* 2012; 103: 446–8.

19. Wang F, Zhou H, Luo DQ, Han JD, Chen MK. Dermatoscopic findings in cutaneous Rosai–Dorfman disease and response to low-dose thalidomide. *J Dtsch Dermatol Ges* 2014; 12: 350–2.

20. Rodríguez-Blanco I, Suárez-Peñaranda JM, Toribio J. Atypical presentation and dermoscopic evaluation of cutaneous Rosai-Dorfman Disease. *Acta Derm Venereol* 2009; 89: 430–1.

21. Sobjanek M, Sławińska M, Romaszkiewicz A, Sokołowska-Wojdyło M, Jasiel-Walikowska E, Nowicki R. Dermoscopic features of periungual papules in multicentric reticulohistiocytosis. *J Eur Acad Dermatol Venereol* 2017; 31: e442–3.

22. Behera B, Malathi M, Prabhakaran N, Divya K, Thappa DM, Srinivas BH. Dermoscopy of Langerhans cell histiocytosis. *J Am Acad Dermatol* 2017; 76: S79–81.

23. Murata S, Yoshida Y, Adachi K, Morita E, Yamamoto O. Solitary, late-onset, self-healing Langerhans cell histiocytosis. *Acta Derm Venereol* 2011; 91: 103–4.

24. Errichetti E, Stinco G. Dermoscopy in general dermatology: a practical overview. *Dermatol Ther (Heidelb)* 2016; 6: 471–507.

25. Grattan CEH, Radia DH. Mastocytosis. In: Griffiths CEM, Barker J, Bleiker T, Chalmers R, Creamer D, eds. *Rook's Textbook of Dermatology*. 9th ed. Oxford: Wiley-Blackwell; 2016: 46.1–10.

26. Valent P. Diagnostic evaluation and classification of mastocytosis. *Immunol Allergy Clin North Am* 2006; 26: 515–34.

27. Maluf LC, Barros JA, Machado Filho CD. Mastocytosis. *An Bras Dermatol* 2009; 84: 213–25.

28. Azaña JM, Torrelo A, Matito A. Update on mastocytosis (part 2): categories, prognosis, and treatment. *Actas Dermosifiliogr* 2016; 107: 15–22.

29. Al Aboud K, Al Aboud A. Eponyms linked to "signs" in the dermatology literature. *Our Dermatol Online* 2013; 4: 579–81.

30. Costa DL, Moura HH, Rodrigues R, Pineiro-Maceira J, Ramos-E-Silva M. Telangiectasia macularis eruptiva perstans: a rare form of adult mastocytosis. *J Clin Aesthet Dermatol* 2011; 4: 52–4.

31. Kleewein K, Lang R, Diem A et al. Diffuse cutaneous mastocytosis masquerading as epidermolysis bullosa. *Pediatr Dermatol* 2011; 28: 720–5.

32. Vano-Galvan S, Alvarez-Twose I, De las Heras E et al. Dermoscopic features of skin lesions in patients with mastocytosis. *Arch Dermatol* 2011; 147: 932–40.

33. Akay BN, Kittler H, Sanli H, Harmankaya K, Anadolu R. Dermatoscopic findings of cutaneous mastocytosis. *Dermatology* 2009; 218: 226–30.

34. Miller MD, Nery NS, Gripp AC, Maceira JP, Nascimento GM. Dermatoscopic findings of urticaria pigmentosa. *An Bras Dermatol* 2013; 88: 986–8.

35. Gutiérrez-González E, Ginarte M, Toribio J. Cutaneous mastocytosis with systemic involvement mimicking clinical and dermatoscopically multiple melanocytic nevi. *Dermatol Online J* 2011; 17: 15.

36. Unterstell N, Lavorato FG, Nery NS, Mann D, Alves Mde F, Barcauí C. Dermatoscopic findings in telangiectasia macularis eruptiva perstans. *An Bras Dermatol* 2013; 88: 643–5.

37. Lachmann HJ, Hawkins PN. Amyloidosis of the skin. In: Goldsmith LA, Katz SI, Gilchrest BA, Paller AS, Leffell DJ, Wolff K, eds. *Fitzpatrick's Dermatology in General Medicine*. 8th ed. New York: McGraw-Hill; 2012: 1574–84.

38. Al-Dawsari NA, Shahab RK. Amyloidosis cutis dyschromia: a rare form of primary cutaneous amyloidosis. *Dermatol Online J* 2014; 20: 22328.

39. Hu SC, Chen GS, Yang SF, Wu CY. Dermoscopy as a diagnostic aid in a case of systemic amyloidosis with initial presentation in skin. *J Dermatol* 2015; 42: 1201–2.

40. Chuang YY, Lee DD, Lin CS et al. Characteristic dermoscopic features of primary cutaneous amyloidosis: a study of 35 cases. *Br J Dermatol* 2012; 167: 548–54.

41. Rongioletti F, Atzori L, Ferreli C, Pinna A, Aste N, Pau M. A unique dermoscopy pattern of primary cutaneous nodular amyloidosis mimicking a granulomatous disease. *J Am Acad Dermatol* 2016; 74: e9–e10.

42. Rongioletti F. Cutaneous mucinoses. In: Griffiths CEM, Barker J, Bleiker T, Chalmers R, Creamer D, eds. *Rook's Textbook of Dermatology*. 9th ed. Oxford: Wiley-Blackwell; 2016: 59.1–19.

43. Karadag AS, Ozlu E, Ozkanli S. Obesity-associated lymphedematous mucinosis. *Indian J Dermatol Venereol Leprol* 2014; 80: 456–7.

44. de Berker D, Goettman S, Baran R. Subungual myxoid cysts: clinical manifestations and response to therapy. *J Am Acad Dermatol* 2002; 46: 394–8.

45. Navarrete-Dechent C, Bajaj S, Marghoob A, González S, Jaque A. Acral persistent papular mucinosis (APPM): dermoscopy of an uncommon disease. *J Am Acad Dermatol* 2017; 76: S10–11.

46. Rojanametin K, Masaru T. Dermoscopy of pretibial myxedema. *J Am Acad Dermatol* 2015; 73: e195–6.

47. Chae JB, Ohn J, Mun JH. Dermoscopic features of digital mucous cysts: A study of 23 cases. *J Dermatol* 2017; 44: 1309–12.

第三部分

感染性疾病

第12章 细菌和寄生虫感染疾病

Ignacio Gómez Martín, Balachandra Suryakant Ankad, Enzo Errichetti,
Aimilios Lallas, Dimitrios Ioannides, Pedro Zaballos

12.1 寻常狼疮

12.1.1 简介

皮肤结核是一种主要由结核分枝杆菌引起的皮肤感染[1]。就分类而言,可分为原发性感染(既往无病原体暴露)和继发性感染(再感染或再激活)。寻常狼疮是最常见的再感染形式,可发生于任何年龄,女性多见[1]。

12.1.2 临床表现

在早期阶段,寻常狼疮表现为散在的红褐色丘疹,逐渐融合成大的、无痛的、无症状的斑块,表现为中央消退和/或萎缩(图 12.1A～图 12.3A)[1,2]。头部和颈部是最常见的受累部位,然而在亚热带和热带地区,它也可以发生于下肢或臀部[1,2]。寻常狼疮是皮肤科最大的模仿者之一,因为它可能在临床上模仿各种传染性或炎症性皮肤病,主要包括盘状红斑狼疮、皮炎、结节病、玫瑰痤疮和真菌感染[1]。

12.1.3 皮肤镜表现

寻常狼疮的皮肤镜表现与皮肤结节病非常相似,最常见的表现是局灶性/弥漫性橘黄色无结构区和线状分支状血管(通常非常显著)(图 12.1B～图 12.3B)[3-5]。虽然皮肤镜检查很难区别两种疾病,但寻常狼疮的肉芽肿区通常较结节病(暗橙色)的更偏黄("苹果酱样"的外观,轻压皮肤时更明显;图 12.3C),可能是因为前者存在干酪样坏死(这使肉芽肿变得不那么致密)或脂肪沉积在多核朗汉斯巨细胞内。

其他皮肤镜表现包括白色网状条纹、类似粟粒样囊肿的结构(可能对应于干酪样坏死灶)、白色鳞屑、色素沉着结构和毛囊栓(图 12.1B～图 12.3B)[3-5]。

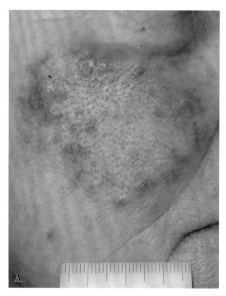
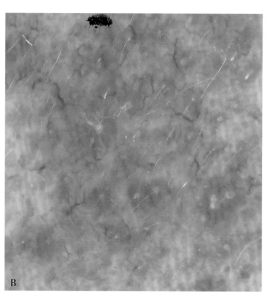

图 12.1　A. 累及上颌区的大片寻常狼疮斑块。B. 皮肤镜检表现为典型的橙黄色区域和非常显著的线状分支状血管

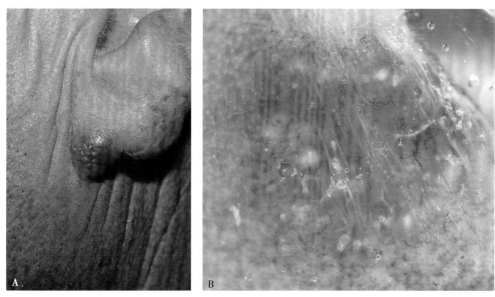

图 12.2　A. 耳垂上表现为孤立结节的寻常狼疮。B. 皮肤镜检表现为橙黄色的背景，非常显著的线状分支状血管和多发性粟粒样囊肿

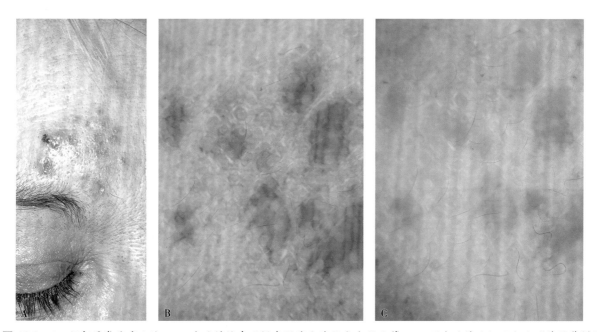

图 12.3　A. 额部寻常狼疮斑块。B. 皮肤镜检表现橙色区域和线状分支状血管。C. 用皮肤镜施加压力后，"苹果酱样"颜色变得明显

12.2　梅毒

12.2.1　简介

梅毒是由梅毒亚种螺旋体梅毒螺旋体引起的一种性传播疾病[6]。临床上可分为一期、二期、潜伏和三期四个阶段，每个阶段有不同的体征和症状[6]。

12.2.2　临床表现

虽然梅毒可能累及多个器官系统（如大脑、神经、眼睛、心脏、血管、肝脏、骨骼和关节），但皮肤是最常见的受累部位，为了早期诊断，对皮肤表现的识别至关重要[6]。

具体地说，一期梅毒的特点是在平均潜伏期为 3 周后，在接种点出现一个或多个硬下疳[6]。硬

下疳开始是一个暗红色的斑点，演变成丘疹，然后是圆形至椭圆形的溃疡（直径从几毫米到2cm），边界清楚、规则、凸起和边缘硬化（图12.4）[6]；硬下疳通常无痛，尽管有时患者可能会主诉疼痛[6]。

　　二期梅毒的皮肤病变，通常被称为"梅毒疹"，通常在硬下疳发生后3～12周出现[6]。它们主要表现为红色斑疹（梅毒玫瑰疹）（图12.5A）、斑丘疹或丘疹（图12.6A），可累及多个部位，更常见于躯干和四肢，尤其是掌跖区域（图12.7）[6]。丘疹鳞屑性梅毒疹（尤其是掌跖部位）表面的白色鳞屑环，是梅毒的特征性表现，但不是特异性表现[6]，称之为Biett领圈征。皮损通常对称分布、无症状，呈铜红色（丘疹状病变）[6]。二期梅毒的其他相关表现包括：黏膜斑（白色至黄色糜烂面）、扁平湿疣（间擦和潮湿部位扁平、境界清楚的丘疹或斑块，表面浸渍或糜烂）、斑片状（"虫蚀状"）或弥漫性（较少见）非瘢痕性脱发[6]。

　　梅毒瘤是三期梅毒的典型皮肤表现[6]，表现为无痛性粉红色至暗红色结节或斑块，大小从数毫米到数厘米不等，好发于以前曾发生外伤部位和头皮、额头、臀部、胸骨前、锁骨上或胫前区域[6]。三期梅毒也可见坚实、无痛、暗红色、有光泽、扁平肉芽肿结节或结节溃疡性病变以及银屑病样斑块[6]。

12.2.3　皮肤镜表现

　　从皮肤镜的角度来看，脱发是梅毒研究最多的表现，而其他病变的信息较少。

　　特别是，梅毒性脱发的主要镜下特征包括：同一毛囊口中出现的毛发数量减少，终毛数量减少（有空毛囊），毛发直径<20μm[7]。在更高的倍镜下

（×40～×70），可见红褐色背景和不规则扩张的毛细血管并伴有少量的血液外渗[7]。另外，较少见的皮肤镜下表现还包括黑点征、毛干色素脱失、黄点征、弯曲发、弥漫性鳞屑、局灶性毛囊角化过度和断发[8,9]。

　　皮肤镜检查有助于斑疹和丘疹的临床诊断，具体而言，前者通常显示鲑鱼色（浅粉橙色）背景上有或无稀疏点状和/或线性血管（图12.5B），而后者主要特征为局限性或弥漫性橙色区域有或无稀疏或弥散点状和/或线性血管（图12.6B）（作者的个人观察）。另外，也可见鳞屑（即使临床表现无鳞屑），尽管在斑疹中，通常是细小的，而在丘疹中，它可能是细小的、显著的或环状的（Biett领圈征）[10,11]。最后一种脱屑特征在掌跖区特别常见，

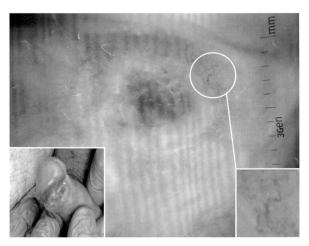

图12.4　一期梅毒（硬下疳）。临床图片（左框）。皮肤镜检查显示中央红色区域与外周白色的环形边界和周围线状不规则/蛇形血管（右框更明显）

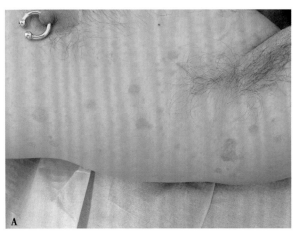

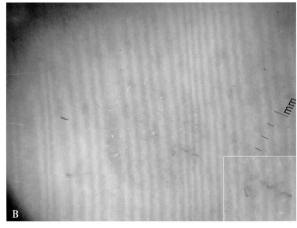

图12.5　二期梅毒（斑疹皮损——梅毒玫瑰疹）。A.临床图片。B.皮肤镜检查显示鲑鱼色（浅粉橙色）背景，有细小鳞屑和稀疏的点状和/或线状血管（右框中更明显）

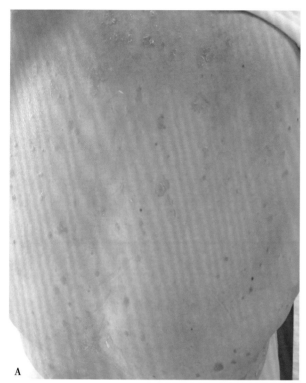

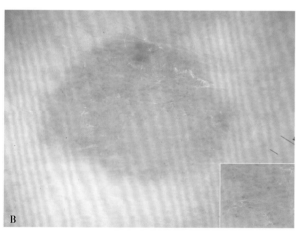

图 12.6　二期梅毒（背部丘疹皮损）。A. 临床图片。B. 皮肤镜检查显示弥漫性橙色背景、细小鳞屑和一些稀疏的点状血管（右框中更明显）

色区域均对应于由于红细胞外渗而在真皮中存在的含铁血黄素沉积 [10]。不同的色调可能与沉积的数量有关，较浅的则含铁血黄素较少 [10]。另一方面，鳞屑、血管结构和黄色区域分别对应着角化过度、扩张血管 [真皮乳头血管（斑点血管）和乳头下血管（线状血管）] 以及浸渍的角质层。最后，白色区域可能与硬下疳的水肿、毛囊角化（中央圆形区）或纤维化（白色网）有关 [12, 13]。

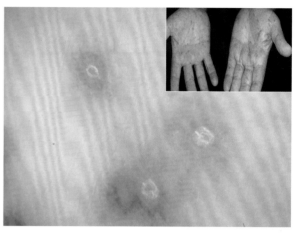

图 12.7　二期梅毒（手掌丘疹性皮损）。临床图片（框内）。皮肤镜检查显示橙色背景以及薄的、白色、环形、向外扩张的鳞屑边缘和周围带有模糊毛细血管扩张的红晕

12.3　麻风

12.3.1　简介

麻风病，又称汉森病，是由麻风分枝杆菌引起的一种慢性肉芽肿性疾病，主要影响皮肤、黏膜（如鼻）、周围神经系统、眼睛和睾丸，随着时间的推移可能导致畸形，并由此命名 [14]。这种疾病的临床表现取决于患者的免疫能力，免疫力低下的患者会出现较为严重的临床症状 [14]。麻风病的主要临床类型包括未定类型、结核样型（TT）、界线类偏结核样型（BT）、中间界限类（BB）、界线类偏瘤型（BL）和瘤型 [14]。Bonita 型和组织样型麻风病是较少见的类型 [14]。在感染过程中，可发生免疫介导的急性或亚急性炎症，称为"麻风反应"（1 型和 2 型）。

12.3.2　临床表现

麻风病的早期皮肤表现通常是未定类型，在演变成结核样型、中间界限类或瘤型之前，会出现

通常向外扩展（内侧游离缘），外周常被红晕包绕（图 12.7）[10, 11]。

皮肤镜检查也可用于评估硬下疳和扁平湿疣，前者显示由白色环形边界和外周线状不规则 / 匐行性血管包围的中央红色区域（图 12.4）（作者的个人观察），后者为红色至乳红色小球和肾小球状血管、黄色无结构区域（在外围）、多个白色的小圆形结构（在中央）以及凸起边界上的白色至粉红色网络 [12]。

在皮肤镜 - 病理学相关性联系方面，典型的二期梅毒皮损的皮肤镜中鲑鱼色（浅粉橙色）和橙

一个或多个色素减退斑疹或斑片[14]。一般来说，麻风病的病变很少累及皱褶或头皮，可能是因为麻风杆菌喜好低温环境[14]。

结核样型麻风（TT）典型表现为一个或多个（少于 5 个）色素减退斑或红色斑片，常表现为隆起的边界清楚的红色边缘和中央萎缩（表现为环状外观）[14]。这类病变部位通常感觉减退或者感觉缺失和脱发，呈不对称分布（多个病变时）[14]。

界线类偏结核样型麻风（BT）（最常见的变型）的病变与结核样型麻风相似，尽管它们较小、数量较多、边界不清楚（图 12.8A 和图 12.9A）[14]。中间界线类麻风（BB）表现为多个分布不对称、中等感觉减退、红色的斑块，边界不如 TT 清楚[14]。界线类偏瘤型麻风病（BL）呈现出许多小的、略有光泽、铜红色、浸润性结节 / 斑块，以几乎对称的方式分布，边界清楚或模糊（图 12.11A）[14]。斑块上的感觉和头发生长不受或略受影响[14]。

瘤型麻风（LL）中的麻风结节浸润可以是弥漫性的（特别是在面部——"狮面征"），也可以是边界不清的结节（称为麻风结节，更常见）或斑块[14]。结节性瘤型麻风的特征是许多皮下结节，通常对称分布（图 12.12A）；感觉通常保持不变，但可能会出现干燥、刺痛和麻木感[14]。

Bonita 型和组织样型麻风分别表现为皮肤弥漫性有光泽的浸润和大量坚实、光滑、无痛（感觉正常）、有光泽的肤色或淡红色结节，泛发于躯干和四肢（图 12.13A）[14]。

关于麻风反应，1 型麻风反应的特点是现有病变的硬结和炎症以及新病变的出现（愈合阶段伴有脱屑）（图 12.14A），同时伴有局部疼痛加重以及周围神经增粗和压痛，2 型麻风反应通常表现为麻风结节性红斑（图 12.15A），常伴有发热、无力、肌痛、关节疼痛、巩膜外层炎、肝脾肿大和淋巴肿大等多种系统特征[14]。

12.3.3 皮肤镜表现

麻风病是一种肉芽肿性疾病，可与其他肉芽肿性皮肤病（如黄色 - 橙色区域和血管结构）有共同的皮肤镜特征，然而麻风病皮肤附属器常见的受累 / 破坏可能会引起特殊的皮肤镜表现[14, 15]。值得注意的是，麻风病的皮肤镜模式通常因疾病亚型而异。

界线类偏结核样型麻风（BT）是研究最深入的一种麻风[16]。通常，皮肤镜下显示白色无结构区域（对应于黑素细胞数量的减少）（图 12.8B、图 12.9B 和图 12.10A）以及由于肉芽肿浸润破坏附属器而出现白点（代表外泌汗腺开口）和毛发（图 12.8B 和图 12.9B）减少[16]。其他皮肤镜检查结果包括黄色 / 橙色小球（组织学上代表真皮肉芽肿）、分支血管和点状 / 球状血管（图 12.10A）。有趣的是，BT 型麻风病的一些皮肤镜检查结果可能因病变的部位不同（面部 vs. 面部以外区域）而有所不同，只有在面部病变中才能看到血管（因为这一区域血供更加丰富，而面部以外区域的肉芽肿更明显地破坏血管）和卷曲毛发（可能是由于毳毛毛干受累）[16]。此外，并非在所有病变中都能观察到黄色 / 橙色的小球，但在浸润较多的区域（由于真皮肉芽肿密度较高）和面部（图 12.10B）（可能是因为这些部位表皮较薄，其可见程度随之增加）更常见 / 突出[16]。疾病病程不同并无皮肤镜表现差异[16]。

除了 BT 型麻风病外，皮肤镜检查对于辅助诊断其他类型的麻风病也是有帮助的。尤其是，界线类偏瘤型麻风（BL）表现为棕黄色区域、扭曲的色素网和增宽的皮沟（图 12.11B），而结节性瘤型麻风（LL）则表现为典型的白色 - 黄色区域和线状毛细血管扩张（图 12.12B），其组织学特征分别对应于肉芽肿和扩张的真皮血管（作者 B.S.A 的个人观察）。在 LL 中还可以看到的其他表现包括色素网络的缺失、毛发和白点密度减少，以及褐色的黑色素沉着（更常见于肤色较深的患者）（作者的个人观察）。组织样型麻风病的主要特征是存在白色 - 黄色小球 / 区域，并有明显的线状 / 分支状毛细血管扩张向心性分布，以及外周褐色色素网（对应于表皮中的黑色素）（图 12.13B）[17]。在作者看来，这类麻风病的白色很可能是由于肉芽肿背景下纺锤形组织细胞的漩涡状（"席纹状"）排列所致[17]。

对于麻风反应而言，BT 型麻风病的 1 型麻风反应的皮肤镜下可能表现为与肉芽肿和大量淋巴细胞浸润相对应的棕黄色小球，由于明显的炎症而导致血管增加（短和长线性血管、红色小球和红点），以及角化过度引起的表面鳞屑（图 12.14B）（作者的个人观察）。另一方面，麻风结节性红斑的皮肤镜下显示乳红无结构区（可能对应于因免疫复合物介导的血管炎而扩张的深层血管）、棕黄色区域、红色点、白色区域（可能代表纤维化），以及分散的棕色点（来源于真皮黑色素）（图 12.15B）（作者的个人观察）。

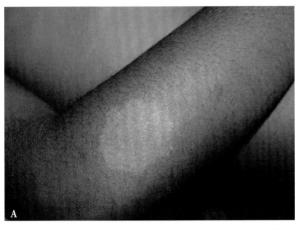
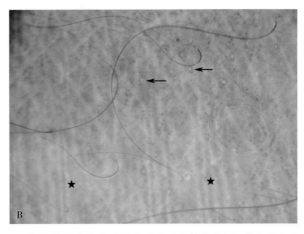

图 12.8 A. 具有清楚和模糊边界的 BT 麻风斑临床图片。B. 皮肤镜显示白色无结构区域(黑色五星)与减少的白点(黑色箭头)和毛囊;还可注意到色素网络的减少

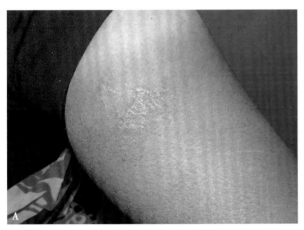
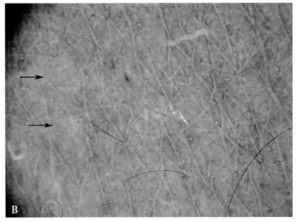

图 12.9 A. BT 麻风上臂浸润斑块显示外周活动性。B. 皮肤镜显示浅棕色背景,色素沉着减少和淡黄无结构区域(箭头);同时注意白点和毛囊数量的减少

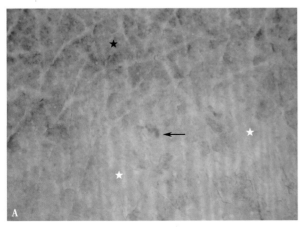
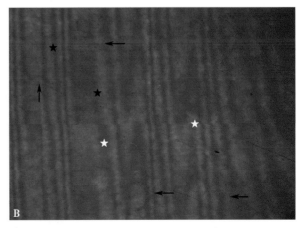

图 12.10 A. BT 麻风的皮肤镜下表现(浸润):白色无结构区域(白色五星),扭曲的色素网络(黑星)和红色点和小球(黑色箭头)是很明显的。B. BT 麻风(面部病变)的皮肤镜表现:黄橙色小球(黑色五星)、白色区域(白色五星)、线状和分支血管(黑色箭头)

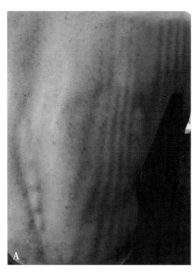
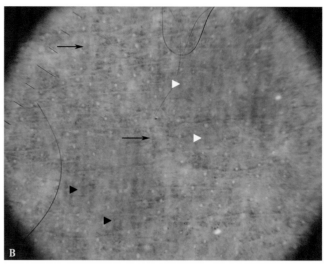

图 12.11   A. 背部有铜红色斑的 BL 型麻风的临床图像。B. 皮肤镜检查显示褐黄色区域和小球（白色三角），以及扭曲的色素网络（黑色三角）和增宽的皮沟（黑色箭头）

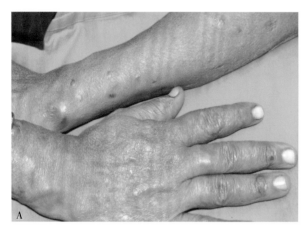
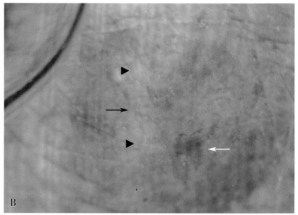

图 12.12   A. 前臂和手皮下结节性 LL 型麻风的临床表现。B. 皮肤镜检查显示黄白色区域（黑色三角）、线状和分支性毛细血管扩张（黑色箭头）和棕色无结构区域（白色箭头）

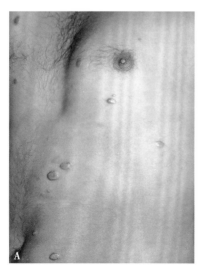
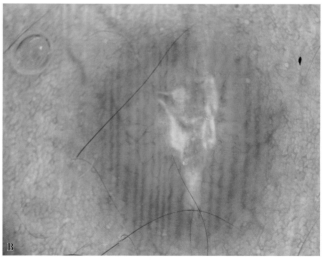

图 12.13   A. 组织样型麻风的临床图像显示有浸润的粉红色、光滑、坚实和有光泽的结节。B. 皮肤镜显示白色 - 黄色的小球，在乳红的背景上向心性的分支毛细血管扩张，周围边缘有棕色的色素

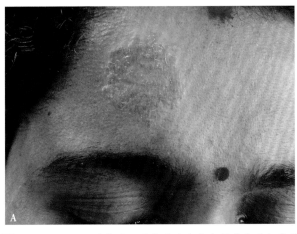
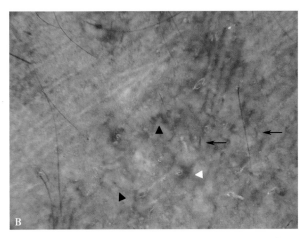

图 12.14　A. BT 型麻风 1 型麻风反应患者额头出现红色鳞屑性斑块。B. 1 型麻风反应病变显示短和长的线状血管（黑色箭头）、黄褐色小球（黑色箭头）、粉红色 - 红色小球（白色三角）和白色表面鳞屑；还可见色素网络扭曲或者缺失

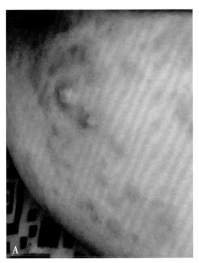
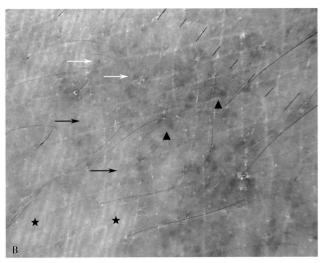

图 12.15　A. 2 型麻风反应中麻风结节性红斑的临床表现为躯干上的红色疼痛性皮下结节。B. 皮肤镜显示乳红色区域（黑色三角），以及褐色 - 黄色区域（黑色五星），白色区域（黑色箭头）和棕色点（白色箭头）

12.4　疥疮

12.4.1　简介

　　人疥疮是由人型疥螨引起的一种寄生虫病，可通过密切的个人接触或（较少见）通过污染物（例如衣服和床单）传播[18]。典型的疥疮，全身大约有 10～20 只疥螨，然而结痂性疥疮疥螨的数量要更多（上千至百万只疥螨），这更常见于免疫力低下的患者[18]。

12.4.2　临床表现

　　疥疮的临床表现包括夜间强烈瘙痒和隧道

（短的匍行性线）和非特异性皮损（如红色丘疹、水疱和抓痕），典型部位包括指缝、腕的掌面、肘部、腋窝、脐、腰带、乳头、外生殖器和臀部（图 12.16A 和图 12.16B）[18]。也可看到结节性病变，特别是在生殖器部位（图 12.17A 和图 12.18A）[18]。临床诊断通常借助于传统的显微镜下皮肤刮屑发现疥螨或其卵 / 粪，刮除或隧道墨迹试验也是经典的诊断方法[18]。

12.4.3　皮肤镜表现

　　皮肤镜检查可能有助于识别疥螨和指导皮肤刮屑[19, 20]。单一或多个（特别是结痂性疥疮）小的、深棕色、三角形结构（"抑扬音符号""三角形"或"三角翼喷气机征"）位于白色灰白色波浪线的末端（"带尾迹的三角翼喷气机"）是典型的皮肤镜下表现（图 12.16C）[19, 20]。也可见红色背景上的鳞屑和浆痂[19, 20]。

这种三角形结构对应于镜检时疥螨的色素性前体部位（口部和两对前肢），而尾迹部分则代表疥螨的隧道及其卵和粪便颗粒[19, 20]。螨虫的后部（腹部和后肢）呈半透明且位于表皮深层，因此经皮肤镜检查很难看到[19, 20]。

据报道，在疥疮结节中螨和/或隧道容易检测到（图 12.17B），但根据作者的经验，这些特征可能不存在，而有或无血管（主要是点状）的非特异性红斑可能是唯一可检测的发现（图 12.18B），特别是在生殖器外部位[3]。

皮肤镜检查的诊断准确性至少不低于传统的体外显微镜检查，而所需的时间、成本和经验更少[21-23]。然而，低倍皮肤镜（×10～×40）具有一定的局限性，其中主要的一个是难以区分疥螨（三角形结构）和由划痕引起的伪影，例如轻微的抓痕、结痂、碎片或小污物颗粒[19-24]。此外，低倍镜下无法看到卵及粪便，而这可能是唯一的诊断线索（在尾迹段表现为小棕色点）[24]。

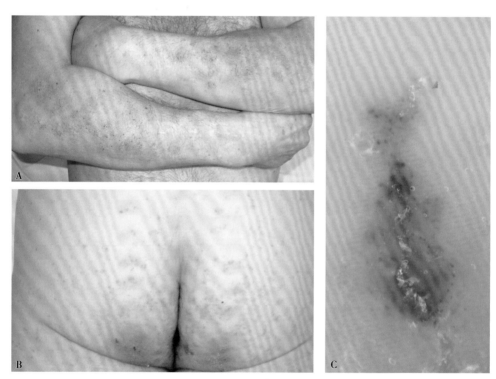

图 12.16　A，B. 疥疮的临床表现。C. 皮肤镜显示典型的"带尾迹的三角翼喷气机"。

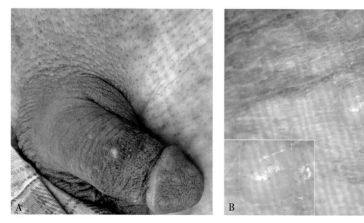

图 12.17　A. 生殖器部位疥疮结节。B. 皮肤镜检查显示螨（三角形）和它的隧道（框中更易见）

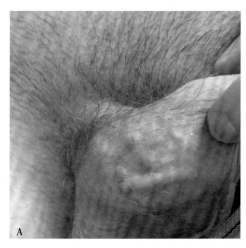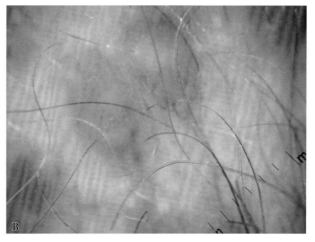

图 12.18　A. 生殖器部位的疥疮结节。B. 皮肤镜只显示红斑,没有螨虫或隧道的迹象

12.5　皮肤利什曼病

12.5.1　简介

皮肤利什曼病是由利什曼原虫引起的皮肤感染,它可通过感染的雌性沙蝇传播[25]。根据经典的分类,涉及的利什曼原虫分为"旧大陆"种,包括硕大利士曼原虫、婴儿利士曼原虫和热带利什曼原虫(流行于地中海盆地、中东、非洲角和印度次大陆),以及"新大陆"种,如墨西哥利士曼原虫复合体和巴西利什曼复合体亚属(流行于中美洲和南美洲)[25]。

12.5.2　临床表现

皮肤利什曼病的皮损通常始于接种部位,表现为一个或多个生长缓慢、浸润的红色丘疹或结节,随后演变为疼痛性结节,中央常出现溃疡并留有萎缩性瘢痕(图 12.19A～图 12.22A)[25]。暴露部位,如面部、颈部或四肢是最容易受累的部位[25]。尽管皮肤利什曼病典型地表现为孤立的病变,但也有可能有多个病变,可能弥漫、分散或局限[25]。大多数急性皮肤感染可在数月内自愈[25]。

12.5.3　皮肤镜表现

皮肤利什曼病最常见的皮肤镜表现为弥漫性红斑和多形性血管(两种或两种以上不同类型的血管组合)(图 12.19B、图 12.20B 和图 12.22B)[26-30]。血管结构的可能形状 / 外观包括不规则线状、树枝状、发夹状、肾小球状、点状、皇冠状、草莓状、逗号和螺旋状,前三种形态通常是最常见的(图 12.19B～图 12.22B)[26-30]。不常见的是,皮肤利什曼病的血管由于表皮棘层肥厚的存在而被白晕所包围(图 12.20B)[26-30]。

即使较不常见,具有圆形、椭圆形或泪珠形(通常称为"黄色泪珠")的白色 / 黄色毛囊角栓也是皮肤利什曼病(尤其是面部 / 颈部病变,因为它们在面部外病变中不太常见 / 数量更少)(图 12.19B、图 12.21B 和图 12.22B)特有的(但不是绝对特异性的)发现[26-30]。外周白晕或辐射条纹("白色星爆样"模式)在组织学上对应于角化过度,是该病的特征性表现,尽管它们在不同病例中出现的比例不同(图 12.20B)[26-30]。

值得注意的是,与其他肉芽肿性皮肤病不同的是,皮肤利什曼病的特征往往是表皮 / 表面改变(特别是晚期病变),包括角化过度、黄色 / 白色鳞屑、中央糜烂 / 溃疡和结痂[26-30]。这些常见的表现可能解释了为何橙色 / 鲑鱼色卵圆形小球 / 区域(图 12.19B 和图 12.22B)的出现率较低,因为其对应的真皮肉芽肿性浸润被表皮改变所覆盖 / 屏蔽(图 12.20B)[26-30]。

其他可能的皮肤镜下特征包括血栓性血管、黄色调、白色瘢痕区、粟粒样囊肿和脓疱(图 12.22B)[26-30]。

有趣的是,皮肤利什曼病的一般皮肤镜模式可能因病期不同而不同,早期的丘疹病变通常表现为血管结构和白色 / 黄色毛囊角栓(模式 1)(图 12.21B),晚期结节性病变通常以中央糜烂 / 溃疡、角化过度、"白色星爆样"模式以及周围的血管结构(模式 2)为特征(图 12.20B)[29]。其他较少见的普通模式是由模式 1 和模式 2 的组合(模式 3)和仅存在血管结构(模式 4)[29]。

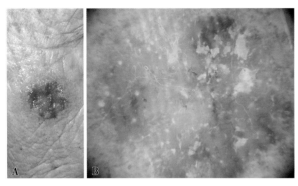

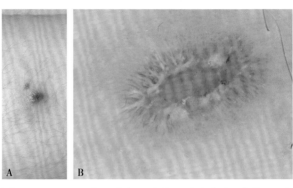

图 12.19 A. 面部皮肤利什曼病临床图像。B. 皮肤镜检查显示了逗号状和线状 - 不规则血管，以及红斑、白色毛囊角栓、鳞屑和橙色区域

图 12.20 A. 面部以外部位的皮肤利什曼病（手臂）临床图像。B. 皮肤镜显示了中央溃疡，以及在外周白晕包围的线状不规则和发夹状血管，也可以看到白色辐射条纹（"白色星爆样"模式）

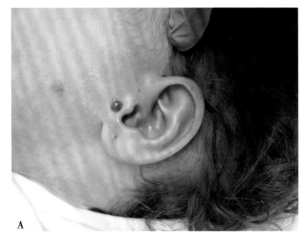

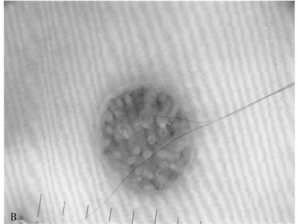

图 12.21 A. 面部皮肤利什曼病临床图像。B. 皮肤镜检查显示在红色背景上有几个白色 - 黄色毛囊角栓；在病变周围也可以看到线状不规则血管

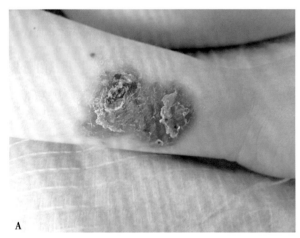

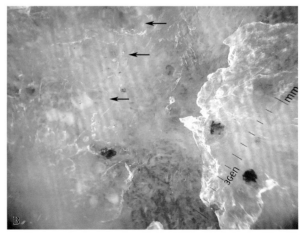

图 12.22 A. 面部外皮肤利什曼病临床图像。B. 皮肤镜主要表现为红色背景、多形性血管模式（包括肾小球状、点状和线状不规则血管）以及圆形或泪珠状黄色角栓（"黄色泪珠"）（箭头）；也存在脓疱、鳞屑和出血斑

12.6　蠕形螨病

12.6.1　简介

人蠕形螨病是一种与人蠕形螨（毛囊蠕形螨和皮脂蠕形螨）相关的毛囊皮脂腺单位疾病，这种螨是广为所知的主要位于面部的体外寄生螨类[31]。这种疾病可分为原发型和继发型（合并全身或局部免疫抑制）[31]。

12.6.2　临床表现

原发性人类蠕形螨病临床表现多种多样，包括指状角化、红斑、鳞屑、丘疹、结节和/或脓疱[31]。有几种不同的临床类型，如毛囊糠疹、丘脓疱疹型蠕形螨病、口周蠕形螨病、眶周蠕形螨病、耳周蠕形螨病、眼蠕形螨病和结节囊肿型蠕形螨病[31]。病灶通常在面部不对称分布（尤其是在口周、眶周或耳周区域），且在一个受累区域内，卫星灶呈不规则簇集分布（图 12.23A），也可能存在灼烧感或瘙痒感[31]。相反，继发性病变通常表现为更弥漫的面部和/或躯干受累，以及更广泛的炎症[31]。

12.6.3　皮肤镜表现

人蠕形螨病的皮肤镜检查可作为一种有效、无创的方法，用于蠕形螨感染的实时鉴定、评估和随访[3,32,33]。蠕形螨病最具指示性的皮肤镜特征是所谓的"蠕形螨尾"和"蠕形螨毛囊口"，前者是乳状/白色凝胶状线或细丝（代表放大的角蛋白和螨聚积的混合物）凸出于毛囊开口外（图 12.23B），后者表现为圆形、扩张的毛囊口，内有浅棕色/灰色的角栓，周围红晕（图 12.23B）[3,32,33]。其他非特异性的皮肤镜特征（其出现率因疾病的亚型而异）包括弥漫性红斑、鳞屑、脓疱和网状扩张血管[3,32,33]。

12.7　潜蚤病

12.7.1　简介

潜蚤病是一种地方性皮肤病，是由穿皮潜蚤引起的[34-39]。这种寄生虫主要分布在南美洲和中美洲、加勒比群岛、非洲、巴基斯坦和印度的热带地区[34-39]。

12.7.2　临床表现

患者通常出现一个或多个肢体末端的、瘙痒/压痛性深褐色丘疹，可见中央黑色孔，周围红斑、溃疡、继发性感染和感染伴发的淋巴管炎（图 12.24A）[34-39]。最常见的咬伤部位是足趾、足底和甲周，雌性跳蚤钻入皮肤并扩大，形成一个中央后部的结节，通过它排卵[34-39]。

12.7.3　皮肤镜表现

潜蚤病的皮肤镜表现通常被描述为白色到浅棕色的结节，围绕着黑色的中央孔有一个褐色至黑色的环（图 12.24B）[34]。这个色素环对应于围绕跳蚤外骨骼后部的色素性甲壳素[34]。有时，还可以看到"灰蓝色斑点"，这可以代表跳蚤腹部发育的卵[35]，或寄生虫胃肠道中存在的血红素[36]。对表皮进行分层和仔细削除后，可以观察到洞中充满

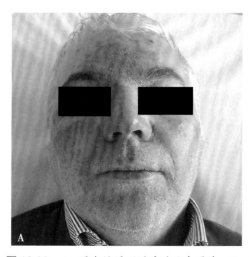
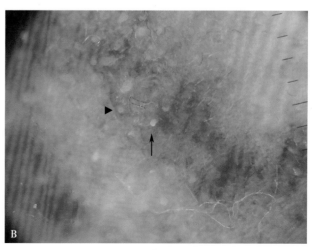

图 12.23　A. 原发性蠕形螨病的临床图片。B. 皮肤镜显示所谓的"蠕形螨尾"（箭头）和"蠕形螨毛囊口"（三角）

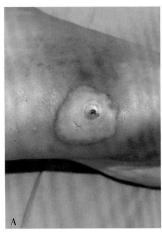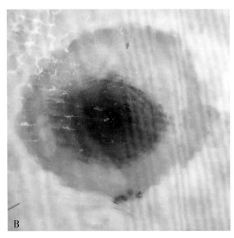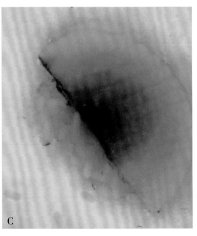

图 12.24　A. 穿皮潜蚤临床图像。B. 皮肤镜下外观完整。C. "开放性"病变（由 Javier del Pozo，MD 提供）

虫卵的果冻状袋（图 12.24C）[37]。潜蚤病另一个皮肤镜的特点，可以看到"白色链"，由链状分布的白色椭圆形结构形成，对应着寄生虫卵，即使在任何侵入性方式清除潜蚤之前也可出现[38, 39]。

12.8　皮肤蝇蛆病

12.8.1　简介

皮肤蝇蛆病是一种全球范围性的皮肤感染，由双翅目节肢动物中各种蝇种的蝇幼虫（蛆）所致[40]。两种主要的临床类型是疖肿性蝇蛆病（最常见的是人皮蝇和嗜人瘤蝇）和伤口蝇蛆病（最常见的是嗜人锥蝇和蛆症金蝇）[40]。伤口蝇蛆病的易感因素包括开放性伤口和社会经济与卫生条件差[40]。

12.8.2　临床表现

疖肿性蝇蛆病为一个或多个疼痛性、棕色/红色、不愈合的、脓肿性丘疹，通常有一个中心扩张孔，它可能排出浆液[40]。病变常表现为刺痛和移动感[40]。疖肿性蝇蛆病发病前通常有多种蚊子叮咬，它们作为寄生虫卵的载体，附着在腹部，这是人皮蝇独特的产卵（携运）方式[40]。

在伤口蝇蛆病中，一个开放的伤口或小孔吸引苍蝇来产卵[40]。孵化期较短（< 24 小时）使得可以发现发育完全的幼虫，其在几天的感染过程中引起显著的组织破坏，并且在单个伤口中存在数百个蝇蛆[40]。当伤口表面可见幼虫时，诊断很明确，但是当幼虫在皮肤表面下潜行时诊断困难[40]。

12.8.3　皮肤镜表现

疖肿性蝇蛆病的皮肤镜下显示有一个中心开口的结节，幼虫的后段间歇性地挤压（浮潜）[41-44]。油镜下可见幼虫呼吸（气泡）[41-44]。幼虫的后部呈乳白色，有中央黄色结构（对应于呼吸孔），由两只鸟脚状、手指状或点状区域形成，或以单个圆形区域出现；周围的黑色倒钩状刺（"刺冠"，对应于人皮蝇后部环状成排的甲壳质钩）[41-44]。也可见中央开口周围的扩张血管和鳞屑[41-44]。

重要的是，上述皮肤镜的表现仅仅是关于人皮蝇的，尚无关于其他类型蝇所致疖肿性蝇蛆病皮肤镜特征的文献。

伤口蝇蛆病皮肤镜下表现为多个黄色移动结构和两个中心性、色素性、圆形结构[45]。对幼虫（嗜人锥蝇）的皮肤镜检查显示有一个黄白色圆柱体及多个褐色的点状圆环，覆盖在整个管状结构[45]。黑刺可见于幼虫的前部，而中央和线状的色素沉着区域可见于后部（对应于气门和气管）[45]。

12.9　皮肤幼虫移行症

12.9.1　简介

皮肤幼虫移行症（也叫匐行疹）是由于感染家犬和猫的钩虫（蠕虫）的幼虫引起的（巴西钩虫、犬钩虫和狭首弯口线虫）[46]。虽然最常见于温暖的气候和热带地区，但它呈世界范围内分布[46]。它是通过直接接触含有幼虫的狗或猫粪便污染的土壤或沙子获得[46]。

12.9.2　临床表现

最常见的发病部位是足或臀部[46]。通常情况下，幼虫进入皮肤大约 4 天后开始以每天 1～2cm 的速度在表皮内移行，产生强烈的瘙痒、匍行/曲线状、或多或少的红色条带（图 12.25A）；可以看到明显的水疱和结痂[46]。大多数患者有多个病变，而很少有全身表现（Loeffler 综合征）[46]。

12.9.3　皮肤镜表现

标准（×10）倍数的皮肤镜检查对临床诊断无帮助，可能是因为这种放大镜不足以检测幼虫（灵敏度低）[46]。然而，如果幼虫仍然存在，皮肤镜检查可能会在空的隧道和半透明的褐色无结构区中发现红色的点状血管呈匍行节段性排列（图 12.25B）[47]。

12.10　虱病

12.10.1　简介

虱病是一种由人虱（人虱和阴虱）引起的世界性疾病，广泛分布于世界各国和气候区[18]。人虱生活在人体上，以人的血液为食，通过亲密的身体接触，偶尔通过污染物在人与人之间传播[18]。它们小的前口器有六个挂钩，可以帮助它们在吸食过程中附着在人的皮肤上[18]。不同种类的虱子喜欢叮咬寄主的某些部位不同：体虱（人体虱）感染衣服，在织物接缝的纤维上产卵（虱卵）；头虱和阴虱感染毛发，在毛干的基底上产卵，卵在大约 6～

10 天内孵化[18]。虱病的诊断一般基于临床发现活虱和/或活虫卵[18,47-49]。

12.10.2　临床表现

头虱主要表现为头皮和后颈剧烈瘙痒、剥脱性、红斑、脓皮病和鳞屑，而体虱则表现为主要位于躯干、腹部和臀部的剧烈瘙痒、针头状红色斑疹、荨麻疹样丘疹、抓痕、苔藓样变、色素增生性病变以及出血性病变[18]。阴虱主要表现为耻骨区域的红斑、丘疹、急性风团和/或蓝灰斑（天蓝色斑），躯干、四肢和睫毛也可能受到严重的感染[18]。

12.10.3　皮肤镜表现

皮肤显微镜可以快速可靠地诊断虱病感染，方法是识别附着在毛干上的成虱和/或活的虱卵（0.8mm）（图 12.26）[47-49]。头虱大小 2～3mm，身体较长、三对爪和狭窄的前口器[47-49]。含有若虫的虫卵为卵圆形、褐色结构，而空若虫壳则是半透明的，通常为平的和有裂缝的游离末梢（图 12.26）[47-49]。相反，假虫卵（头发管型、头发喷雾或凝胶的碎片、脂溢性皮炎的鳞屑）不附着在发干上，皮肤镜下呈无定形的白色结构[47-49]。在体虱中，成虱看起来与头虱相似，但更大（2～4mm）[47-49]。虫卵和成虱通常见于沿着与颈部、腋窝和腰围接触的衣服接缝处[47-49]。

阴虱的皮肤镜下表现为典型的短而宽的身体（中腿和后腿上有相当结实的爪子）和大的中、后爪，爪子较厚以抓附毛发；虫卵与头虱相似（图 12.27）[47-49]。

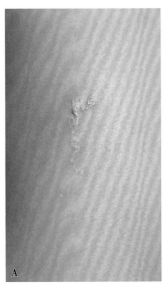
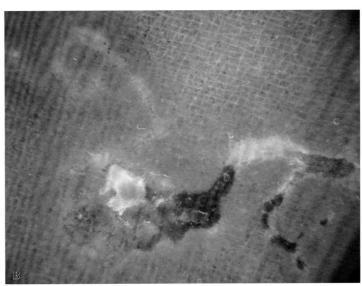

图 12.25　皮肤幼虫移行症。A. 临床表现。B. 皮肤镜显示幼虫所在处半透明褐色无结构区呈匍行节段性排列

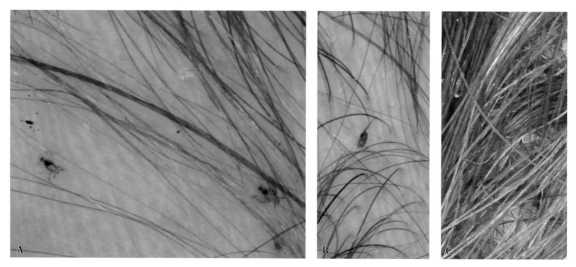

图 12.26 头虱的皮肤镜表现（由 Javier del Pozo MD 提供）

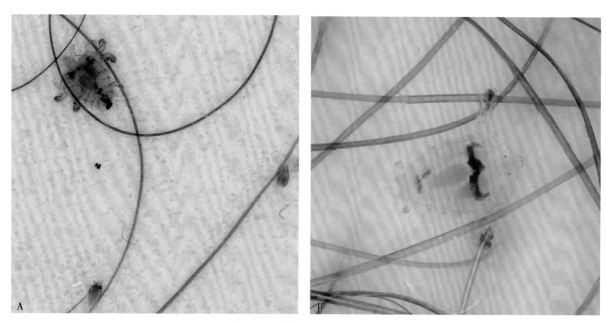

图 12.27 阴虱的皮肤镜表现（由 Javier del Pozo MD 提供）

12.11 蜱咬

12.11.1 简介

蜱是吸血的外寄生虫，通常见于草地和树林中，也存在于宠物上[50]。它们携带和传播多种人类疾病，包括莱姆病、埃里希体病、落基山斑点热、科罗拉多蜱热、巴贝斯虫病、兔热病、回归热等[50]。感染发生前，蜱虫附着在宿主身上 24～48 小时[50]。

12.11.2 皮肤镜表现

蜱咬伤的皮肤镜检查有助于正确识别和确认蜱的种类和蜱虫的生命阶段，并评估去除蜱虫后是否留下了口下板（蜱类口器），因为皮肤镜方便放大观察[47,51]。尤其是，皮肤镜检查有助于显现从皮肤表面凸出的成对前肢以及壳质体（可见带棕色至灰色半透明的"盾"以及色素条纹）（图 12.28A）[47,51]。未彻底清除蜱虫时皮肤镜下可见棕色、黑色至灰色的色素沉着区域（蜱虫头部，包括口器）（图 12.28B）[47]。

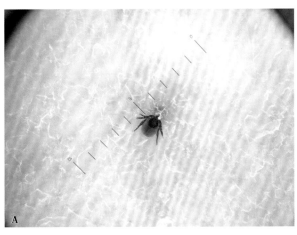 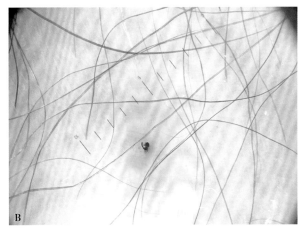

图 12.28 蜱叮咬。A. 皮肤镜检查显示，成对的前肢凸出在皮肤表面，以及壳质体（可见棕色至灰色半透明的"盾"以及色素条纹）。B. 未彻底清除蜱虫时皮肤镜检查显示蜱虫头部（由 Nicola di Meo 提供）

12.12 其他感染

12.12.1 简介

对其他细菌 / 寄生虫感染的皮肤镜检查知之甚少，可用的数据通常来自零星的报告，因此这些发现的可靠性很低。本节简要介绍了其他常见感染性皮肤病的相关皮肤镜下特征，包括葡萄球菌感染（图 12.29A 和图 12.30A）、假单胞菌毛囊炎和棒状杆菌相关感染（图 12.32A）。

12.12.2 皮肤镜表现

葡萄球菌感染：皮肤镜检查可能有助于发现脓疱疮的三种常见表现，即周围白色鳞屑、内侧游离缘、黄色鳞屑 / 结痂和通常以规则模式分布的点状血管（图 12.29B）。皮肤镜检查也有助于发现疖和痈的中央脓核以及毛囊炎的中央毛发，特别是在早期无脓疱时（图 12.30B）。事实上，在成熟的病变中，皮肤镜检查很容易看到以头发为中心并通常被点状血管包围的脓疱（图 12.31A），而在愈合阶段，常可见周围的白色鳞屑（图 12.31B）。

假单胞菌毛囊炎：这种形式的毛囊炎经常被误认为是结节性疥疮或昆虫咬伤，因为它表现为红斑水肿性丘疹，且脓疱很少，然而皮肤镜检查易于识别它，因为每处皮损均显示中心毛发，突出了皮疹毛囊为中心的特点。由于皮肤水肿的存在，通常没有明显的血管。

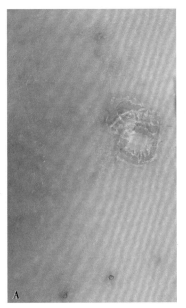 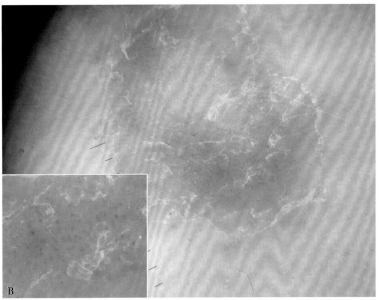

图 12.29 脓疱疮。A. 临床图像。B. 皮肤镜的特点是周围白色鳞片，具有内侧游离缘、黄色鳞屑 / 结痂和点状血管，以规则的模式分布

与棒状杆菌相关的感染：皮肤镜检查可以有助于帮助诊断窝状角质松解症（凹坑状点蚀主要累及足跖表面的承压处）和腋窝毛发菌病（毛发真菌病）（腋毛干上的黏附性颗粒物）。前者典型的特征是具有内侧游离缘的外周白色领圈状鳞屑（图 12.32B），后者的特征是沿腋毛整个分布的蜡状和黄色的黏附结节和凝集物，整体上具有火焰、串状或羽状的特点（图 12.33）。

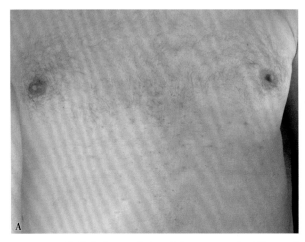
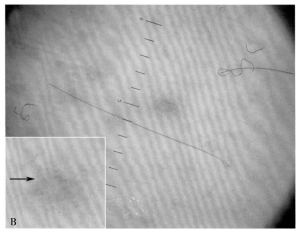

图 12.30　葡萄球菌性毛囊炎（早期）。A. 临床图像显示躯干上有几个非特异性丘疹。B. 皮肤镜检查显示皮损中心有细头发（方框中的箭头）

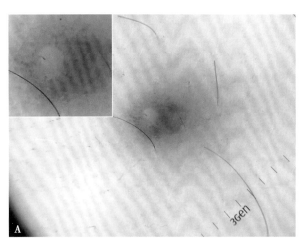
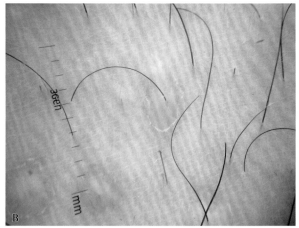

图 12.31　葡萄球菌性毛囊炎。A. 成熟病变：镜下可见中央脓疱、周围有点状血管。B. 愈合性病变：皮肤镜显示周围白色领圈状鳞屑

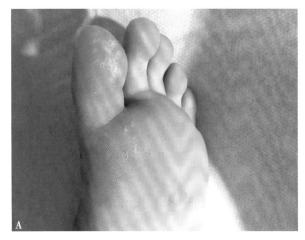
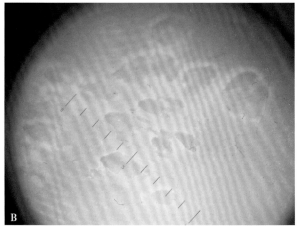

图 12.32　窝状角质松解症。A. 临床图像。B. 皮肤镜检查显示病变的特征为具有内侧游离缘的外周白色领圈状鳞屑

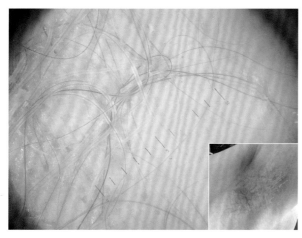

图 12.33　腋窝毛发菌病的皮肤特征是沿整个腋毛分布的蜡状和黄色附着物

（刘孟国　译，慕彰磊　校，徐峰　审）

参考文献

1. dos Santos JB, Figueiredo AR, Ferraz CE, de Oliveira MH, da Silva PG, de Medeiros VLS. Cutaneous tuberculosis: epidemiologic, etiopathogenic and clinical aspects—Part I. *An Bras Dermatol* 2014; 89: 219–29.

2. Heo YS, Shin WW, Kim YJ, Song HJ, Oh CH. Annular lupus vulgaris mimicking tinea cruris. *Ann Dermatol* 2010; 22: 226–8.

3. Errichetti E, Stinco G. Dermoscopy in general dermatology: a practical overview. *Dermatol Ther (Heidelb)* 2016; 6: 471–507.

4. Lallas A, Argenziano G, Apalla Z et al. Dermoscopic patterns of common facial inflammatory skin diseases. *J Eur Acad Dermatol Venereol* 2014; 28: 609–14.

5. Brasiello M, Zalaudek I, Ferrara G et al. Lupus vulgaris: a new look at an old symptom—The lupoma observed with dermoscopy. *Dermatology* 2009; 218: 172–4.

6. Katz KA. Syphilis. In: Wolff K, Goldsmith LA, Katz SI, Gilchrest BA, Paller AS, Leffell DJ, eds. *Fitzpatrick's Dermatology in General Medicine*. 7th. New York: McGraw-Hill; 2008: 2471–92.

7. Piraccini BM, Broccoli A, Starace M et al. Hair and scalp manifestations in secondary syphilis: epidemiology, clinical features and trichoscopy. *Dermatology* 2015; 231: 171–6.

8. Doche I, Hordinsky MK, Valente NYS, Romiti R, Tosti A. Syphilitic alopecia: case reports and trichoscopic findings. *Skin Appendage Disord* 2017; 3: 222–4.

9. Tognetti L, Cinotti E, Perrot JL, Campoli M, Rubegni P. Syphilitic alopecia: uncommon trichoscopic findings. *Dermatol Pract Concept* 2017; 7: 55–9.

10. Errichetti E, Stinco G. Dermoscopy in differentiating palmar syphiloderm from palmar papular psoriasis. *Int J STD AIDS* 2017; 28: 1461–3.

11. Tognetti L, Sbano P, Fimiani M, Rubegni P. Dermoscopy of Biett's sign and differential diagnosis with annular maculo-papular rashes with scaling. *Indian J Dermatol Venereol Leprol* 2017; 83: 270–3.

12. Ikeda E, Goto A, Suzaki R et al. Condylomata lata on the ankle: an unusual location. *Dermatol Pract Concept* 2016; 6: 49–51.

13. Liang SX, Zheng W. Vulva and vagina. In: Cheng L, Bostwick DG, eds. *Essential of Anatomic Pathology*. 4th ed. Switzerland: Springer International Publishing; 2016: 1460–1.

14. Lockwood DNJ. Leprosy. In: Griffiths C, Baker J, Bleiker T, Chalmers R, Creamer D, eds. *Rook's Textbook of Dermatology*. 9th ed. Oxford: Wiley Blackwell; 2016: 28.1–10.

15. Errichetti E, Stinco G. The practical usefulness of dermoscopy in general dermatology. *G Ital Dermatol Venereol* 2015; 150: 533–46.

16. Ankad BS, Sakhare PS. Dermoscopy of borderline tuberculoid leprosy. *Int J Dermatol* 2018; 57: 74–6.

17. Ankad BS, Sakhare PS. Dermoscopy of histoid leprosy: a case report. *Dermatol Pract Concept* 2017; 7: 14.

18. Stone SP, Goldfarb JN, Bacelieri RE. Scabies, other mites and pediculosis. In: Wolff K, Goldsmith LA, Katz SI, Gilchrest BA, Paller AS, Leffell DJ, eds. *Fitzpatrick's Dermatology in General Medicine*. 7th. New York: McGraw-Hill; 2008: 2029–36.

19. Argenziano G, Fabbrocini G, Delfino M. Epiluminescence microscopy: a new approach to in vivo detection of *Sarcoptes scabiei*. *Arch Dermatol* 1997; 133: 751–3.

20. Bollea Garlatti LA, Torre AC, Bollea Garlatti ML, Galimberti RL, Argenziano G. Dermoscopy aids the diagnosis of crusted scabies in an erythrodermic patient. *J Am Acad Dermatol* 2015; 73: e93–5.

21. Dupuy A, Dehen L, Bourrat E, Lacroix C, Benderdouche M, Dubertret L, Morel P, Feuilhade de Chauvin M, Petit A. Accuracy of standard dermoscopy for diagnosing scabies. *J Am Acad Dermatol* 2007; 56: 53–62.

22. Walter B, Heukelbach J, Fengler G, Worth C, Hengge U, Feldmeier H. Comparison of dermoscopy, skin scraping, and the adhesive tape test for the diagnosis of scabies in a resource-poor setting. *Arch Dermatol* 2011; 147: 468–73.

23. Park JH, Kim CW, Kim SS. The diagnostic accuracy of dermoscopy for scabies. *Ann Dermatol* 2012; 24: 194–9.

24. Micali G, Lacarrubba F, Verzì AE, Chosidow O, Schwartz RA. Scabies: advances in noninvasive diagnosis. *PLoS Negl Trop Dis* 2016; 10: e0004691.

25. de Vries HJ, Reedijk SH, Schallig HD. Cutaneous leishmaniasis: recent developments in diagnosis and management. *Am J Clin Dermatol* 2015; 16: 99–109.

26. Yücel A, Günaşti S, Denli Y, Uzun S. Cutaneous leishmaniasis: new dermoscopic findings. *Int J Dermatol* 2013; 52: 831–7.

27. Taheri AR, Pishgooei N, Maleki M et al. Dermoscopic features of cutaneous leishmaniasis. *Int J Dermatol* 2013; 52: 1361–6.

28. Ayhan E, Ucmak D, Baykara SN, Akkurt ZM, Arica M. Clinical and dermoscopic evaluation of cutaneous leishmaniasis. *Int J Dermatol* 2015; 54: 193–201.

29. Llambrich A, Zaballos P, Terrasa F, Torne I, Puig S, Malvehy J. Dermoscopy of cutaneous leishmaniasis. *Br J Dermatol* 2009; 160: 756–61.

30. Caltagirone F, Pistone G, Arico M et al. Vascular patterns in cutaneous leishmaniasis: a videodermatoscopic study. *Indian J Dermatol Venereol Leprol* 2015; 81: 394–8.

31. Chen W, Plewig G. Human demodicosis: revisit and a proposed classification. *Br J Dermatol* 2014; 170: 1219–25.

32. Friedman P, Sabban EC, Cabo H. Usefulness of dermoscopy in the diagnosis and monitoring treatment of demodicidosis. *Dermatol Pract Concept* 2017; 7: 35–8.

33. Segal R, Mimouni D, Feuerman H, Pagovitz O, David M. Dermoscopy as a diagnostic tool in demodicidosis. *Int J Dermatol* 2010; 49: 1018–23.

34. Bauer J, Forschner A, Garbe C, Röcken M. Dermoscopy of tungiasis. *Arch Dermatol* 2004; 140: 761–3.

35. Di Stefani A, Rudolph CM, Hofmann-Wellenhof R, Müllegger RR. An additional dermoscopic feature of tungiasis. *Arch Dermatol* 2005; 141: 1045–6.

36. Bauer J, Forschner A, Garbe C, Röcken M. Variability of dermoscopic features of tungiasis. *Arch Dermatol* 2005; 141: 643–4.

37. Cabrera R, Daza F. Tungiasis: eggs seen with dermoscopy. *Br J Dermatol* 2008; 158: 635–6.

38. Bakos RM, Bakos L. 'Whitish chains': a remarkable in vivo dermoscopic finding of tungiasis. *Br J Dermatol* 2008; 159: 991–2.

39. Cabrera R, Daza F. Dermoscopy in the diagnosis of tungiasis. *Br J Dermatol* 2009; 160: 1136–7.

40. Robbins K, Khachemoune A. Cutaneous myiasis: a review of the common types of myiasis. *Int J Dermatol* 2010; 49: 1092–8.

41. Bakos RM, Bakos L. Dermoscopic diagnosis of furuncular myiasis. *Arch Dermatol* 2007; 143: 123–4.

42. Llamas-Velasco M, Navarro R, Santiago Sánchez-Mateos D, De Argila D. Dermoscopy in furuncular myiasis. *Actas Dermosifiliogr* 2010; 101: 894–6.

43. Abraham LS, Azulay-Abulafia L, Aguiar Dde P, Torres F, Argenziano G. Dermoscopy features for the diagnosis of furuncular myiasis. *An Bras Dermatol* 2011; 86: 160–2.

44. Silva de Lima A, Rovere RK. Furuncular myiasis: dermoscopic features using a cross-polarized device without contact. *J Am Acad Dermatol* 2015; 72: S6–7.

45. Calderón-Castrat X, Idrogo-Bustamante JL, Peceros-Escalante J, Ballona R. Wound myiasis caused by *Cochliomyia hominivorax*: the role of entodermoscopy. *Int J Dermatol* 2017; 56: 330–2.

46. Zalaudek I, Giacomel J, Cabo H et al. Entodermoscopy: a new tool for diagnosing skin infections and infestations. *Dermatology* 2008; 216: 14–23.

47. Veraldi S, Schianchi R, Carrera C. Epiluminescence microscopy in cutaneous larva migrans. *Acta Derm Venereol* 2000; 80: 233.

48. Di Stefani A, Hofmann-Wellenhof R, Zalaudek I. Dermoscopy for diagnosis and treatment monitoring of pediculosis capitis. *J Am Acad Dermatol* 2006; 54: 909–11.

49. Martins LG, Bernardes Filho F, Quaresma MV, Bellott TR, Botelho LN, Prata AC. Dermoscopy applied to pediculosis corporis diagnosis. *An Bras Dermatol* 2014; 89: 513–4.

50. Bratton RL, Corey GR. Tick-borne disease. *Am Fam Physician* 2005; 71: 2323–32.

51. Oiso N, Nakano A, Yano Y, Kawada A. The diagnostic usefulness of dermoscopy for identifying six-legged larval ticks. *Ticks Tick Borne Dis* 2010; 1: 197–8.

第13章 真菌病

Dionysios Lekkas, Francesco Lacarrubba, Anna Elisa Verzì, Giuseppe Micali

13.1 体癣和手癣

13.1.1 简介

体癣是真菌对无毛皮肤的浅表感染。临床表现源于角质层中真菌的侵入和增殖。根据定义，它包括躯干和四肢的病变，但不包括头皮（头癣）、足（足癣）和腹股沟（股癣）等特殊部位[1-3]。手背部的真菌感染临床表现类似于体癣。然而，手掌和手指间隙的感染具有不同的特征，被称为手癣[1]。不同地区的体癣菌种不同。诊断主要通过临床表现进行判断，在难以辨认的情况下可以通过直接显微镜检查和皮肤刮屑培养来确认。

13.1.2 临床表现

体癣的特征性表现为具有一个或多个圆形、边界清楚的病变，外周有鳞屑（图 13.1A～图 13.8A）。病变有轻度红斑，呈离心性扩展而中央痊愈[2,3]。手癣可以表现为急性型或轻度炎症型，前者表现为外周红斑凸起，中央皮损消退（通常来自亲动物性或亲土性真菌）（图 13.9A），后者表现为干燥、皮肤瘙痒伴有细小鳞屑（通常来自亲人性真菌）（图 13.10A）。

13.1.3 皮肤镜表现

体癣的皮肤镜表现是外周分布的白色鳞屑（图 13.1B～图 13.8B）。体癣鳞屑的一个独特特征是脱屑按照由内向外的方向进行（图 13.2B 和图 13.3B）。因此，鳞屑的外缘通常较为锐利，并且可能会出现"虫蚀状外观"（图 13.5B）。多个圆形外周鳞屑通常融合成较大的多环病变（图 13.6B）。所谓的 Biett 领圈状鳞屑是指连续的外周鳞屑伴有红色晕坏（图 13.7B 和图 13.8B）。血管模式通常是单一的，主要由外周分布的点状血管组成。

手癣的皮肤镜模式取决于致病的真菌类型。来自亲动物性真菌的感染通常与先前描述的体癣相似（图 13.9B）。相反，来自亲人性真菌的手癣在皮肤镜下具有特征性的鳞屑模式，主要位于生理性掌纹内（图 13.10B）[4]。

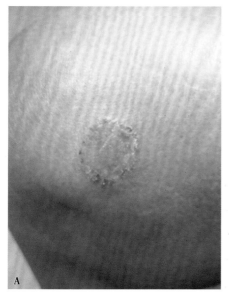
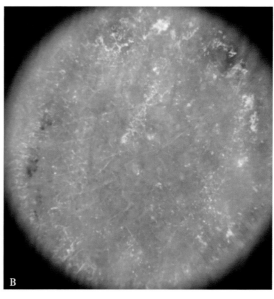

图 13.1　体癣。A. 临床表现。B. 外周鳞屑是体癣的皮肤镜下特征

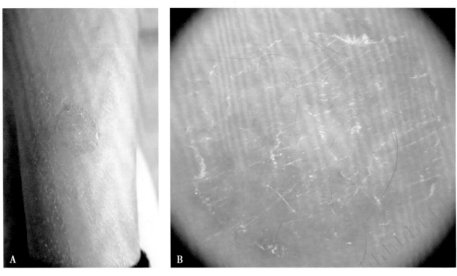

图 13.2　体癣。A. 临床表现。B. 体癣典型的从内向外的脱屑方式。注意和内缘相比,外周鳞屑的外侧缘完整

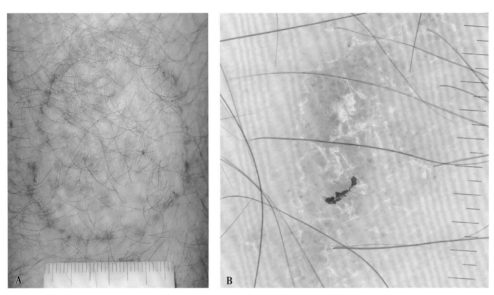

图 13.3　体癣。A. 临床表现。B. 该例皮肤镜凸显了鳞屑内外侧缘的不同

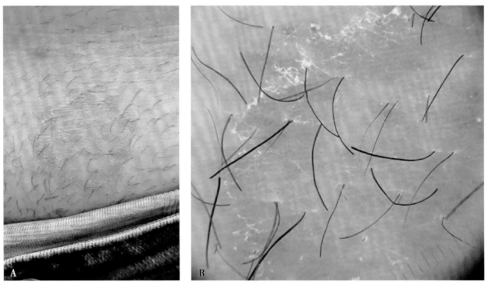

图 13.4　体癣。A. 临床表现。B. 皮肤镜显示一个相对连续的边缘鳞屑

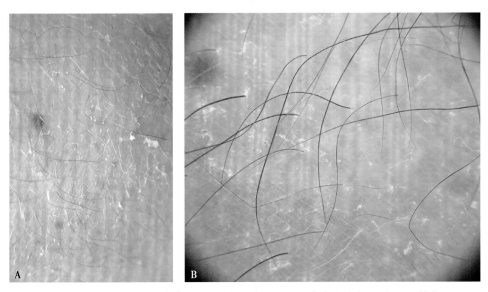

图 13.5　体癣。A. 临床表现。B. 皮肤镜显示周围鳞屑的边缘，呈虫蚀状模式

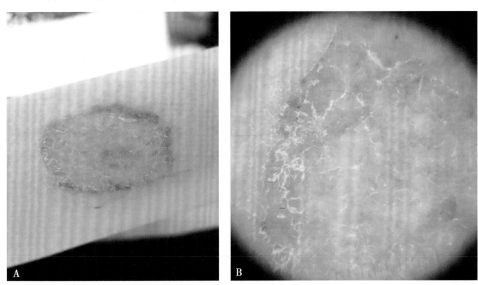

图 13.6　体癣。A. 临床表现。B. 皮肤镜显示多个圆形鳞屑融合成更大的多环形病变

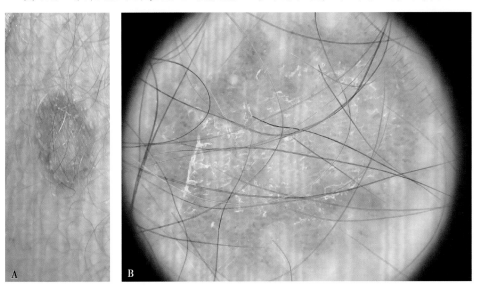

图 13.7　体癣。A. 临床表现。B. 在皮肤镜检查中，存在所谓的 Biett 领圈状鳞屑标志，其表现为连续的外周鳞屑伴有红色晕环

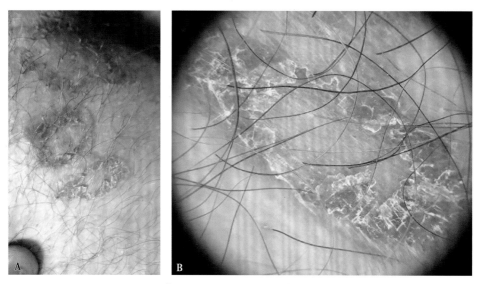

图 13.8 体癣。A. 临床表现。B. 体癣中另一个表现为 Biett 领圈状鳞屑的病例

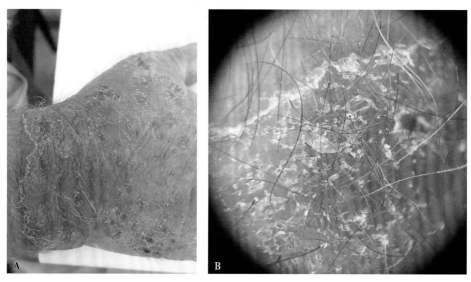

图 13.9 由犬小孢子菌引起的手癣。A. 临床图片。B. 皮肤镜检查显示了外周鳞屑和完整的外侧边界

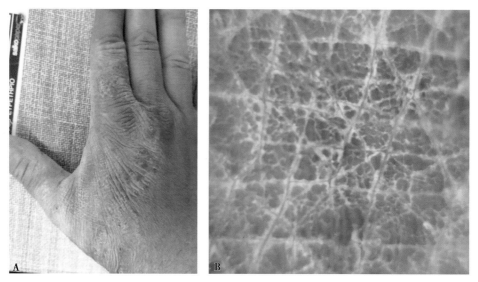

图 13.10 由红色毛癣菌引起的手足癣。A. 临床图片。B. 细白色鳞屑主要位于红色背景的手掌褶皱内

13.2 黑癣

13.2.1 简介

黑癣是一种由酵母样丝状菌——威尼克外瓶霉引起的掌跖浅表真菌病，主要见于炎热的热带气候地区[4]。

13.2.2 临床表现

黑癣通常表现为单发或多发（罕见）手掌和/或足底逐渐扩大的棕色或黑色斑点（图 13.11A）。病变的形态常常难以诊断，因为它们可能类似于黑色素细胞病变，如痣或肢端黑色素瘤。KOH 涂片、培养和皮肤镜检查对诊断有很大的帮助。

13.2.3 皮肤镜表现

从皮肤镜上看，黑癣呈现出一个整体的网状模式，由特征性的色素性针状线条组成。它们代表非常纤细的、浅棕色的线，形成网状的斑片，通常具有一致的棕色（图 13.11B）。这些网状的线条不沿着手掌和足的解剖结构分布（皮沟和皮嵴）[3,4]。少数病例表现为棕色成束针状结构或点状/颗粒状结构，呈平行嵴模式[5]。

13.3 头癣

13.3.1 简介

头癣（TC）是由皮肤癣菌引起的头皮常见感染，主要见于儿童，在不同区域，其流行病学、病因和分布有很大不同[6-8]。本病有多种致病菌，主要是小孢子菌和毛癣菌属。犬小孢子菌是一种亲动物的（从动物中获得）皮肤癣菌，主要在欧洲和美国流行。由于移民的增多，一种亲人性的断发毛癣菌在城市社区中也较多（人与人之间传播）[10,11]。发病风险因素包括性乱交、卫生条件差和直接与宠物接触[12,13]。

根据皮肤癣菌侵入毛干的方式，有两种主要的感染机制：发外癣菌，真菌侵入毛干的内部和外部（如犬小孢子菌），而在发内癣菌中（如断发毛癣菌和苏丹毛癣菌），仅毛干的内部充满菌丝和孢子。

诊断头癣一般应通过显微镜直接检查菌丝或通过皮屑的培养物，以确定具体的菌属。Wood 灯检查显示小孢子菌感染时呈典型的绿色荧光。

13.3.2 临床表现

在所有类型的头癣中，典型特征是鳞屑和脱发，伴有一定程度的炎症[9,10]。临床表现取决于感染病原体的类型和宿主的防御，症状可以从轻度

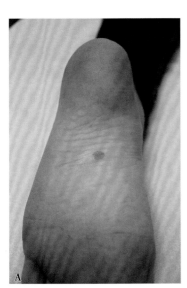
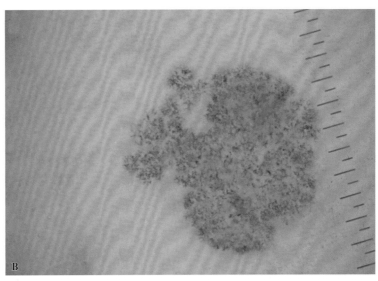

图 13.11　黑癣。A．临床表现。B．皮肤镜检查显示典型表现，呈细小的束状浅棕色线条，形成具有均匀棕色的网状斑片（由 Javier del Pozo MD 提供）

鳞屑和少量脱发到广泛的炎症和脓疱性斑块及大面积秃发[6, 10, 14]，可有不同程度的瘙痒及颈淋巴结病变。

发外癣菌感染的特征为片状脱发和鳞屑，其中毛干在头皮水平上方约 2～3mm 断掉（图 13.12A 和图 13.13A）。在发内癣菌感染中，通常可观察到类似头皮屑的弥漫性鳞屑或多个具有细小鳞屑的脱发区域；头发经常在头皮水平断裂，在毛囊内留下肿胀的发根（黑点癣）。一些亲动物性种属（例如，疣状毛癣菌或须癣毛癣菌，偶尔也有石膏样小孢子菌）能够诱导严重炎症形式的头癣（脓癣），表现为有脓疱和结痂的脱发斑，可能导致瘢痕形成和永久性脱发（图 13.14A）[6, 9]。

头癣的鉴别诊断包括斑片状脱发（如斑秃和拔毛癣）和头皮脱屑（如银屑病和脂溢性皮炎）引起的其他疾病。

13.3.3　皮肤镜表现

在头癣中，由于真菌侵入，可以观察到不同的皮肤镜特征，即"逗号状"发、"摩斯码状"发、"Z 形"发、断发和黑点征（图 13.12B 和图 13.13B）[15-26]。"逗号状"发短的断发，弯曲的毛干呈 C 形。在美国黑人和卷发的人中，他们表现出"螺旋状"的外观。"摩斯码状"发（也称为"条形码"发或间断发）的特征在于毛干呈现交替的白色和棕色条带。在高倍镜（＞×100）下，白色条带显示为空白区域，

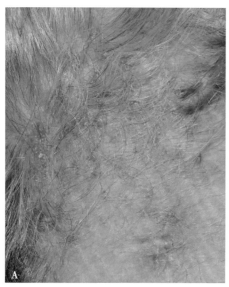
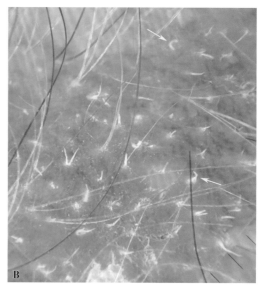

图 13.12　一名 72 岁的女性患者因犬小孢子菌引起头癣。A. 临床检查显示颈项部有红斑、秃发区。B. 皮肤镜显示有细小鳞屑、多根断发和逗号状发（箭头）

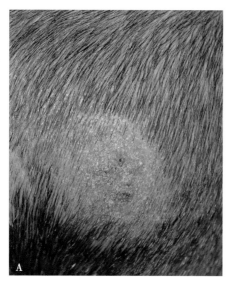
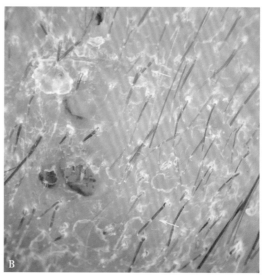

图 13.13　8 岁男孩犬小孢子菌头癣。A. 临床检查显示头皮有圆形脱发区。B. 皮肤镜显示有细小的鳞屑、抓痕、多根断发和"摩斯码状"发（箭头）

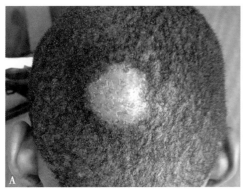
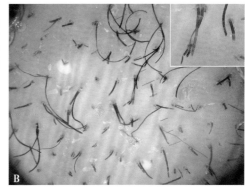

图 13.14　脓癣。A. 临床表现。B. 皮肤镜检查显示非特异性表现（即结痂和脓疱）以及黑点征和"摩斯码状"发（在右上框中可以更好地看到）（由 Enzo Errichetti MD，MSc，DVD 提供）

毛干更易弯曲（"Z 形"发表现为毛发在不同点弯曲）并且断裂（断发和黑点）[20]。在脓癣中，皮肤镜特征不特异，包括红斑、鳞屑、脓疱和结痂，尽管也可以看到一些上述典型的表现（图 13.14B）[20, 21]。

13.4　皮肤念珠菌病

13.4.1　简介

皮肤念珠菌病是一种相当常见的皮肤浅表感染，由念珠菌属的酵母菌引起。由于特殊条件（摩擦、高湿度和温度）引起，主要出现在皮肤皱褶中。还与某些免疫相关疾病（免疫抑制、糖尿病等）有关。

13.4.2　临床表现

皮肤念珠菌病通常表现为红斑和浸渍性斑块，周围有鳞屑，主要发生在身体的间擦区域（乳房和腹部下方皱褶区、指间区域、腹股沟和腋窝）（图 13.15A～图 13.17A）。经常观察到表浅的丘疹或脓疱卫星灶。皮疹可以没有症状，但往往伴有瘙痒和灼热感。根据临床表现大多数病例很容易诊断，也可以通过直接显微镜检查和皮肤刮屑培养来证实。

13.4.3　皮肤镜表现

皮肤念珠菌病皮肤镜检查表现为广泛的表皮脱离形成大片鳞屑。鳞屑主要为外围分布，向外脱屑。

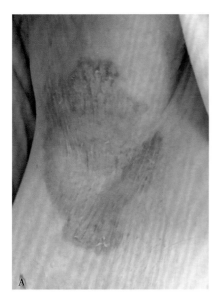
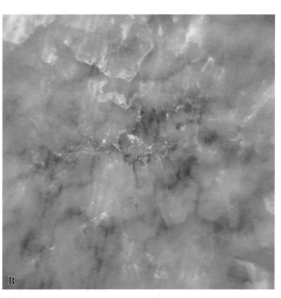

图 13.15　A. 免疫功能低下患者腋窝念珠菌病。B. 皮肤镜检查显示大片鳞屑，其特征为从内到外的脱屑和中心的线性血管

在病变的中心可看到大的扩张血管（图13.15B），通常带有树枝状模式和干酪样膜（图13.16B）。此外，皮肤镜检查可能有助于凸显周围脓疱（卫星状分布）（图13.17B）或被干酪样物质包围的红斑（图13.16C）。

13.5　花斑糠疹

13.5.1　简介

花斑糠疹是由糠秕马拉色菌引起的浅表真菌病。这是一种双相真菌，当在酵母相时，是正常皮肤菌群的一部分[2]。在某些情况下（温度上升和其他外部因素），它会长成菌丝相，引起花斑糠疹[2]。

13.5.2　临床表现

花斑糠疹通常表现为多发性或单发性（罕见）色素减退或色素沉着鳞屑性斑疹（图13.18A和

图13.19A）[2]。好发于皮脂溢出部位。因此，皮损主要发生在成人的躯干和上臂，以及儿童和免疫功能低下患者的面部区域。病变通常无症状，可能某些情况下存在瘙痒或轻微炎症[2,3]。

本病通常通过临床表现进行诊断。在非典型病例中，直接显微镜或Wood灯也可能有所帮助。在直接显微镜下，轻刮受感染的皮肤，然后将刮片黏附在透明胶带的黏性侧（透明胶带测试），显微镜检查显示酵母样细胞，呈葡萄串样，以及短而厚的假菌丝，这种图像通常被称为"肉丸意大利面"[2,3]。Wood灯检测可显示黄绿色甚至银色荧光[3]。

13.5.3　皮肤镜表现

皮肤镜检查显示有细小的白色鳞屑（通常在皮肤褶皱中）和由棕色条纹或弥漫性均匀的褐色色素组成的色素沉着网（图13.18B）[4]。在花斑糠疹的色素减退区域，皮肤镜通常显示一个界限清晰的白色区域和细小的鳞屑，这些鳞屑通常出现

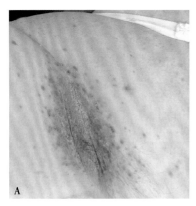
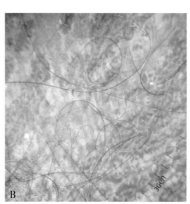
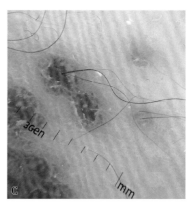

图13.16　念珠菌病。A.临床表现。B，C.皮肤镜评估显示中心的干酪状膜和外围红色卫星灶周围干酪状物质（由Enzo Errichetti MD，MSc，DVD提供）

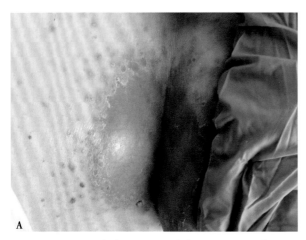
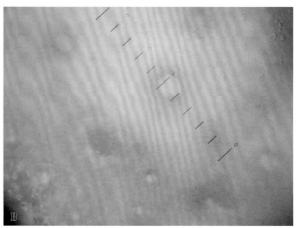

图13.17　念珠菌病。A.临床表现。B.皮肤镜显示卫星状分布脓疱（由Enzo Errichetti MD，MSc，DVD提供）

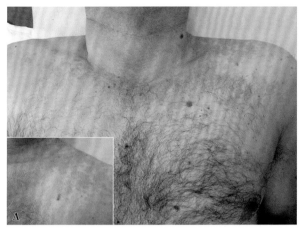
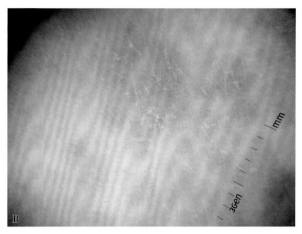

图 13.18　花斑糠疹。A. 色素沉着病变的临床表现（方框中为放大观察）。B. 皮肤镜检查显示弥漫性均匀的褐色色素沉着上主要位于皮沟的细小白色鳞屑（由 Enzo Errichetti MD，MSc，DVD 提供）

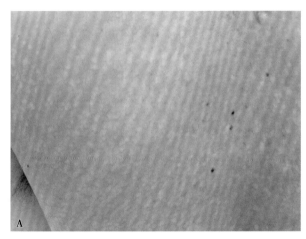
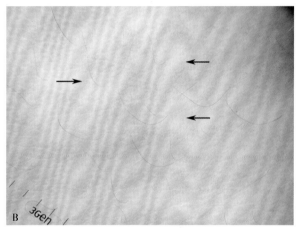

图 13.19　花斑糠疹（抗真菌治疗后）。A. 色素减退病变的临床表现。B. 可以看到卫星灶中心的毛发（亲毛囊性）（箭头）（由 Enzo Errichetti MD，MSc，DVD 提供）

在皮肤的褶皱中，类似于色素沉着病变[4,27]。此外，皮肤镜检查可能有助于进行回顾性诊断，因为它突出了卫星灶中心毛发的存在（亲毛囊性）（图 13.19B）[4]。这种现象在鳞屑较少时也能帮助诊断（例如，洗完澡后就诊的患者）。

（张峥 译，王上上 校，徐峰 审）

参考文献

1. James W, Berger T, Elston D. *Andrews Diseases of the Skin*. 10th ed. Saunders-Elsevier 2006; 15: 311–2.

2. Bonifaz A, Gómez-Daza F, Paredes V, Ponce RM. Tinea versicolor, tinea nigra, white piedra, and black piedra. *Clin Dermatol* 2010; 28: 140–5.

3. Veasey JV, Avila RB, Miguel BAF, Muramatu LH. White piedra, black piedra, tinea versicolor, and tinea nigra: contribution to the diagnosis of superficial mycosis. *An Bras Dermatol* 2017; 92: 413–6.

4. Errichetti E, Stinco G. Dermoscopy in general dermatology: a practical overview. *Dermatol Ther (Heidelb)* 2016; 6: 471–507.

5. Nazzaro G, Ponziani A, Cavicchini S. Tinea nigra: a diagnostic pitfall. *J Am Acad Dermatol* 2016; 75: e219–20.

6. Hay RJ, Ashbee HR. Fungal infections. In: Griffiths CEM, Barker J, Bleiker T, Chalmers R, Creamer D, eds. *Rook's Textbook of Dermatology*. 9th ed. Oxford: Wiley-Blackwell; 2016: 32.38–41.

7. Ziegler W, Lempert S, Goebeler M, Kolb-Mäurer A. Tinea capitis: temporal shift in pathogens and epidemiology. *J Dtsch Dermatol Ges* 2016; 14: 818–25.

8. Chokoeva AA, Zisova L, Sotiriou E, Miteva-Katrandzhieva T. Tinea capitis: a retrospective epidemiological comparative study. *Wien Med Wochenschr* 2017; 167: 51–7.

9. Higgins EM. Tinea capitis. In: Lebwhol MG, Heymann WR, Berth-Jones J, Coulson I, eds. *Treatment of Skin Disease. Comprehensive Therapeutic Strategies*. 5th ed. Elsevier; 2018.

10. Hay RJ. Tinea capitis: current status. *Mycopathologia* 2017; 182: 87–93.

11. Ginter-Hanselmayer G, Weger W, Ilkit M, Smolle J. Epidemiology of tinea capitis in Europe: current state and changing patterns. *Mycoses* 2007; 50: 6–13.

12. Havlickova B, Czaika VA, Friedrich M. Epidemiological trends in skin mycoses worldwide. *Mycoses* 2008; 51: 2–15.

13. Pires CA, Cruz NF, Lobato AM et al. Clinical, epidemiological, and therapeutic profile of dermatophytosis. *An Bras Dermatol* 2014; 89: 259–64.

14. Fuller LC, Barton RC, Mohd Mustapa MF et al. British Association of Dermatologists' guidelines for the management of tinea capitis 2014. *Br J Dermatol* 2014; 171: 454–63.

15. Slowinska M, Rudnicka L, Schwartz RA et al. Comma hairs: a dermatoscopic marker for tinea capitis: a rapid diagnostic method. *J Am Acad Dermatol* 2008; 59: S77–9.

16. Mapelli ET, Gualandri L, Cerri A, Menni S. Comma hairs in tinea capitis: a useful dermatoscopic sign for diagnosis of tinea capitis. *Pediatr Dermatol* 2012; 29: 223–4.

17. Miteva M, Tosti A. Hair and scalp dermatoscopy. *J Am Acad Dermatol* 2012; 67: 1040–8.

18. Hernández-Bel P, Malvehy J, Crocker A et al. Comma hairs: a new dermoscopic marker for tinea capitis. *Actas Dermosifiliogr* 2012; 103: 836–7.

19. Rudnicka L, Rakowska A, Kerzeja M, Olszewska M. Hair shafts in trichoscopy: clues for diagnosis of hair and scalp diseases. *Dermatol Clin* 2013; 31: 695–708.

20. Lacarrubba F, Verzì AE, Dinotta F et al. Dermatoscopy in inflammatory and infectious skin disorders. *G Ital Dermatol Venereol* 2015; 150: 521–31.

21. Lacarrubba F, Verzì AE, Micali G. Newly described features resulting from high-magnification dermoscopy of tinea capitis. *JAMA Dermatol* 2015; 151: 308–10.

22. Brasileiro A, Campos S, Cabete J et al. Trichoscopy as an additional tool for the differential diagnosis of tinea capitis: a prospective clinical study. *Br J Dermatol* 2016; 175: 208–9.

23. Amer M, Helmy A, Amer A. Trichoscopy as a useful method to differentiate tinea capitis from alopecia areata in children at Zagazig University Hospitals. *Int J Dermatol* 2017; 56: 116–20.

24. Elghblawi E. Tinea capitis in children and trichoscopic criteria. *Int J Trichology* 2017; 9: 47–9.

25. Lekkas D, Ioannides D, Apalla Z et al. Dermoscopy for discriminating between Trichophyton and Microsporum infections in tinea capitis. *J Eur Acad Dermatol Venereol* 2018; 32: 234–5.

26. Schechtman RC, Silva ND, Quaresma MV et al. Dermatoscopic findings as a complementary tool in the differential diagnosis of the etiological agent of tinea capitis. *An Bras Dermatol* 2015; 90: 13–5.

27. Errichetti E, Stinco G. Dermoscopy of idiopathic guttate hypomelanosis. *J Dermatol* 2015; 42: 1118–9.

第14章 病毒感染疾病

Francesco Lacarrubba, Anna Elisa Verzì, Giuseppe Micali

14.1 寻常疣

14.1.1 简介

寻常疣(common wart, CW)(也称为 verrucae vulgaris)是由人乳头状瘤病毒(human papilloma virus, HPV)感染引起的、良性的皮肤角质形成细胞增生性疾病。它非常常见,特别是在儿童和免疫抑制患者中,儿童的患病率可高达 30%[1]。寻常疣最常由 HPV-1, HPV-2, HPV-4 基因型异常引起[1,2]。直接的皮肤接触可引起传染,也可通过皮肤表面和物体的间接污染发生[3]。皮损往往无须任何治疗即可消退[3]。

14.1.2 临床表现

寻常疣表现为外生、疣状、圆顶状丘疹或斑块,大小不一(1~10mm)(图 14.1A)。可以发生在体表任何处,较常见于手部,尤其是手指。当发生于面部时,特别是在腔口周围,通常有蒂呈丝状。发生于足底的疣体通常呈内生性生长,伴有压痛;

表面可见多个黑点,这是形成的毛细血管血栓(图 14.2A 和图 14.3A)。同一区域有时在某一区域,疣体可能形成融合的鹅卵石样模式(镶嵌疣)。寻常疣的诊断通常依据临床表现。鉴别诊断包括感染性和非感染性病变,如传染性软疣(molluscum contagiosum, MC)、角化棘皮瘤、软纤维瘤、局限性皮肤角化过度(胼胝)和脂溢性角化病。

14.1.3 皮肤镜表现

寻常疣呈镶嵌模式,由不规则的白色结构组成,组织病理学上相关改变是棘层肥厚、乳头瘤样增生和角化过度,通常伴有不规则分布、颜色由微红至黑色不一的小点,这与出血/红细胞渗出有关[4-6]。还可以观察到线状、发夹状和卷曲血管[7]。在外生性病变中,特征性表现为多个指状凸起,其内有变长、扩张的血管及周围苍白晕(图 14.1B)[4-6]。跖疣中,典型表现可见红色至黑色不一的出血点以及中断的皮纹(图 14.2B 和图 14.3B)[7-9]。罕见情况下,寻常疣也可能出现类似黑素细胞性皮损的皮嵴平行模式[10,11]。

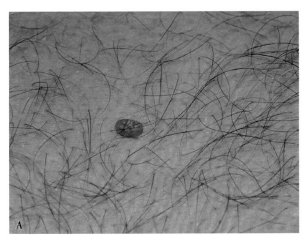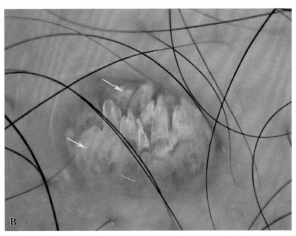

图 14.1 寻常疣。A. 胸部角化过度丘疹。B. 皮肤镜下显示多个乳头状瘤样凸起(手指状),部分有细长的血管(箭头所指)

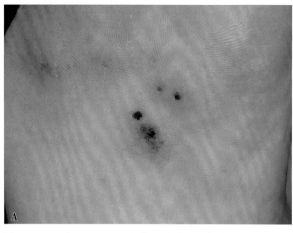
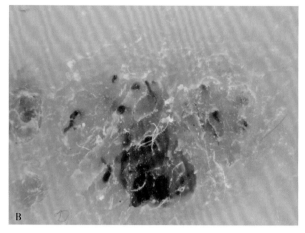

图 14.2　跖疣。A. 右足底角化过度、褐色皮损。B. 皮肤镜下显示疣状、淡黄色无结构区，有多个不规则分布的褐色/黑色点以及中断的皮纹

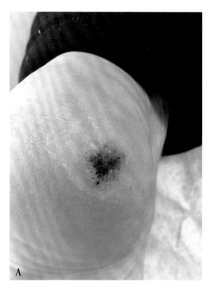
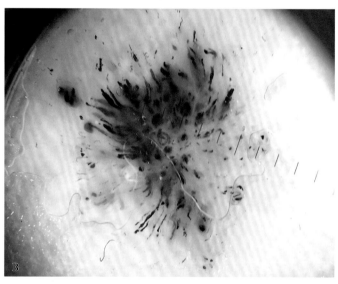

图 14.3　跖疣。A. 圆形出血性皮损。B. 皮肤镜下显示许多奇异的（烟火样的）微红色和黑色结构，分别对应病理改变是出血和血栓性毛细血管；可见生理性皮纹中断（由 Enzo Errichetti MD, MSc, DVD 提供）

14.2　扁平疣

14.2.1　简介

　　扁平疣（plane wart，verrucae planae，flat wart）是常见的 HPV 感染性疾病。常见于儿童，也可见于成年妇女和免疫抑制的男性[1]。它们通常由 HPV 基因型 3，10，26～29 和 41 引起。同寻常疣一样，扁平疣主要通过皮肤与皮肤接触传染，并可能自行消退。

14.2.2　临床表现

　　扁平疣通常是多发、扁平的、表面光滑的丘疹（图 14.4A），有时因 Koebner 现象（同形反应）呈线状分布[1]。皮色或淡褐色，好发于面部、手背及手臂。根据临床表现可诊断。面部小的皮损需要与闭合性粉刺区别，而成年人的色素沉着皮损应该与脂溢性角化病鉴别。

14.2.3　皮肤镜表现

　　在皮肤镜下，扁平疣表现为淡褐色至黄色背景上有规律分布的小红点（图 14.4B）[6]。与寻常疣相比，红点不明显，这是因为乳头瘤样改变较轻微[1]。皮肤镜在与痤疮闭合性粉刺和脂溢性角化病鉴别诊断中尤为重要，前者呈现毛囊口中央淡黄色毛孔，后者呈现大脑样结构[12]。

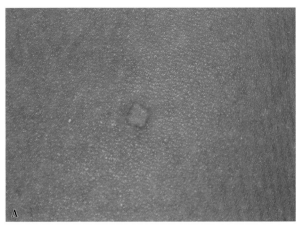
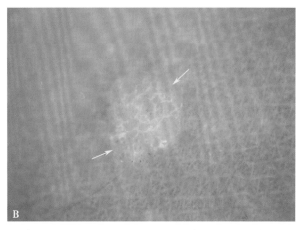

图 14.4　扁平疣。A. 9 岁女孩大腿上皮色、略高于皮面的丘疹。B. 皮肤镜显示淡黄色背景上有多个红点（箭头）

14.3　生殖器疣

14.3.1　简介

生殖器疣（genital warts，GW），也称为尖锐湿疣（condylomata acuminata），是由 HPV 感染所致的肛周生殖器部位皮肤或黏膜的明显增生性疾病。尖锐湿疣在世界范围内非常普遍，是西方国家最常见的性病，尤其年轻人易感染，无性别差异。因此，患者可能就诊于基层医疗机构、皮肤科、妇科和泌尿科，也是全球卫生保健系统的重要负担[13]。一般来说，尖锐湿疣发生于性接触后。对于儿童，应注意性侵害的可能。潜伏期一般为 3 周～8 个月不等[13]。最常见的是低危型 HPV-6 和 HPV-11，而高危型 HPV-16 和 HPV-18 不常见。针对 HPV-6，HPV-11，HPV-16，HPV-18 有效的四价疫苗出现，将改变流行病学状况[13]。疣体可变多变大或自行消失。尖锐湿疣的诊断依据临床观察和病史。不典型或持续存在的皮损，可能需要病理活检以明确诊断[13]。某些病例还要进行 HPV DNA 检测。

14.3.2　临床表现

尖锐湿疣表现为肛门生殖器皮肤和 / 或黏膜大小不等的外生、无蒂或有蒂的质地柔软的丘疹，可融合为菜花状斑块（图 14.5A 和图 14.6A）。斑块呈皮色、粉红色或褐色，通常高出皮面。尖锐湿疣无症状，但如果继发感染，偶尔会瘙痒或局部渗出和 / 或出血[13]。男性疣体主要累及包皮、冠状沟和龟头；女性疣体主要累及阴道口、阴道、阴唇、会阴和阴阜。

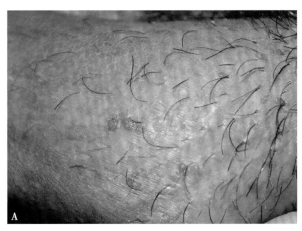
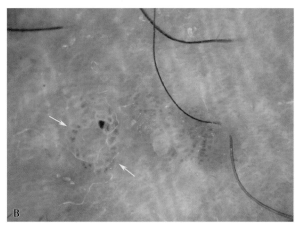

图 14.5　尖锐湿疣。A. 阴茎上粉红色丘疹。B. 皮肤镜显示周围白色网状区，中心可见扩张的点状血管（箭头）

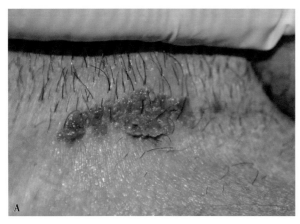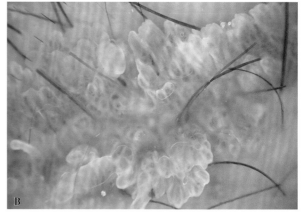

图 14.6   尖锐湿疣。A. 腹股沟皱褶部位外生性菜花状皮色的丘疹。B. 皮肤镜下显示多个不规则的白色凸起, 其充满变长扩张的血管

尖锐湿疣的鉴别诊断主要包括传染性软疣、阴茎珍珠疹或女性假性湿疣、皮赘、Fordyce 斑（皮脂腺异位症）、阴囊血管角化瘤、淋巴管瘤、扁平苔藓及二期梅毒的扁平湿疣[14]。

14.3.3   皮肤镜表现

尖锐湿疣的皮肤镜下表现因临床表现而异。无蒂的疣体呈边界清楚的白色网状区, 中心可见扩张的点状或肾小球样血管（镶嵌模式）（图 14.5B）。在组织病理学上, 这些特点与角化过度 / 棘层肥厚和真皮乳头内扭曲和扩张的毛细血管有关。有蒂的疣体表现为不规则的白色凸起, 对应于乳头瘤样增生、角化过度和棘层肥厚, 疣体中可见变长和扩张的血管（指状模式）（图 14.6B）[14-16]。菜花状斑块可能同时有这两种表现[15, 17, 18]。为了获得更高的放大率和分辨率, 并避免医生与皮肤表面的紧密接触, 使用视频皮肤镜比手持式皮肤镜更好[14, 15]。

14.4   传染性软疣

14.4.1   简介

传染性软疣是一种由 DNA 痘病毒（软疣痘病毒）引起的皮肤感染, 常见于儿童和青壮年（年轻人主要通过性传播发病）。在免疫力正常的儿童中患病率约为 7%, 而在感染人类免疫缺陷病毒的成人中患病率高达 18%, 无性别差异[19, 20]。病变可通过直接接触、传播媒介（如毛巾）或自体接种传播[19-21], 通常有自限性, 免疫力强的个体经常在 9 个月内自行消退。

14.4.2   临床表现

典型的传染性软疣皮损为单发或多发的、有脐凹的、表面光滑的皮色丘疹, 平均直径 3～5mm（图 14.7A）[22-24]。一般无症状, 偶尔瘙痒, 尤其是因创伤引起炎症时。该病在儿童中, 主要发生于身体上部（面、颈和胸部）; 而在成人中, 更常见于生殖器和肛周部位[21]。在免疫抑制的个体中, 感染通常更为严重且广泛播散。

传染性软疣的诊断通常依据临床表现。有的病例可能需要进行细胞学检查（Tzanck 检查）, 显示细胞胞浆内存在许多散在的卵圆形包涵体, 称为软疣小体或 Henderson-Patterson 小体[25], 或者需要皮肤活检。传染性软疣的鉴别诊断包括角化棘皮瘤、寻常疣、尖锐湿疣、汗管瘤、汗腺囊瘤、表皮样囊肿（粟丘疹）、皮脂腺增生和粉刺。

14.4.3   皮肤镜表现

传染性软疣典型的皮肤镜模式包括黄白色或亮白色（在偏振光皮肤镜上）结构, 其形态各异, 如球状、多叶状或四叶草状（图 14.7B 和图 14.8）, 周围绕以细小、线状和模糊不清的血管形成的皇冠（图 14.7B）[4-6, 26-31]。此外, 皮损中央有时可见明显的孔或凹陷[4-6, 26-31]。值得注意的是, 外周放射状和 / 或点状血管或花状模式（皇冠状和放射状血管 + 中央孔）可能不是很常见（图 14.8）[29]。

从组织学角度看, 典型的白色无定形结构与传染性软疣的特征性、清晰的分叶状、内生性表皮增生相对应[29, 30]。

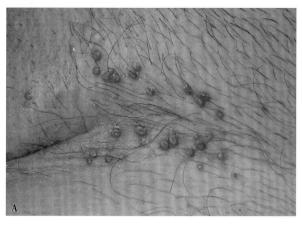
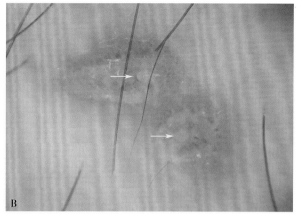

图 14.7 传染性软疣。A. 一名年轻男子生殖器部位多发的红色斑丘疹，中央有脐凹。B. 皮肤镜下两个皮损呈现黄白色球状区域（箭头）和周围线状、分支状血管

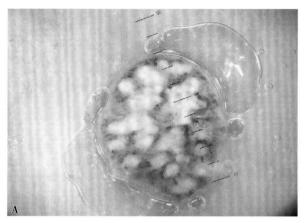
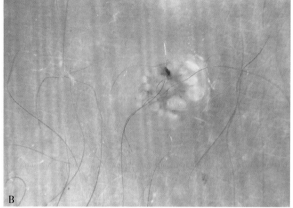

图 14.8 传染性软疣。皮肤镜检查显示典型的亮白色结构（偏振光），其形态各异，如球状（A，B）和分叶状（A）；也可见周围点状血管（A）和中央凹陷（B）（Enzo Errichetti MD，MSc，DVD 提供）

（郑其乐 译，刘孟国 校，徐峰 审）

参考文献

1. Cardoso JC, Calonje E. Cutaneous manifestations of human papillomaviruses: a review. *Acta Dermatovenerol Alp Pannonica Adriat* 2011; 20: 145–54.

2. Syrjänen S. Current concepts on human papillomavirus infections in children. *APMIS* 2010; 118: 494–509.

3. Kuwabara AM, Rainer BM, Basdag H, Cohen BA. Children with warts: a retrospective study in an outpatient setting. *Pediatr Dermatol* 2015; 32: 679–83.

4. Zalaudek I, Giacomel J, Cabo H et al. Entodermoscopy: a new tool for diagnosing skin infections and infestations. *Dermatology* 2008; 216: 14–23.

5. Haliasos EC, Kerner M, Jaimes-Lopez N et al. Dermoscopy for the pediatric dermatologist part I: dermoscopy of pediatric infectious and inflammatory skin lesions and hair disorders. *Pediatr Dermatol* 2013; 30: 163–71.

6. Lacarrubba F, Verzì AE, Dinotta F et al. Dermatoscopy in inflammatory and infectious skin disorders. *G Ital Dermatol Venereol* 2015; 150: 521–31.

7. Lee DY, Park JH, Lee JH et al. The use of dermoscopy for the diagnosis of plantar wart. *J Eur Acad Dermatol Venereol* 2009; 23: 726–7.

8. Bae JM, Kang H, Kim HO, Park YM. Differential diagnosis of plantar wart from corn, callus and healed wart with the aid of dermoscopy. *Br J Dermatol* 2009; 160: 220–2.

9. Quast DR, Nauck MA, Bechara FG, Meier JJ. A case series of verrucae vulgares mimicking hyperkeratosis in individuals with diabetic foot ulcers. *Diabet Med* 2017; 34: 1165–8.

10. Kaçar N, Demirkan N. Plantar wart with parallel ridge pattern in a patient with a previous history of melanoma: a diagnostic challenge. *Australas J Dermatol* 2013; 54: e78–9.

11. Arpaia N, Filotico R, Mastrandrea V et al. Acral viral wart showing a parallel ridge pattern on dermatoscopy. *Eur J Dermatol* 2009; 19: 381–2.

12. Kim WJ, Lee WK, Song M et al. Clinical clues for differential diagnosis between verruca plana and verruca plana-like seborrheic keratosis. *J Dermatol* 2015; 42: 373–7.

13. Steben M, Garland SM. Genital warts. *Best Pract Res Clin Obstet Gynaecol* 2014; 28: 1063–73.

14. Micali G, Lacarrubba F. Augmented diagnostic capability using videodermatoscopy on selected infectious and non-infectious penile growths. *Int J Dermatol* 2011; 50: 1501–5.

15. Lacarrubba F, Dinotta F, Nasca MR, Micali G. Enhanced diagnosis of genital warts with videodermatoscopy: histopatologic correlation. *G Ital Dermatol Venereol* 2012; 147: 215–6.

16. Paštar Z, Lipozenčić J. Significance of dermatoscopy in genital dermatoses. *Clin Dermatol* 2014; 32: 315–8.

17. Watanabe T, Yoshida Y, Yamamoto O. Differential diagnosis of pearly penile papules and penile condyloma acuminatum by dermoscopy. *Eur J Dermatol* 2010; 20: 414–5.

18. Dong H, Shu D, Campbell TM et al. Dermatoscopy of genital warts. *J Am Acad Dermatol* 2011; 64: 859–64.

19. Forbat E, Al-Niaimi F, Ali FR. Molluscum contagiosum: review and update on management. *Pediatr Dermatol* 2017; 34: 504–15.

20. Braue A, Ross G, Varigos G, Kelly H. Epidemiology and impact of childhood molluscum contagiosum: a case series and critical review of the literature. *Pediatr Dermatol* 2005; 22: 287–94.

21. Silverberg NB, Sidbury R, Mancini AJ. Childhood molluscum contagiosum: experience with cantharidin therapy in 300 patients *J Am Acad Dermatol* 2000; 43: 503–7.

22. Brown J, Janniger CK, Schwartz RA, Silverberg NB. Childhood molluscum contagiosum. *Int J Dermatol* 2006; 45: 93–9.

23. Alam MS, Shrirao N. Giant molluscum contagiosum presenting as lid neoplasm in an immunocompetent child. *Dermatol Online J* 2016; 22.

24. Chatterjee S, Banerjee M, Bhattacharya S. Giant molluscum contagiosum: an unusual presenting complaint of paediatric HIV disease. *Trop Doct* 2015; 45: 148–50.

25. Janniger CK, Schwartz RA. Molluscum contagiosum in children. *Cutis* 1993; 52: 194–6.

26. Vázquez-López F, Kreusch J, Marghoob AA. Dermoscopic semiology: further insights into vascular features by screening a large spectrum of nontumoral skin lesions. *Br J Dermatol* 2004; 150: 226–31.

27. Morales A, Puig S, Malvehy J, Zaballos P. Dermoscopy of molluscum contagiosum. *Arch Dermatol* 2005; 141: 1644.

28. Zaballos P, Ara M, Puig S, Malvehy J. Dermoscopy of molluscum contagiosum: a useful tool for clinical diagnosis in adulthood. *J Eur Acad Dermatol Venereol* 2006; 20: 482–3.

29. Ku SH, Cho EB, Park EJ et al. Dermoscopic features of molluscum contagiosum based on white structures and their correlation with histopathological findings. *Clin Exp Dermatol* 2015; 40: 208–10.

30. Ianhez M, Cestari Sda C, Enokihara MY, Seize MB. Dermoscopic patterns of molluscum contagiosum: a study of 211 lesions confirmed by histopathology. *An Bras Dermatol* 2011; 86: 74–9.

31. Lacarrubba F, Verzì AE, Ardigò M, Micali G. Handheld reflectance confocal microscopy for the diagnosis of molluscum contagiosum: histopathology and dermoscopy correlation. *Australas J Dermatol* 2017; 58: e123–5.

第四部分

毛发和甲疾病

第 15 章　毛发疾病（毛发镜）

Adriana Rakowska，Lidia Rudnicka

毛发镜是指检测毛发和头皮的皮肤镜，如今毛发镜已经成为诊断脱发疾病的基本方法之一[1]。毛发镜可以观察到毛干（包括毛干直径、不同类型断发和毛干结构异常）、毛囊开口[2]、毛囊周围表皮（包括颜色和鳞屑）和皮肤微血管结构[3]。

15.1　非瘢痕性脱发

15.1.1　雄激素性秃发——简介

雄激素性秃发（androgenetic alopecia，AGA），也称为男性 / 女性型脱发，是男性和女性最常见的脱发疾病[4-7]。雄激素性秃发的发病与多种因素有关，其中最重要的是遗传易感性[8,9]。雄激素性秃发的发病机制包括进行性毛囊微小化（与毛囊内双氢睾酮增加有关，而血清雄激素水平多在正常范围内）、进行性毛囊生长期缩短和休止期的外生后期延长（或称潜伏期或休眠期）[10-13]。

15.1.2　雄激素性秃发——临床表现

雄激素性秃发在临床上表现为独特的脱发分布模式，男性和女性表现有所不同，但主要特点是都会累及头皮中央区域。

男性型脱发（Hamilton-Norwood 型）是男性雄激素性秃发最常见的临床表现，表现为前额和 / 或颞部发际线后移和顶部毛发稀疏[14]。

女性型脱发（Ludwig 型）表现为头皮中央 - 顶部区域头发弥漫性稀疏，而前额发际线保留，是女性雄激素性秃发最常见的表现，偶见于男性患者[15]。类似于 Ludwig 型，圣诞树型也表现为头皮中央 - 顶部区域头发弥漫性稀疏，但前额发际线亦受累[16,17]。

15.1.3　雄激素性秃发——毛发镜表现

毛发镜下毛囊进行性微小化表现为毛干直径差异（所见毛干较终毛毛干变细的比例超过 20%）[8]

和色素减退的短小毳毛比例超过 10%。黄点征对应休眠期的空毛囊开口，内含皮脂和角质。此外，还可见到内含 3 根以上毛发的毛囊单位逐渐被内含 1～2 根毛发的毛囊单位所替代（图 15.1）[18]。组织病理观察到的毛囊周围轻度炎症在毛发镜下表现为毛周征即毛囊周围色素沉着[19]。

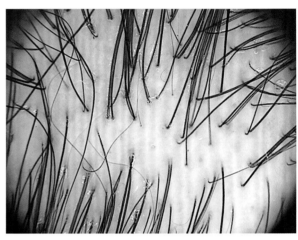

图 15.1　雄激素性秃发：毛干直径差异（同时可见细毛、中毛和粗毛）、孤立性黄点征以及含单根毛发的毛囊单位（×20）

为了诊断雄激素性秃发，需要比较前额和枕部区域的毛发镜图像，女性雄激素性秃发的毛发镜诊断标准如表 15.1 所示。

表 15.1　女性型脱发的毛发镜诊断标准

主要标准	
1. 前额区域 4 张毛发镜图像中有 4 个以上黄点（×70）	
2. 前额区域平均毛发直径比枕部区域减少（每个区域计算 50 根以上毛发）	
3. 前额区域 10% 以上为细毛（<0.03mm）	
次要标准	**前额 / 枕部比例**
1. 含单根毛发的毛囊单位比例	>2:1
2. 毳毛数量	>1.5:1
3. 具有毛周色素改变的毛囊	>3:1

注：满足 2 条主要标准或 1 条主要标准加 2 条次要标准可诊断雄激素性秃发。

鉴别诊断包括休止期脱发(毛干直径一致、较多直立的短新生毛发、前额和枕部区域毛发镜无差别)、类似雄激素性秃发分布的纤维性脱发(毛囊单位间小空白区域、单根毛发毛囊单位为主、无毛囊微小化表现——以粗的终毛为主)和弥漫性斑秃(散在分布的惊叹号样发、大量黄点征)。具有雄激素性秃发临床特点的前额纤维性脱发在毛发镜下可见瘢痕性脱发的特点,这与临床表现不一致[20]。

毛发镜还可用于雄激素性秃发的疗效监测,毛干直径改变、黄点数量减少以及含有 3 根毛发的毛囊单位数量增加提示治疗有效。推荐治疗后6 个月进行毛发镜对照,一般治疗 12 个月临床上可观察到疗效。

15.1.4　斑秃——简介

斑秃(alopecia areata,AA)是一种自身免疫性、淋巴细胞介导的炎症性非瘢痕性脱发疾病[21]。

15.1.5　斑秃——临床表现

根据临床表现和脱发程度,斑秃的临床分型包括:斑片型斑秃、全秃(头发全部脱落)和普秃(头发和体毛脱落)[21]。临床上根据脱发类型还可分为:斑片型、匍行型(顶部 - 颞部 - 枕部条带状脱发)、反转型匍行型(额部 - 顶部 - 颞部条带状脱发)、网状型和弥漫型[21]。

15.1.6　斑秃——毛发镜表现

毛发镜诊断斑秃重点观察毛干变化,包括惊叹号样发、锥形发、断发、毛干 Pohl-Pinkus 缩窄、环状发和毳毛。空毛囊开口在毛发镜下表现为黄点或黑点。

惊叹号样发是斑秃最具特异性的毛发镜特点之一,表现为近端变细、色素减退而远端相对较粗、颜色较深的断发[22,23],该征象常见于脱发斑边缘,提示病情处于进展期(图 15.2)[23,24]。

锥形发是比较长的惊叹号样发,毛发近端变细而远端在该毛发镜视野之外[25,26]。目前认为锥形发可能是斑秃早期表现,其后会进展至黑点和惊叹号样发[26]。

断发是终毛毛干的横向不规则断裂,是由于炎症反应或未完全受损的毛发快速生长引起毛干脆弱所致,还可先形成黑点征[27]。斑秃中,受累区域毛干常在同一水平断裂[23]。断发还可见于拔毛

癣(毛干在不同水平不规则断裂)[23,28]、头癣[28-34]、牵拉性脱发[35]、外伤性脱发[33]和原发性瘢痕性脱发[33]。

猪尾状发是短小、规律卷曲、远端呈锥形的新生毛发[23],提示毛发再生,数周之后猪尾状发可转变为终毛[32,36]。常见于儿童患者(图 15.3)[32,34]。

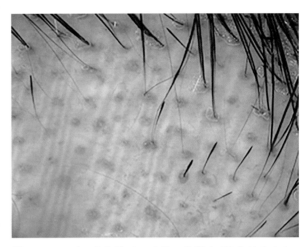

图 15.2　斑秃:毛发镜下可见惊叹号样发(断发近端变细、色素减退而远端较粗、颜色较深)、锥形发和 Pohl-Pinkus 缩窄,以及规律分布的黄点(×20)

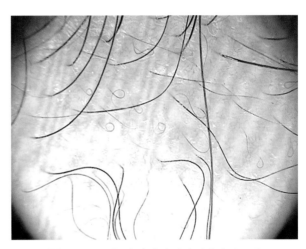

图 15.3　斑秃:新生毛发呈猪尾状发(×20)

Pohl-Pinkus 缩窄表现为毛干局部区域变窄,是由于毛囊新陈代谢和有丝分裂活动引起快速反复挤压所致,主要见于活动期病变[27,34,37-39]。

虽然黄点征缺乏特异性,但可见于几乎所有斑秃患者[40,41](图 15.2)。黄点征还可见于雄激素性秃发[18]、头皮分割性蜂窝织炎[2]、生长期头发松动综合征[42]、休止期脱发[33,43]或盘状红斑狼疮[2]。黄点征是空毛囊的毛囊漏斗部内含有皮脂和 / 或角化物质[41]。斑秃患者中黄点征常呈群集分布(即相邻毛囊单位有 3 个或以上黄点)[42],且黄点量多、分布规律[24,37]。如今发现儿童黄点征较为少见,

这是由于青春期前皮脂腺发育尚未完全[44]。

黑点征是断发、惊叹号样发或锥形发残留而形成[2,24,26]，可见于疾病进展期[24,27,36,37]。黑点征是斑秃非特异征象，还可见于头癣[28-30,32-35]、拔毛癣[28,29,32,33,35,38]、头皮分割性蜂窝织炎[45,46]、化疗诱发脱发[45]、毛发扁平苔藓[35]、盘状红斑狼疮[35]、牵拉性脱发[33]、外伤性脱发[33]、激光脱毛治疗后或毛发显微像检查后[2]。

15.1.7 拔毛癣——简介

拔毛癣（trichotillomania）是一种牵拉性脱发，是由患者习惯性、反复拔发的行为所致[47]。

15.1.8 拔毛癣——临床表现

临床上患者表现为不规则脱发斑，且断发长短不一[48,49]。

15.1.9 拔毛癣——毛发镜表现

拔毛癣的主要毛发镜特点是分布较广的"短发"。首先，毛干在不同水平断裂且形态不一。毛发镜下所见的短发具有纵裂发（毛干纵向断裂）、卷曲发（远端不规则卷曲的短发）、钩状发（部分卷曲的短发）、火焰状发（半透明、波浪状锥形发）或郁金香样发（颜色较深，远端呈郁金香样，即看似内部中空样的短发）（图 15.4 和图 15.5）。另一个毛发镜特点是 V 字征（即单个毛囊单位内含 2 根或 2 根以上毛发，在相似水平断裂）。当毛发在头皮表面水平断裂时，毛发镜下可见黑点征。当毛干几乎完全被机械性破坏时，可见毛发粉末即毛发残留物[28,50-54]。部分患者中还可见到渗血。

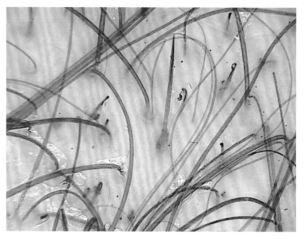

图 15.5　拔毛癣：不同长度和形态的断发；卷曲发、郁金香样发和钩状发（×70）

15.1.10 头皮感觉异常 / 自毁毛发癣——临床表现

在头皮感觉异常（scalp dysesthesia）（局限性瘙痒、灼热感或疼痛感）患者中，局限性脱发是由于强迫性摩擦头皮局部区域而引起的。

15.1.11 头皮感觉异常 / 自毁毛发癣——毛发镜表现

毛发镜下可见机械性损伤引起的毛干受损。与拔毛癣不同，反复强迫性摩擦使受累头皮区域的断发长度和形态均一致。可表现为扫帚样发（断发自远端纵裂至毛囊开口处）或同一水平结节性脆发的短发（图 15.6）[55]。

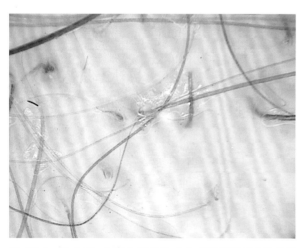

图 15.4　拔毛癣：典型毛发镜特点是不规则断发（长度形态不一），还可见火焰状发（×20）

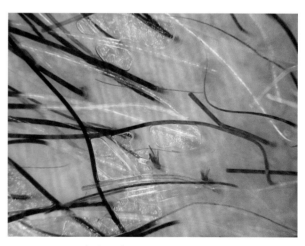

图 15.6　头皮感觉异常：可见扫帚样发和结节性脆发，由于强迫性头皮摩擦所致（×70）

15.1.12 头癣——简介

头癣（tinea capitis）是头皮真菌感染，常见于儿童。头癣的诊断基于受累毛发的光镜检查和真菌培养结果，毛发镜也是有价值的辅助诊断工具。

15.1.13 头癣——临床表现

最常见的临床表现是局限性脱发伴鳞屑。

15.1.14 头癣——毛发镜表现

头癣的毛发镜特点包括逗号样发（类似逗号样的短小弯曲毛发）（图15.7）[31, 56, 57]、螺旋状发（毛发形态呈致密弯曲）[58, 59]、Z形发（毛干上多个点大幅度弯曲）[23]、"摩斯码状"发（毛干上有多个规律分布的透明横带）[23, 60, 61]。还可见黑点征、块状发和i形发（短发的远端较为突出）[62]。

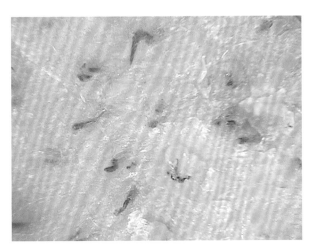

图15.7 头癣：可见弥漫性鳞屑和逗号样发（×70）

15.2 原发性瘢痕性脱发

15.2.1 毛发扁平苔藓——临床表现

毛发扁平苔藓（lichen planopilaris）是最常见的原发性瘢痕性脱发病因。临床上有多个类型，包括经典型毛发扁平苔藓（斑片状瘢痕性脱发，主要累及顶部）、前额纤维性脱发（前额颞部发际线后移）、雄激素性秃发样分布的纤维性脱发（雄激素依赖区域的多发小片状瘢痕性脱发）、Graham-Little-Piccardi-Lassueur综合征（斑片状瘢痕性脱发、腋毛阴毛非瘢痕性脱毛和毛囊性苔藓样疹）[63]。

15.2.2 毛发扁平苔藓——毛发镜表现

毛囊纤维化最初表现为白点征，而后逐渐融合形成较大的白色或粉白色区域伴毛干和毛囊开口缺失（图15.8）[64]。

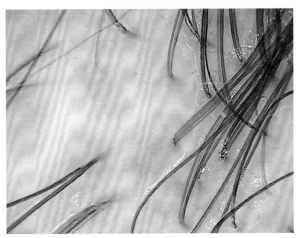

图15.8 毛发扁平苔藓：典型特点是发白的"空白"区域（缺乏毛干和毛囊开口）（×70）

毛发扁平苔藓最典型的毛发镜特点是脱发斑边缘毛囊周围管样鳞屑（图15.9），是由毛囊周围角化过度和毛囊外毛根鞘基底细胞空泡变性所致。在经典型毛发扁平苔藓中，表现为毛干上银白色管状或领圈状结构（也称为毛周管型），而在前额纤维性脱发中，则表现为轻度毛周鳞屑（图15.10和图15.11）[46]。采用偏振光毛发镜和浸润液可观察到毛周红斑[65]。放大后可观察到毛囊周围同心圆分布的细长毛细血管[46]。

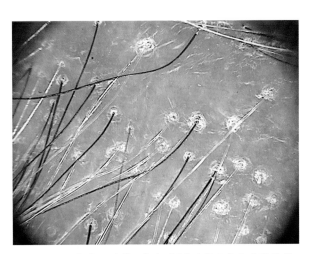

图15.9 毛发扁平苔藓：发白的"空白"区域伴毛周鳞屑，易于在干燥毛发镜下观察（×20）

蓝灰色点对应真皮乳头部位的噬黑素细胞，其存在提示有色素失禁表现[64]。在毛发扁平苔藓中蓝灰色点围绕毛囊周围呈靶形分布[66]。

在前额纤维性脱发中，可见典型的孤立发，表现为前额原发际线部位孤立分布的终毛（图15.10）[67]，还可见后移的发际线区毳毛消失（图15.11）[68]。

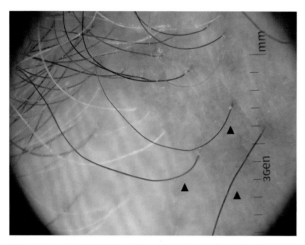

图15.10　前额纤维性脱发：毛发镜下见轻度毛周鳞屑和孤立发（位于前额中部原发际线区的孤立的终毛（三角）（×20）

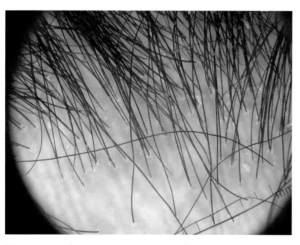

图15.11　前额纤维性脱发：毛发镜下见轻度毛周鳞屑，发际线后移区毳毛消失（×20）

15.2.3　盘状红斑狼疮——临床表现

盘状红斑狼疮（discoid lupus erythematosus，DLE）最初表现为脱发斑伴有毛囊角栓、红斑和黏着性鳞屑，随着疾病的进展，逐渐转变为缺乏毛囊开口的纤维化、萎缩性白色斑片，还可见到炎症后色素减退或色素沉着。

15.2.4　盘状红斑狼疮——毛发镜表现

活动性皮损可见毛囊角栓，毛发镜下表现为大的黄点（通常较雄激素性秃发的黄点颜色更深）[46,62]，常伴有粗分支状血管、粗匐行性血管或扭曲的分支状血管（图15.12）[69]。色素失禁（组织学上活动期皮损特点）在毛发镜下表现为皮肤深褐色色素沉着[46]。在深色皮肤中，可见蓝灰色点呈散在分布[66]。

活动性皮损另一个特征是红点征，是提示毛发再生预后较好的指标[70]。

病程迁延、非活动期的盘状红斑狼疮皮损在毛发镜下可见具有特征性的黄点征和以黄点为中心放射状分布的细分支状血管（"黄点中的红色蜘蛛"），是提示毛发再生预后较差的指标[46]。

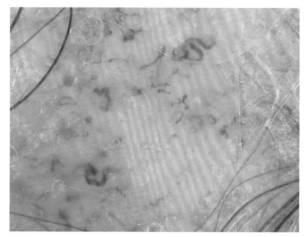

图15.12　盘状红斑狼疮：图示活动性皮损可见扭曲的分支状血管和毛囊角栓（大黄点征）（×70）

15.2.5　脱发性毛囊炎——临床表现

脱发性毛囊炎（folliculitis decalvans）是一种原发性中性粒细胞性瘢痕性脱发疾病。临床诊断标准有三项：复发性毛囊性脓疱、簇状发和不可逆的脱发斑。

15.2.6　脱发性毛囊炎——毛发镜表现

在所有瘢痕性脱发中，最常见的毛发镜特点是"空白"区域（缺乏毛干和毛囊开口）。在80%以上脱发性毛囊炎患者中，毛囊单位呈簇状分布，即一个毛囊开口中有5～20根或以上毛发[71]。此外还常见发黄的毛周鳞屑。脓疱在毛发镜下表现为围绕毛囊单位的黄色区域，其内常见血管和出血。还可见特征性的毛囊周围表皮细胞增生呈"星爆样"模式（图 15.13 和图 15.14）[46]。

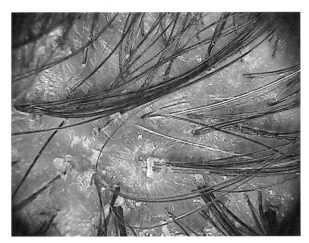

图 15.13 脱发性毛囊炎：毛发镜下可见簇状发、毛周"星爆样"模式增生和发黄的毛周鳞屑（×20）

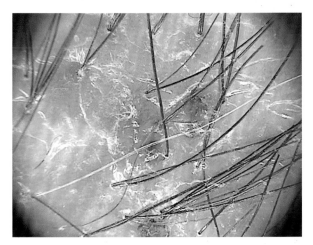

图 15.14 脱发性毛囊炎：毛发镜下可见簇状发、毛周"星爆样"模式增生、发黄的毛周鳞屑、黄色区域和"空白"区域（缺乏毛干和毛囊开口）（×20）

15.2.7 分割性蜂窝织炎——临床表现

分割性蜂窝织炎（dissecting cellulitis）临床表现为毛囊周围脓疱、结节和脓肿（含有无菌性脓性物质），逐渐向四周扩展，常见于深色皮肤的年轻男性。

15.2.8 分割性蜂窝织炎——毛发镜表现

黄色无结构区域是分割性蜂窝织炎最常见的毛发镜特点之一，提示毛囊单位永久性破坏（图 15.15）。第二个毛发镜特点是营养不良性毛发上

立体（"3D"）的黄点（"肥皂泡样"结构）（图 15.15 和图 15.16）[46]。在活动性结节中，红色背景（由于炎症反应所致）上可见空毛囊开口、黄点征和黑点征（由于炎症浸润破坏毛干所致）。近期文献报道显示脱发不可逆[72, 73]。血管在毛发镜下呈非毛囊性红点、增大或扭曲的分支状血管[69]。

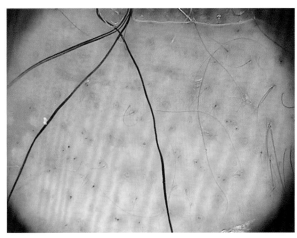

图 15.15 分割性蜂窝织炎：典型毛发镜特点为黄红色区域伴"3D"黄点，中央伴或不伴黑点征（×20）

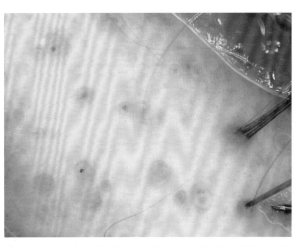

图 15.16 分割性蜂窝织炎：黄红色区域伴"3D"黄点，中央伴或不伴黑点征（增加放大倍率）（×70）

15.3 儿童脱发疾病

先天性毛干异常如念珠状发（图 15.17）、套叠性脆发症（图 15.18）、扭曲发（图 15.19）、环纹发、蓬发综合征和结节性脆发症使用毛发镜即可诊断[74-77]。其他儿童脱发疾病还有先天性表皮发育不全、颞部三角形脱发和生长期毛发松动综合征。

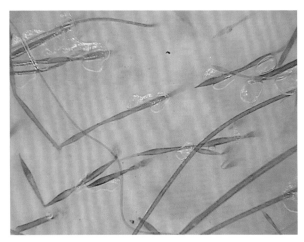

图 15.17　先天性毛干异常：念珠状发可见规律、一致的椭圆形结节和间歇性缩窄（×70）

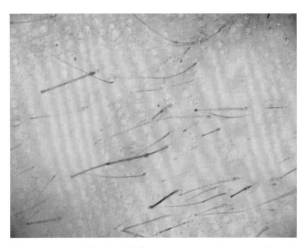

图 15.18　先天性毛干异常：Netherton 综合征中的套叠性脆发症可见竹节样发和远端呈高尔夫球球座的断发（×20）

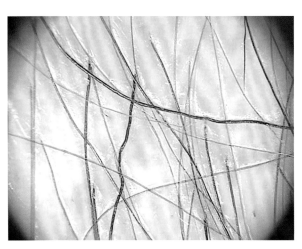

图 15.19　先天性毛干异常：扭曲发可见毛发扭曲（毛干直径不规律、易弯曲）（×20）

15.3.1　先天性皮肤发育不全——临床表现

先天性皮肤发育不全（aplasia cutis congenita, ACC）是指先天性局限性表皮真皮缺损。皮损可在子宫内发生溃疡或愈合。常表现为头皮孤立性局限性脱发斑（表面光滑、淡黄色萎缩性瘢痕性脱发区）。若伴有其他发育异常时，该诊断易被遗漏。鉴别诊断包括斑秃、皮脂腺痣和机械性损伤引起的瘢痕性脱发。

15.3.2　先天性皮肤发育不全——毛发镜表现

最常见的毛发镜特点是通过半透明的表皮可见生长期毛球变长，在皮损边缘有毛区域呈放射状排列，该特点也称为"星爆样毛囊"模式，其中央皮肤萎缩，可见明显血管结构，毛囊开口消失（图 15.20）[32, 78, 79]。

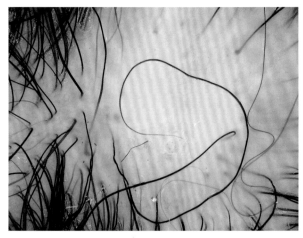

图 15.20　先天性皮肤发育不全：毛发镜特点为"星爆样毛囊"模式——通过半透明的表皮可见生长期毛球变长，在皮损边缘有毛区域呈放射状排列，其中央毛囊开口消失（×20）

15.3.3　颞部三角形脱发——临床表现

颞部三角形脱发（temporal triangular alopecia, TTA）病因尚未明确。1/3 患者出生时即发生颞部三角形脱发，而其余 2/3 患者在出生后 2～3 岁起病。临床上表现为额颞部单侧脱发斑。组织病理特点是毛囊数量正常，但大多为毳毛[80]。

15.3.4　颞部三角形脱发——毛发镜表现

毛发镜特点为短毛（色素减退的毳毛、短的直立再生发或卷圈发）覆盖整个脱发区[81, 82]，短毛通常为白色、直径不一。可见空毛囊和白点征[83]。皮损边缘可见较粗的终毛（图 15.21）。

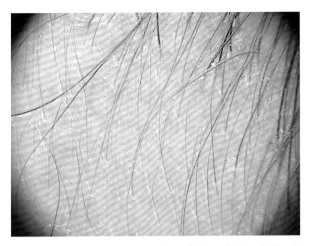

图 15.21　颞部三角形脱发：皮损中央区覆盖短毳毛，边缘可见粗终毛(×20)

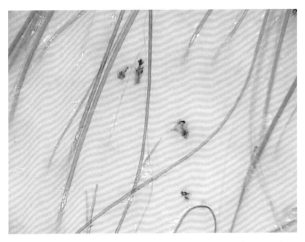

图 15.22　生长期毛发松动综合征：大多数患者毛发镜下可见稀疏孤立性黑色长方形颗粒状结构和孤立性黄点(×70)

15.3.5　生长期毛发松动综合征——临床表现

生长期毛发松动综合征(loose anagen hair syndrome，LAHS)是一种常染色体显性遗传性疾病，不同年龄段的临床表现有所不同。典型的临床表现为 2 岁以上金发女孩头发停止生长或头发变细稀疏，但仍可覆盖整个头皮。这是由内毛根鞘锚定于毛干的作用受损引起的。拉发试验阳性，且光镜检查可见松动的生长期毛发缺乏内外根鞘，近端毛干皱乱(像松软的袜子)，以及色素性生长期毛球变形(长、锥形、扭曲或毛球与毛干长轴呈锐角)。诊断生长期毛发松动综合征，毛发显微像下需有 70% 以上形态异常的毛球。

15.3.6　生长期毛发松动综合征——毛发镜表现

仅有一篇生长期毛发松动综合征毛发镜相关文献发表。毛发镜特点是稀疏的孤立性黑色长方形颗粒状结构和孤立性黄点(图 15.22)。毛发镜下要与具有黑点征的弥漫性斑秃鉴别(后者多为椭圆或圆形)[42]。

15.3.7　外胚层发育不良——临床表现

外胚层发育不良(ectodermal dysplasia，ED)是一组遗传性疾病，表现为至少 2 个主要外胚层来源结构(毛发、牙齿、甲和汗腺)发育缺陷。目前报道有 200 多种外胚层发育不良亚型[84, 85]。外胚层发育不良患者头发多为浅色、纤细、干燥、脆弱、稀疏，眉毛和 / 或睫毛稀疏或缺失[86-88]。可伴有先天性毛干异常如结节性脆发症、扭曲发、蓬发综合征和毛发硫营养不良[89]。

15.3.8　外胚层发育不良——毛发镜表现

除了先天性毛干异常，外胚层发育不良患儿毛发镜下可见毛发颜色差异(图 15.23)，10% 以上为灰发，提示毛干黑素减少是外胚层发育不良各种亚型中最常见的特点[89]。

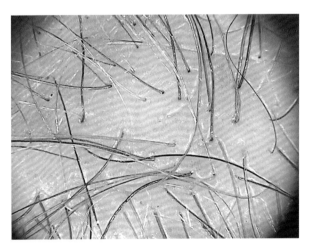

图 15.23　外胚层发育不良：可见毛发颜色差异。该患者还可见扭曲发(毛干不规则)(×20)

(胡瑞铭 译，慕彰磊 校，徐峰 审)

参考文献

1. Olszewska M, Rudnicka L, Rakowska A, Kowalska-Oledzka E, Slowinska M. Trichoscopy. *Arch Dermatol* 2008; 144: 1007.

2. Rudnicka L, Olszewska M, Rakowska A, Slowinska M. Trichoscopy update 2011. *J Dermatol Case Rep* 2011; 5: 82–8.

3. Rakowska A. Trichoscopy (hair and scalp videodermoscopy) in the healthy female. Method standardization and norms for measurable parameters. *J Dermatol Case Rep* 2009; 3: 14–9.

4. Norwood OT. Male pattern baldness: classification and incidence. *South Med J* 1975; 68: 1359–65.

5. Sawaya ME, Shapiro J. Androgenetic alopecia. New approved and unapproved treatments. *Dermatol Clin* 2000; 18: 47–61.

6. Birch MP, Messenger AG. Genetic factors predispose to balding and non-balding in men. *Eur J Dermatol* 2001; 11: 309–14.

7. Norwood OT. Incidence of female androgenetic alopecia (female pattern alopecia). *Dermatol Surg* 2001; 27: 53–4.

8. Blume-Peytavi U, Blumeyer A, Tosti A et al. S1 guideline for diagnostic evaluation in androgenetic alopecia in men, women and adolescents. *Br J Dermatol* 2011; 164: 5–15.

9. Nyholt DR, Gillespie NA, Heath AC, Martin NG. Genetic basis of male pattern baldness. *J Invest Dermatol* 2003; 121: 1561–4.

10. Guarrera M, Rebora A. Kenogen in female androgenetic alopecia. A longitudinal study. *Dermatology* 2005; 210: 18–20.

11. Rebora A, Guarrera M. Teloptosis and kenogen: two new concepts in human trichology. *Arch Dermatol* 2004; 140: 619–20.

12. Mahe YF, Michelet JF, Billoni N et al. Androgenetic alopecia and microinflammation. *Int J Dermatol* 2000; 39: 576–84.

13. Whiting DA. Possible mechanisms of miniaturization during androgenetic alopecia or pattern hair loss. *J Am Acad Dermatol* 2001; 45: S81–6.

14. Brzezinska-Wcislo LA, Wcislo-Dziadecka D. Hair diseases: a big problem on a small surface. *Postepy Dermatol Alergol* 2016; 33: 317–22.

15. Ludwig E. Classification of the types of androgenetic alopecia (common baldness) occurring in the female sex. *Br J Dermatol* 1977; 97: 247–54.

16. Venning VA, Dawber RP. Patterned androgenic alopecia in women. *J Am Acad Dermatol* 1988; 18: 1073–7.

17. Olsen EA. The midline part: an important physical clue to the clinical diagnosis of androgenetic alopecia in women. *J Am Acad Dermatol* 1999; 40: 106–9.

18. Rakowska A, Slowinska M, Kowalska-Oledzka E, Olszewska M, Rudnicka L. Dermoscopy in female androgenic alopecia: method standardization and diagnostic criteria. *Int J Trichology* 2009; 1: 123–30.

19. Deloche C, de Lacharriere O, Misciali C et al. Histological features of peripilar signs associated with androgenetic alopecia. *Arch Dermatol Res* 2004; 295: 422–8.

20. Rakowska A WA, Sikora M, Olszewska M, Rudnicka L. Two different trichoscopic patterns of mid-frontal scalp in patients with frontal fibrosing alopecia and clinical features of androgenetic alopecia. *Przegl Dermatol* 2017; 104: 9–15.

21. Alkhalifah A. Alopecia areata update. *Dermatol Clin* 2013; 31: 93–108.

22. Adya KA, Inamadar AC, Palit A, Shivanna R, Deshmukh NS. Light microscopy of the hair: a simple tool to "untangle" hair disorders. *Int J Trichology* 2011; 3: 46–56.

23. Rudnicka L, Rakowska A, Kerzeja M, Olszewska M. Hair shafts in trichoscopy: clues for diagnosis of hair and scalp diseases. *Dermatol Clin* 2013; 31: 695–708.

24. Inui S, Nakajima T, Nakagawa K, Itami S. Clinical significance of dermoscopy in alopecia areata: analysis of 300 cases. *Int J Dermatol* 2008; 47: 688–93.

25. Shuster S. The coudability sign of alopecia areata: the real story. *Clin Exp Dermatol* 2011; 36: 554–5.

26. Inui S, Nakajima T, Itami S. Coudability hairs: a revisited sign of alopecia areata assessed by trichoscopy. *Clin Exp Dermatol* 2010; 35: 361–5.

27. Guttikonda AS, Aruna C, Ramamurthy DV, Sridevi K, Alagappan SK. Evaluation of clinical significance of dermoscopy in alopecia areata. *Indian J Dermatol* 2016; 61: 628–33.

28. Rakowska A, Slowinska M, Olszewska M, Rudnicka L. New trichoscopy findings in trichotillomania: flame hairs, V-sign, hook hairs, hair powder, tulip hairs. *Acta Derm Venereol* 2014; 94: 303–6.

29. Nikam VV, Mehta HH. A nonrandomized study of trichoscopy patterns using nonpolarized (contact) and polarized (noncontact) dermatoscopy in hair and shaft disorders. *Int J Trichology* 2014; 6: 54–62.

30. Ekiz O, Sen BB, Rifaioglu EN, Balta I. Trichoscopy in paediatric patients with tinea capitis: a useful method to differentiate from alopecia areata. *J Eur Acad Dermatol Venereol* 2014; 28: 1255–8.

31. Slowinska M, Rudnicka L, Schwartz RA et al. Comma hairs: a dermatoscopic marker for tinea capitis: a rapid diagnostic method. *J Am Acad Dermatol* 2008; 59: S77–9.

32. Rakowska A, Maj M, Zadurska M et al. Trichoscopy of focal alopecia in children—new trichoscopic findings: hair bulbs arranged radially along hair-bearing margins in aplasia cutis congenita. *Skin Appendage Disord* 2016; 2: 1–6.

33. Park J, Kim JI, Kim HU, Yun SK, Kim SJ. Trichoscopic findings of hair loss in Koreans. *Ann Dermatol* 2015; 27: 539–50.

34. Amer M, Helmy A, Amer A. Trichoscopy as a useful method to differentiate tinea capitis from alopecia areata in children at Zagazig University Hospitals. *Int J Dermatol* 2017; 56: 116–20.

35. Shim WH, Jwa SW, Song M et al. Dermoscopic approach to a small round to oval hairless patch on the scalp. *Ann Dermatol* 2014; 26: 214–20.

36. Lacarrubba F, Dall'Oglio F, Rita Nasca M, Micali G. Videodermatoscopy enhances diagnostic capability in some forms of hair loss. *Am J Clin Dermatol* 2004; 5: 205–8.

37. Rudnicka L, Olszewska M, Rakowska A. *Atlas of Trichoscopy: Dermoscopy in Hair and Scalp Disease.* London: Springer; 2012.

38. Khunkhet S, Vachiramon V, Suchonwanit P. Trichoscopic clues for diagnosis of alopecia areata and trichotillomania in Asians. *Int J Dermatol* 2017; 56: 161–5.

39. Mane M, Nath AK, Thappa DM. Utility of dermoscopy in alopecia areata. *Indian J Dermatol* 2011; 56: 407–11.

40. Tosti A, Torres F. Dermoscopy in the diagnosis of hair and scalp disorders. *Actas Dermosifiliogr* 2009; 100: 114–9.

41. Ross EK, Vincenzi C, Tosti A. Videodermoscopy in the evaluation of hair and scalp disorders. *J Am Acad Dermatol* 2006; 55: 799–806.

42. Rakowska A, Zadurska M, Czuwara J et al. Trichoscopy findings in loose anagen hair syndrome: rectangular granular structures and solitary yellow dots. *J Dermatol Case Rep* 2015; 9: 1–5.

43. Karadag Kose O, Gulec AT. Clinical evaluation of alopecias using a handheld dermatoscope. *J Am Acad Dermatol* 2012; 67: 206–14.

44. Miteva M, Tosti A. Hair and scalp dermatoscopy. *J Am Acad Dermatol* 2012; 67: 1040–8.

45. Kowalska-Oledzka E, Slowinska M, Rakowska A et al. 'Black dots' seen under trichoscopy are not specific for alopecia areata. *Clin Exp Dermatol* 2012; 37: 615–9.

46. Rakowska A, Slowinska M, Kowalska-Oledzka E et al. Trichoscopy of cicatricial alopecia. *J Drugs Dermatol* 2012; 11: 753–8.

47. Szepietowski JC, Salomon J, Pacan P, Hrehorow E, Zalewska A. Frequency and treatment of trichotillomania in Poland. *Acta Derm Venereol* 2009; 89: 267–70.

48. Dimino-Emme L, Camisa C. Trichotillomania associated with the "Friar Tuck sign" and nail-biting. *Cutis* 1991; 47: 107–10.

49. Sah DE, Koo J, Price VH. Trichotillomania. *Dermatol Ther* 2008; 21: 13–21.

50. Abraham LS, Torres FN, Azulay-Abulafia L. Dermoscopic clues to distinguish trichotillomania from patchy alopecia areata. *An Bras Dermatol* 2010; 85: 723–6.

51. Gallouj S, Rabhi S, Baybay H et al. Trichotemnomania associated to trichotillomania: a case report with emphasis on the diagnostic value of dermoscopy. *Ann Dermatol Venereol* 2011; 138: 140–1.

52. Lee DY, Lee JH, Yang JM, Lee ES. The use of dermoscopy for the diagnosis of trichotillomania. *J Eur Acad Dermatol Venereol* 2009; 23: 731–2.

53. Mathew J. Trichoscopy as an aid in the diagnosis of trichotillomania. *Int J Trichology* 2012; 4: 101–2.

54. Peralta L, Morais P. Photoletter to the editor: the Friar Tuck sign in trichotillomania. *J Dermatol Case Rep* 2012; 6: 63–4.

55. Rakowska A, Olszewska M, Rudnicka L. Trichoscopy of scalp dysesthesia. *Postepy Dermatol Alergol* 2017; 34: 245–7.

56. Mapelli ET, Gualandri L, Cerri A, Menni S. Comma hairs in tinea capitis: a useful dermatoscopic sign for diagnosis of tinea capitis. *Pediatr Dermatol* 2012; 29: 223–4.

57. Hernandez-Bel P, Malvehy J, Crocker A, Sanchez-Carazo JL, Febrer I, Alegre V. Comma hairs: a new dermoscopic marker for tinea capitis. *Actas Dermosifiliogr* 2012; 103: 836–7.

58. Hughes R, Chiaverini C, Bahadoran P, Lacour JP. Corkscrew hair: a new dermoscopic sign for diagnosis of tinea capitis in black children. *Arch Dermatol* 2011; 147: 355–6.

59. Vazquez-Lopez F, Palacios-Garcia L, Argenziano G. Dermoscopic corkscrew hairs dissolve after successful therapy of Trichophyton violaceum tinea capitis: a case report. *Australas J Dermatol* 2012; 53: 118–9.

60. Lacarrubba F, Verzi AE, Micali G. Newly described features resulting from high-magnification dermoscopy of tinea capitis. *JAMA Dermatol* 2015; 151: 308–10.

61. Elghblawi E. Idiosyncratic findings in trichoscopy of tinea capitis: comma, zigzag hairs, corkscrew, and Morse code-like hair. *Int J Trichology* 2016; 8: 180–3.

62. Lanuti E, Miteva M, Romanelli P, Tosti A. Trichoscopy and histopathology of follicular keratotic plugs in scalp discoid lupus erythematosus. *Int J Trichology* 2012; 4: 36–8.

63. Assouly P, Reygagne P. Lichen planopilaris: update on diagnosis and treatment. *Semin Cutan Med Surg* 2009; 28: 3–10.

64. Rossi A, Fortuna MC, Pranteda G et al. Clinical, histological and trichoscopic correlations in scalp disorders. *Dermatology* 2015; 231: 201–8.

65. Mireles-Rocha H, Sanchez-Duenas LE, Hernandez-Torres M. Frontal fibrosing alopecia: dermoscopic features. *Actas Dermosifiliogr* 2012; 103: 167–8.

66. Duque-Estrada B, Tamler C, Sodre CT, Barcaui CB, Pereira FB. Dermoscopy patterns of cicatricial alopecia resulting from discoid lupus erythematosus and lichen planopilaris. *An Bras Dermatol* 2010; 85: 179–83.

67. Tosti A, Miteva M, Torres F. Lonely hair: a clue to the diagnosis of frontal fibrosing alopecia. *Arch Dermatol* 2011; 147: 1240.

68. Lacarrubba F, Micali G, Tosti A. Absence of vellus hair in the hairline: a videodermatoscopic feature of frontal fibrosing alopecia. *Br J Dermatol* 2013; 169: 473–4.

69. Abedini R, Kamyab Hesari K, Daneshpazhooh M, Ansari MS, Tohidinik HR, Ansari M. Validity of trichoscopy in the diagnosis of primary cicatricial alopecias. *Int J Dermatol* 2016; 55: 1106–14.

70. Tosti A, Torres F, Misciali C et al. Follicular red dots: a novel dermoscopic pattern observed in scalp discoid lupus erythematosus. *Arch Dermatol* 2009; 145: 1406–9.

71. Fernandez-Crehuet P, Vano-Galvan S, Molina-Ruiz AM et al. Trichoscopic features of folliculitis decalvans: results in 58 patients. *Int J Trichology* 2017; 9: 140–1.

72. Verzi AE, Lacarrubba F, Micali G. Heterogeneity of trichoscopy findings in dissecting cellulitis of the scalp: correlation with disease activity and duration. *Br J Dermatol* 2017; 177: e331–2.

73. Tosti A, Torres F, Miteva M. Dermoscopy of early dissecting cellulitis of the scalp simulates alopecia areata. *Actas Dermosifiliogr* 2013; 104: 92–3.

74. Bittencourt Mde J, Moure ER, Pies OT, Mendes AD, Depra MM, Mello AL. Trichoscopy as a diagnostic tool in trichorrhexis invaginata and Netherton syndrome. *An Bras Dermatol* 2015; 90: 114–6.

75. Rakowska A, Slowinska M, Czuwara J, Olszewska M, Rudnicka L. Dermoscopy as a tool for rapid diagnosis of monilethrix. *J Drugs Dermatol* 2007; 6: 222–4.

76. Rakowska A, Kowalska-Oledzka E, Slowinska M, Rosinska D, Rudnicka L. Hair shaft videodermoscopy in netherton syndrome. *Pediatr Dermatol* 2009; 26: 320–2.

77. Rakowska A, Slowinska M, Kowalska-Oledzka E, Rudnicka L. Trichoscopy in genetic hair shaft abnormalities. *J Dermatol Case Rep* 2008; 2: 14–20.

78. Verzi AE, Lacarrubba F, Micali G. Starburst hair follicles: a dermoscopic clue for aplasia cutis congenita. *J Am Acad Dermatol* 2016; 75: e141–2.

79. Pinheiro AMC, Mauad EBS, Fernandes LFA, Drumond RB. Aplasia cutis congenita: trichoscopy findings. *Int J Trichology* 2016; 8: 184–5.

80. Yamazaki M, Irisawa R, Tsuboi R. Temporal triangular alopecia and a review of 52 past cases. *J Dermatol* 2010; 37: 360–2.

81. Inui S, Nakajima T, Itami S. Temporal triangular alopecia: trichoscopic diagnosis. *J Dermatol* 2012; 39: 572–4.

82. Karadag Kose O, Gulec AT. Temporal triangular alopecia: significance of trichoscopy in differential diagnosis. *J Eur Acad Dermatol Venereol* 2015; 29: 1621–5.

83. Fernandez-Crehuet P, Vano-Galvan S, Martorell-Calatayud A, Arias-Santiago S, Grimalt R, Camacho-Martinez FM. Clinical and trichoscopic characteristics of temporal triangular alopecia: a multicenter study. *J Am Acad Dermatol* 2016; 75: 634–7.

84. Adaimy L, Chouery E, Megarbane H et al. Mutation in WNT10A is associated with an autosomal recessive ectodermal dysplasia: the odonto-onycho-dermal dysplasia. *Am J Hum Genet* 2007; 81: 821–8.

85. Naeem M, Jelani M, Lee K et al. Ectodermal dysplasia of hair and nail type: mapping of a novel locus to chromosome 17p12-q21.2. *Br J Dermatol* 2006; 155: 1184–90.

86. Dellavia C, Sforza C, Malerba A, Strohmenger L, Ferrario VF. Palatal size and shape in 6-year olds affected by hypohidrotic ectodermal dysplasia. *Angle Orthod* 2006; 76: 978–83.

87. Dishop MK, Bree AF, Hicks MJ. Pathologic changes of skin and hair in ankyloblepharon-ectodermal defects-cleft lip/palate (AEC) syndrome. *Am J Med Genet A* 2009; 149: 1935–41.

88. More CB, Bhavsar K, Joshi J, Varma SN, Tailor M. Hereditary ectodermal dysplasia: a retrospective study. *J Nat Sci Biol Med* 2013; 4: 445–50.

89. Rakowska A, Gorska R, Rudnicka L, Zadurska M. Trichoscopic hair evaluation in patients with ectodermal dysplasia. *J Pediatr* 2015; 167: 193–5.

第16章 甲病(甲皮肤镜)

Michela Starace, Aurora Alessandrini, Bianca Maria Piraccini

皮肤镜检查是评估指甲疾病的一个有用工具,因为它可以通过增强临床结果的可视化以及跟踪预后和治疗结果来改善诊断,并有可能观察/监测新生长的指甲[1]。

除了在帮助识别指甲黑色素细胞病变方面有着良好的价值外,皮肤镜检查也越来越多地用于评价一般指甲状况。在这方面,最重要的是要了解一些指甲皮肤镜(甲镜)的特殊技术,以及正常指甲的皮肤镜评估,以便正确识别指甲单位的病理变化。此外,在进行皮肤镜检查时,了解每种疾病的发病机制,选择最相关的指甲部位进行评估也是至关重要的[1]。

手持皮肤镜(×10)可以对指甲进行整体评估(因为它是整体可见的),而视频皮肤镜放大倍数更高(×20~×70),可以通过前后和横向移动镜片来显示更多细节。皮肤镜可以直接检查或使用浸入液(通常是使用超声凝胶,使指甲单元的不规则表面产生的气泡和其他伪影最小化)。是否使用浸入液取决于疾病的种类和评估的区域。特别是在甲板改变的情况下,干燥方法是最好的选择,以避免掩盖表面异常;而在处理颜色变化时,通常建议使用超声波凝胶,因为可以增加可见度[1]。

与皮肤相比,甲单位独特的解剖结构使指甲皮肤镜检查更难执行和解释,这是由于甲板的凸面和硬度使得镜片难以与表面完全接触[1]。

使用10倍放大镜,正常指甲板呈淡粉色,表面光滑光亮(图16.1)。它黏附在甲床上,具有规则厚度的游离边缘。正常的近端甲皱襞呈淡粉色,表面光滑。甲小皮作为一个透明的横向带很容易看到,可以密封皮肤与甲板的连接处。甲床呈淡粉色,透过甲板可以看到。将皮肤镜置于甲板游离缘处,可观察到甲下皮和远端折痕。皮肤镜可对甲单位的所有可见部分进行检查以及术中检查甲基质[1]。

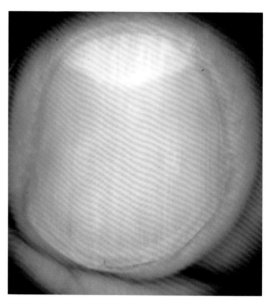

图16.1 皮肤镜10倍放大率显示的正常指甲表现

16.1 炎症性甲病

甲单位可能涉及几种炎症性皮肤疾病,可以有或没有皮肤受累。甲病的临床表现多种多样,甲皮肤镜检查可能有助于其鉴别诊断。皮肤镜可以帮助诊断的最常见的炎症性指甲疾病包括银屑病、扁平苔藓、厚甲和Darier病[1]。

16.1.1 银屑病——临床表现

指甲的变化通常是轻微的,可能是疾病的唯一表现。指甲的受累与银屑病的类型以及疾病的持续时间或程度没有关系。手指甲比脚趾甲更容易受累。甲银屑病可以同时累及甲基质和甲床,有不同的临床体征(如:累及甲母质时出现点蚀、碎裂、Beau线和斑驳的月牙,累及甲床时出现鲑鱼斑、甲下角化过度和裂片状出血)(图16.2A~图16.7A)[2]。

226

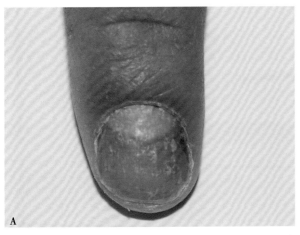
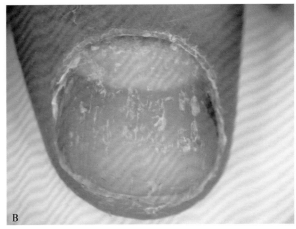

图 16.2 银屑病甲的点状凹陷。A. 临床图像。B. 皮肤镜检查显示不规则的甲外观

16.1.2 银屑病——皮肤镜表现

用皮肤镜观察指甲板表面的改变时不需要加浸润液,这通常是由于甲基质受累引起的。而观察甲床银屑病时,使用超声凝胶更好[2]。一般放大10 倍即可以观察甲板和甲床的异常,不过有些异常只能通过更高的放大率(×40~×70)才能看到[2,3]。

皮肤镜可对以下指甲损伤作出可靠的评估:点状凹陷和其他甲异常,包括甲碎裂和厚甲、鲑鱼斑、甲松解和甲下角化过度[2]。

银屑病点状凹陷通常可见大而深的凹陷,其形状、大小和分布通常不规则,且常充满鳞屑(图16.2B)[2]。银屑病引起的点状凹陷必须与斑秃相关的凹陷区别开来,斑秃的凹陷形状、大小和分布比较规则(图 16.3B)[1,2]。

甲板粉碎是严重银屑病的征象,由甲基质受累引起的。皮肤镜下表现为甲板增厚,表面不规则(在近端甲皱襞附近更明显)(图 16.4B)[1,2]。

斑驳样甲半月(图 16.5B)是指甲银屑病较少见的表现,其表现是由于炎症引起的甲半月不规则发红,通常推荐使用超声凝胶以更好地发现这种表现[1,2]。

甲分离是因甲床受累而引起的最重要的指甲改变之一。从皮肤镜的角度来看,银屑病甲分离在分离的近端边缘周围有典型的亮橙色-黄色边界,显示特征性的轻微凹陷边缘(图 16.6B)。此外,在甲分离的大部分近端区域也可见红色边界(图 16.6B)。所有这些特征都有助于与其他疾病引起的甲分离进行鉴别,如甲真菌病(分离的近端边缘呈梳状)和外伤性甲分离(分离的近端边缘呈线状,无甲下鳞屑)[1,2]。

皮肤镜检查也有助于发现甲床上其他不太特殊/不太常见的指甲异常,如鲑鱼斑(红色到橙色斑,形状和大小不规则)、甲下角化过度和裂片状出血(细长的紫色线条,通常位于甲板的远端并向指甲生长的方向延伸)(图 16.5)。裂片状出血是

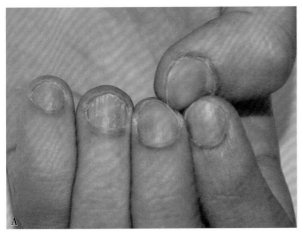
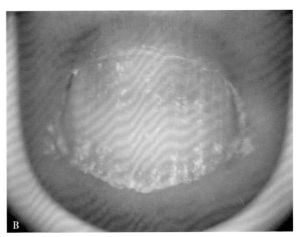

图 16.3 斑秃的甲的点状表现。A. 临床图像。B. 皮肤镜显示规则的甲外观

由于毛细血管损伤引起的，因此在许多其他容易出血的指甲疾病中也可见到[1,2]。

皮肤镜检查有助于将甲板下白色的鳞屑堆积与甲真菌病区分，甲真菌病的鳞屑通常为黄色或黑色（色素变异）[1,2]。皮肤镜检查也可显示甲下弥漫性点状血管，在 40 倍放大镜下可更好地显示（图 16.7B）[3]。有趣的是，毛细血管密度与疾病严重程度和治疗反应成正相关。在非常明显的炎症

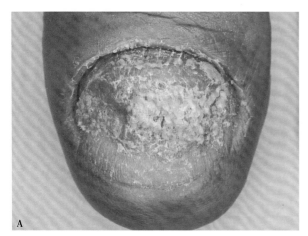
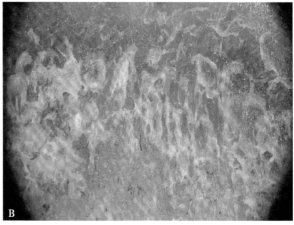

图 16.4　银屑病指甲的甲板粉碎现象。A. 临床图像。B. 皮肤镜图像

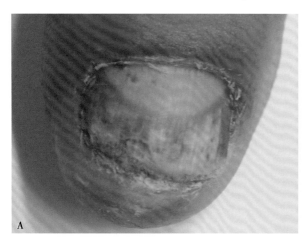
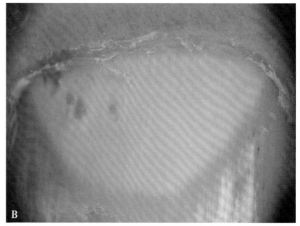

图 16.5　银屑病指甲的斑驳样甲半月。A. 临床图像。B. 皮肤镜图像

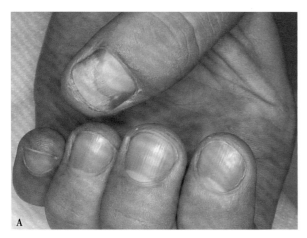
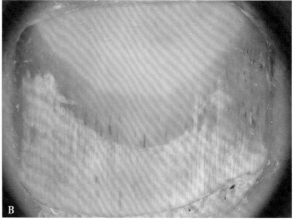

图 16.6　银屑病甲分离伴红色边界和碎屑性出血。A. 临床图像。B. 皮肤镜图像

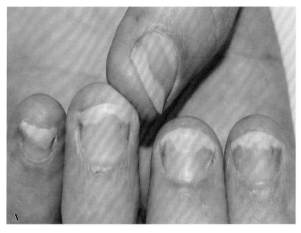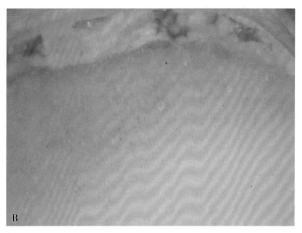

图 16.7　指甲银屑病。A. 临床图像。B. 40 倍镜下可见弥漫性虚线血管

性疾病中，近端甲襞上也可见点状血管[1-3]。

　　近端甲皱襞皮肤镜检查反映了近端甲皱襞毛细血管的微血管改变程度[4]以及数量和形态异常，有助于评估银屑病的严重程度[5]。此外，一些作者还指出，近端甲皱襞血管评估可能有助于早期银屑病性关节炎（即使没有皮肤 / 指甲损伤）和早期类风湿性关节炎之间的鉴别。特别是，点状血管的存在对早期银屑病性关节炎的诊断具有重要意义，而平行的点状 / 短线状血管（"鱼群状"模式）或不规则 / 分支、模糊、紫色血管的存在是类风湿性关节炎的特征[6,7]。

　　连续性肢端皮炎是一种少见的指甲银屑病的脓疱型变异，可能会导致致残后遗症。皮肤镜检查可能有助于发现肉眼不可见的微小的脓疱（早期），这样可以早期诊断。另外皮肤镜可以发现鳞屑、血管扩张、出血和由于黑素细胞活化而导致的色素沉着（图像见第 1 章）[8]。

16.1.3　扁平苔藓——临床表现

　　指甲扁平苔藓的主要临床表现为甲盖纵向隆起、甲板裂开及远端分离（图 16.8A）。这些征象是指甲基质受累的结果，在皮肤镜下更明显，并且通常只在手指甲（部分或全部）中可见。甲床也有可能受累，表现为轻度甲分离和甲下角化过度。当怀疑指甲扁平苔藓时，强烈建议进行指甲活检以及时确诊，以便尽快阻止可能的永久性甲萎缩。虽然皮肤镜可以帮助诊断，但是单独使用皮肤镜并不能保证可以得出一个明确的诊断[9,10]。

16.1.4　扁平苔藓——皮肤镜表现

　　指甲的皮肤镜通常用于观察纵向裂缝和部分甲板缺失（图 16.8B）。此外，在疾病早期，皮肤镜也可能有助于突出指甲凹陷和甲分离，而甲板碎裂、甲下角化过度和厚甲可在晚期观察到。值得

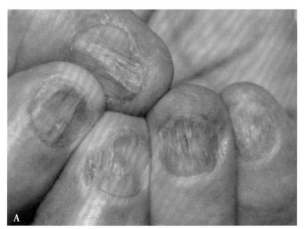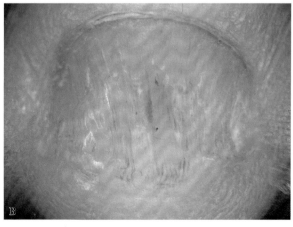

图 16.8　指甲扁平苔藓。A. 临床图像。B. 皮肤镜图像

注意的是，扁平苔藓引起的厚甲也可在与斑秃和银屑病中见到[9,10]。

另一个在皮肤镜下不常见但典型的征象是所谓的"翼状胬肉"，表现为近端甲襞向甲板的 V 形延伸，背侧皮肤与甲床粘连，导致部分甲板缺失（图 16.9）。甲板完全破坏会引起永久性甲板缺失，不过比较少见[9,10]。

它可分为两大类：特发性 TND 和与其他皮肤病（如斑秃、扁平苔藓、湿疹和银屑病）相关的 TND[12]。如果没有相关病史或临床资料，在不做组织病理时，几乎不可能得出一个明确的诊断[13]。然而，由于疾病的良性预后（随着时间的推移自发改善），通常不建议进行指甲活检[11-14]。

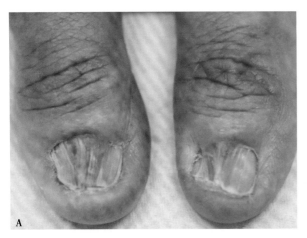

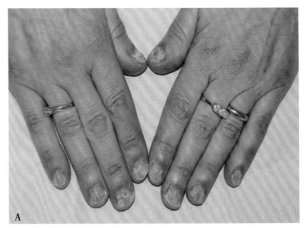

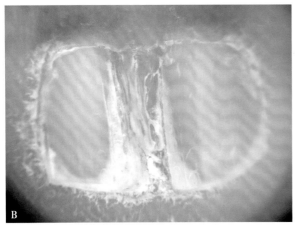

图 16.9　指甲扁平苔藓的"翼状胬肉"。A. 临床图像。B. 皮肤镜图像

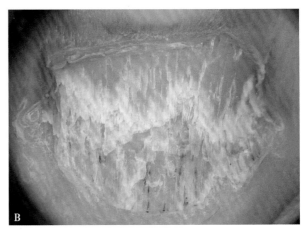

图 16.10　斑秃的严重厚甲。A. 临床图像。B. 皮肤镜图像

皮肤镜下观察近端甲板（在近端甲皱襞处）可以在短时间内评估疾病进程，因为它显示了新生甲板的情况[9,10]。

16.1.5　厚甲——临床表现

厚甲，或 20 甲营养不良（TND），是指一个或多个（甚至所有）指甲甲板粗糙。受影响的指甲呈弥漫性粗糙，有纵向和规则的裂口，通常不透明，呈砂纸状（尽管它们可能保持光亮——"闪亮"型）（图 16.10A）。这是近端甲基质的炎症性病变引起的，虽然可以出现在任何年龄，不过更常见于儿童（平均年龄 2.7 岁）[11]。

16.1.6　厚甲——皮肤镜表现

使用指甲皮肤镜检查，甲板显示细的纵向条纹，覆盖着薄薄的鳞屑，并且轻微的变薄，具有整体不透明的外观（"不透明"型）（图 16.10B）。在"闪亮"型的厚甲中，甲板表面隆起并有无数小的凹陷[14]。

16.1.7　Darier 病——临床表现

Darier 病是一种常染色体显性遗传性皮肤病，其特征是角化过度、油腻、褐色丘疹，主要位于脂溢性区域和皱褶上，通常会引起指甲异常（图 16.11A）；有时会有黏膜病变[15]。

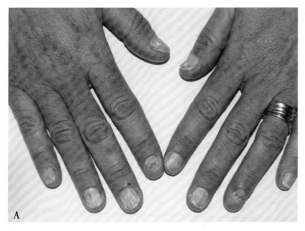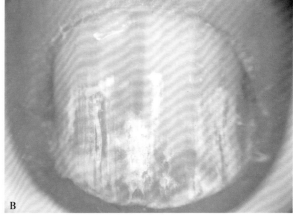

图 16.11　指甲 Darier 病。A. 临床图像。B. 皮肤镜图像

16.1.8　Darier 病——皮肤镜表现

皮肤镜检查有助于观察红白相间的平行纵向条带(图 16.11B),甲板远端有或多或少明显的裂开,特别是与红色条带相对应(作者的个人观察)。甲床血管通常较明显,并与裂片性出血相关(作者的个人观察)。

16.2　甲真菌病和其他感染性疾病

16.2.1　单纯疱疹——临床表现

单纯疱疹病毒感染,包括原发性和继发性,可局限于一个手指。最常见的表现是累及指甲的继发性复发性甲沟炎,表现为位于近端甲襞(通常在侧甲襞上)的成群水疱,与疼痛、肿胀和红斑有关[16]。

16.2.2　单纯疱疹——皮肤镜表现

皮肤镜检查在单纯疱疹病毒感染指甲时的作用主要是更容易观察到肉眼看不到的小的水疱,特别是当水疱位于近端甲皱襞下方或远端甲板的游离缘时(作者的个人观察)。值得注意的是,疱疹性水疱与湿疹不同,呈灰白色或紫色。对水疱的检测有利于收集标本进行进一步检测(Tzank 涂片或病毒培养)(作者的个人观察)。

16.2.3　病毒疣——临床表现

寻常疣是由不同类型的人类乳头瘤病毒引起的良性感染性病变。指趾甲都可以累及,6 岁以上的儿童更常见;咬指甲可能有助于它们的传播。临床上,它们开始是小的、圆形的、粗糙的表面角

化过度的丘疹,这些丘疹可能生长并融合形成大小达 20 mm 及以上的病变(图 16.12A),有时也会有疼痛和皲裂。虽然甲床也可能受累,但近端甲皱襞是最常见的累及部位,在这种情况下,疣往往会使甲板抬高。值得注意的是,当皮损位于近端甲皱襞时,可能会引起肿胀,类似于慢性甲沟炎的表现[17]。

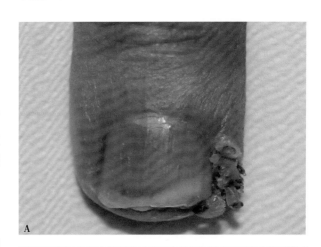

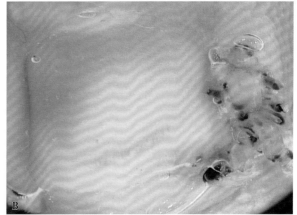

图 16.12　疣体位于一侧甲皱襞中。A. 临床图像。B. 皮肤镜图像

16.2.4　病毒疣——皮肤镜表现

不加浸润液的皮肤镜是观察这些病变的较好方法。它们通常表现为界限清楚的角化过度和粗糙区域，有规则的多个乳头，点状 / 卷曲的血管，有白色晕和小黑点，对应于真皮乳头扩张的毛细血管血栓（图 16.12B）。甲皱襞的小疣，临床表现为伴有鳞屑的丘疹，最初表现为弥漫性 / 线性甲分离和线性皮肤增厚，皮肤镜下可见碎片状出血。另一方面，晚期病变表现为甲床角化过度[18, 19]。

16.2.5　铜绿假单胞菌感染——临床表现

铜绿假单胞菌是一种革兰氏阴性菌，可定植于指甲，引起远外侧甲分离、近端慢性非特异性甲沟炎，由于产生绿色色素，会出现典型的绿黄、绿棕或绿黑色变（绿甲或绿甲综合征）（图 16.13A）。这种感染会累及经常暴露于水、肥皂和清洁剂，或者受到机械损伤的健康人（尤其是老年人）中[20-22]。

16.2.6　铜绿假单胞菌感染——皮肤镜表现

绿甲综合征中的色素沉着颜色可能从浅绿色到深绿色 / 黑色不等，从而导致与黑素来源疾病鉴别诊断的困难，特别是当这种颜色沿着甲板外侧呈纵向带状出现时[22]。皮肤镜检查可能有助于区分。通常首选不加浸润液的皮肤镜检查（作者的个人观察）。尤其是，皮肤镜检查显示，在变色的边缘出现由鲜绿色逐渐变黄（图 16.13B）。在甲分离的情况下，皮肤镜可以看到绿色的色素沉着，通常会在脱色的边缘褪色为淡绿色（作者的个人观察）。

16.2.7　甲真菌病——临床表现

甲真菌病是一种甲单位的真菌感染性疾病，脚趾甲更常受累。虽然很多真菌物种（如念珠菌属）可以引起本病，但通常是由于皮肤癣菌（特别是红色毛癣菌）引起[23]。老年人发病率较高，6 岁以下儿童发病率相对较低。家族成员中有皮肤癣菌感染、指甲异常、创伤因素和免疫抑制都被认为是诱发因素[23, 24]。

虽然需要真菌检查来确认诊断[24]，但指甲镜可以帮助区分甲真菌病和其他疾病（如外伤性甲分离或指甲银屑病）引起的甲分离。检测哪些患者应该接受真菌学检查，并指导采样[25]。

甲真菌病主要有六种不同的临床类型。远侧甲下型、皮肤癣菌型、真菌性黑甲型、近侧甲下型、白色浅表型和全甲毁损型（图 16.14A～图 16.16A）[26]。

16.2.8　甲真菌病——皮肤镜表现

在远端甲下型甲真菌病（图 16.14B）中，真菌通过甲下皮到达甲单位并侵入甲板下的间隙向近端发展。有四个主要的皮肤镜特征[27-29]：

1. 近端甲分离并显示锯齿状边缘和朝向近端甲皱襞的尖锐结构（尖刺样）；

2. 分离甲板上的白黄色纵向纹；

3. 甲板显示平行的不同颜色的条纹，类似极光（"极光"图案）；

4. 甲下角化过度，由于角蛋白和真菌侵入导致的碎片积聚而出现"破坏性外观"，在皮肤镜下更明显。

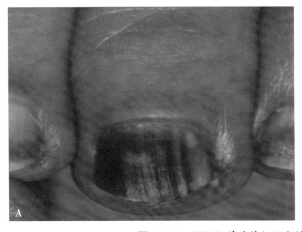
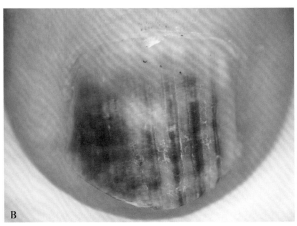

图 16.13　铜绿假单胞菌指甲定植。A. 临床图像。B. 皮肤镜图像

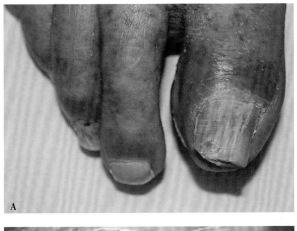

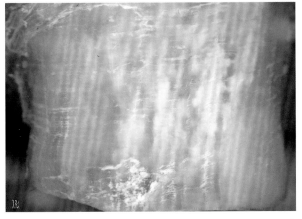

图 16.14 远端甲下甲真菌病。A. 临床图像。B. 皮肤镜图像

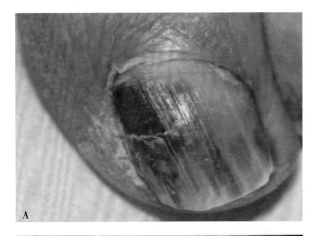

图 16.15 真菌性黑色素甲。A. 临床图像。B. 皮肤镜图像

皮肤癣菌型是一种由菌丝和鳞屑组成的甲下堆积物，临床上表现为甲板下的白色/黄橙色圆形区域，与纵向甲分离远端相连。皮肤镜检查可显示以下结果[30]：

（1）甲下不规则的白色/黄橙色区域，呈圆形；

（2）连接这些区域和甲板远端边缘的细窄通线条。

真菌性黑甲型（图 16.15B）是由红色毛癣菌或双间柱顶孢的黑色变体引起的。皮肤镜检查显示，由于甲板下有黑色鳞屑，甲板呈黑色色素沉着（通常呈非纵向均匀分布或倒三角形分布），从远端甲板下缘可以更清楚地看到。条白-黄纵向纹也常明显。对上述发现的检测有助于鉴别真菌性黑甲和由于黑色素细胞增生引起的色素沉着[26,31]。

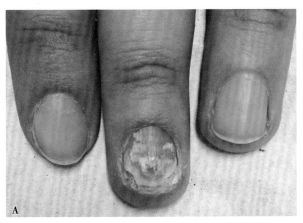

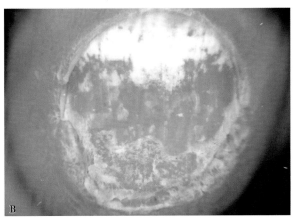

图 16.16 白色浅表性甲真菌病。A. 临床图像。B. 皮肤镜图像

在白色浅表型甲真菌病（图16.16B）中，真菌定植于甲板的背侧表面，在一个或几个甲板上产生小白点。皮肤镜显示甲板上有几个白色不透明且易碎的小块。通常建议不加浸润液进行检查，因为使用液体界面可能导致白色变色部分消失[29]。

全甲毁损型的特征是甲板完全受累。皮肤镜下，表现为弥漫性增厚、易碎和黄白色甲板，这可能难以与其他广泛累及甲板的疾病（如银屑病）区分开来[27, 29]。

16.3 外伤性甲病

16.3.1 外伤性甲分离——临床表现

甲分离是指甲最常见的外伤性损伤之一。甲分离包括甲板与甲床的分离，产生甲下裂隙，随之颜色从粉红色变为白色。当有出血时，呈现为微红色。甲分离容易出现在脚趾甲（特别是第一脚趾）和有足部解剖异常（特别是踇趾僵硬）的成年人中（图16.17A）。由于外伤造成的甲分离常为双侧对称性分布[27]。

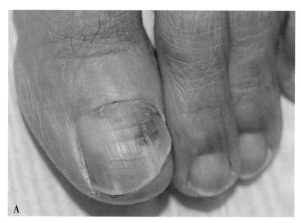

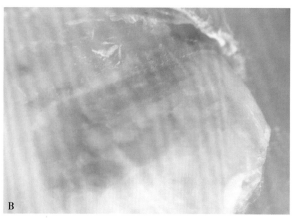

图16.17 外伤性甲分离甲下血肿。A.临床图像。B.皮肤镜图像

16.3.2 外伤性甲分离——皮肤镜表现

在皮肤镜检查中，近端甲板分离是线性、规则、平滑的。此外，它周围是一个正常的淡粉色甲床，没有明显的甲下角化过度。甲分离区通常为白色至黄色，如果伴有甲下出血，也可出现点状黑色区域（图16.17B）[27]。

16.3.3 甲下出血——临床表现

指甲皮肤镜的最佳用途之一是区分出血和色素[14, 32]。外伤引起的甲下出血（甲下血肿）在趾甲中很常见，通常是慢性而非急性病程。它通常表现为弥漫，圆形，黑色区域，更经常位于脚趾甲（特别是大脚趾）（图16.18A）。

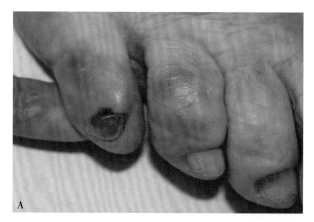

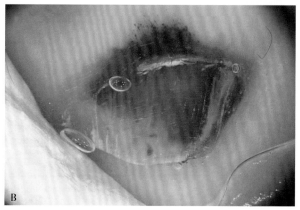

图16.18 近期皮下血肿。A.临床图像。B.皮肤镜图像

16.3.4 甲下出血——皮肤镜表现

皮肤镜检查有助于识别甲下血肿，表现为界限清楚、均匀、颜色可以为红色-蓝色-黑色，通常表现为两种以上的颜色，周围有褪色（图16.18B）。球状/圆形出血区和出血条纹（"假豆荚样"）通常分别出现在病变的近端和远端游离边缘（图16.17）。

血肿的颜色取决于它的时间,新鲜的病灶是红紫色到黑色(位置较深),陈旧的病灶显示红棕色阴影(位置较浅)。色素沉着随着指甲生长而向远端移动,近端指甲处逐渐被正常颜色的指甲所代替[14,32]。

16.3.5 外伤性白甲——临床表现

白甲病(真正的白甲病)是指由于甲盖内存在角化不全细胞(有细胞核保留的角化过度)而导致甲板变白(乳白色变色)。事实上,细胞核的存在会损害甲板的透明度并反射光线,从而出现白色变色。白甲可能是由于外伤(图16.19A)或者指甲疾病(如银屑病)引起的。真性白甲病应与假性白甲病区别开来,假性白甲病可以由影响甲板表层的疾病(如白色浅表甲真菌病)引起,也可以由表观性白甲引起,这种白色是由于甲床异常引起,加压后即消失(例如特里指甲的甲下水肿)[14]。

16.3.6 外伤性白甲——皮肤镜表现

根据形态,真性白甲病可分为点状和横行两大类。点状白甲通常累及多个指甲,指甲皮肤镜显示甲板表面通常光滑,甲板内有乳白色斑点。

另一方面,横断性白甲通常局限于第一趾甲,往往是由于创伤引起的。创伤传递到远端甲基质,导致周期性的异常角化,产生一个或多个横向乳白色条带,随着指甲生长而向远端移动(图16.19B)。皮肤镜检查可能有助于区分真正的白甲病和表面白甲(表现出暗淡的外观,皮肤镜按压后消失)和假白甲病(通常显示甲板表面改变)[14,33]。

16.3.7 习惯刺激性甲变形——临床表现

习惯刺激性甲变形,也称为剔甲癖,是一种相当常见的疾病,与一种反复的神经习惯有关,即撕去或剔掉指甲的甲小皮,从而导致指甲基质损伤和指甲生长受损。对近端甲基质的轻微创伤可导致指甲生长暂时性减少,导致Beau线,包括多个横向和平行的甲板表面凹陷。在剔甲癖中,这样的凹陷在甲板的正中部分更明显,从而导致4~8mm宽的正中纵向营养不良(图16.20A)。另一方面,涉及整个甲基质的更严重的创伤可能导致甲板完全停止生长,导致指甲从近端甲皱襞横向分离(甲脱落)。严重者还可能出现甲小皮消失和甲半月肥大[34]。

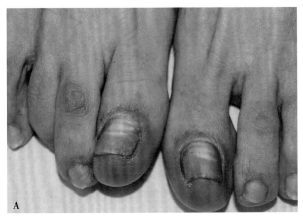
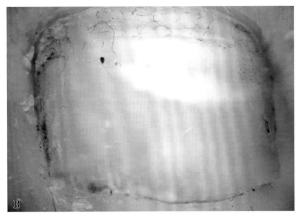

图16.19 创伤性白甲病伴有白色横纹。A. 临床图像。B. 皮肤镜图像

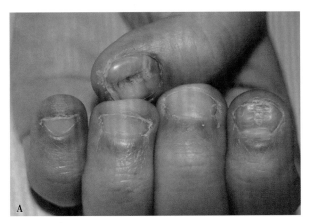
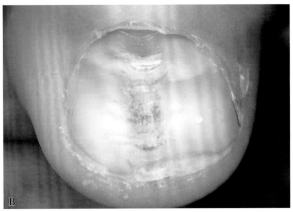

图16.20 习惯刺激性甲变形。A. 临床图像。B. 皮肤镜图像

16.3.8　习惯刺激性甲变形——皮肤镜表现

指甲皮肤镜检查可能有助于突出甲小皮角化过度或完全/部分缺失，也有助于增强上述变化的发现，如具有多条平行横线的宽的中线纵向营养不良（图 16.20B）和巨甲半月（有时呈三角形）。此外，皮肤镜检查可能会发现由于外伤性黑素细胞活化而导致的甲周组织的剥落/结痂以及纵向黑色条带[34]。

16.4　甲畸形与发育异常

16.4.1　甲 - 髌骨综合征——临床表现

甲 - 髌骨综合征是一种遗传性皮肤病，由位于染色体 9q34.1 上的 LMX1B 基因突变引起，该基因以常染色体显性遗传方式遗传，表现多样。骨和肾异常通常与甲改变有关（图 16.21A），甲改变通常仅累及手指甲（特别是拇指），表现为发育不全或甲板缺失[35, 36]。

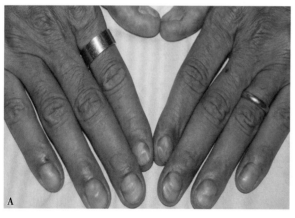

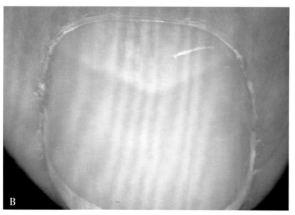

图 16.21　甲 - 髌骨综合征。A. 临床图像。B. 皮肤镜图像

16.4.2　甲 - 髌骨综合征——皮肤镜表现

皮肤镜显示特征性的三角形甲半月，三角形的水平基部位于近端甲皱襞边缘，三角形的角指向远端（图 16.21B）（作者的个人观察）。三角形甲半月呈白色，而它的大小可能在不同的指甲中有所不同，在拇指中更为明显，而在第五指甲则不太明显（作者的个人观察）。

16.4.3　先天性大踇趾甲异常——临床表现

在先天性大踇趾甲异常的情况下，基质横向偏移，不平行于末节指骨的纵轴，从而产生一个短的营养不良的指甲（横向偏移、厚、三角形、牡蛎壳状、变色的甲板伴有严重的甲分离）（图 16.22A）。这样经常会引起甲周炎症、嵌甲，以及由于趾甲位置异常而造成的外伤而导致甲板起脊的改变。如果甲床附着较好，皮损有可能自发改善。如果 2 岁时仍然没有改善，指甲畸形可能持续终生[37]。

16.4.4　先天性大踇趾甲异常——皮肤镜表现

皮肤镜检查先天性大踇趾甲异常显示趾甲增厚、不透明以及均匀的淡黄色甲板，由于持续的外伤而出现横向隆起，这也是甲板下可能出现出血点的原因（图 16.22B）（作者的个人意见）。最好用凝胶进行皮肤镜检查以增加甲板的可见度，不过甲板的硬度使评估困难，从而难以观察甲床和移动皮肤镜（作者的个人观察）。

16.4.5　黄甲综合征——临床表现

黄甲综合征是一种罕见的疾病，通常发生在成人期，其特征是典型的三联征，即黄甲（通常涉及所有 20 个指甲）、呼吸系统疾病和淋巴水肿。尽管其发病机制尚不清楚，但它与解剖异常和/或功能性淋巴管异常有关。这种先天性变异以常染色体显性或隐性性状或副肿瘤的形式出现[38]。

值得注意的是，上述典型的临床表现往往不同时出现，当其中两个出现时就可以作出诊断，不过有些作者认为即使仅仅是指甲改变也可以作出诊断[38]。特征性的甲改变包括指甲生长速度降低、甲板增厚、角小皮缺失、黄绿色变色和甲板横向弯曲度增加（图 16.23A）[39-41]。

16.4.6　黄甲综合征——皮肤镜表现

皮肤镜检查黄甲综合征可以看到甲小皮缺失，

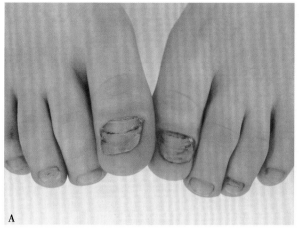
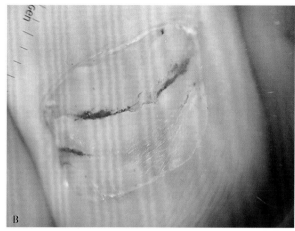

图 16.22 大脚趾甲先天性畸形。A. 临床图像。B. 皮肤镜图像

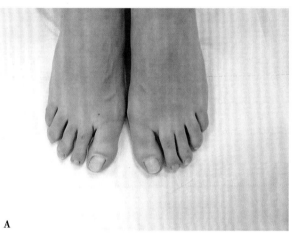
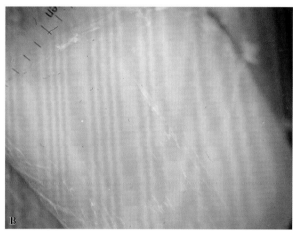

图 16.23 黄甲综合征。A. 临床图像。B. 皮肤镜图像

临床特征更加清晰，特别是甲板增厚、甲分离、甲板横向曲度增加和均匀的黄绿色变色（图 16.23B）（作者的个人观察）。此外，皮肤镜检查有时会发现近端甲皱襞肿胀（作者的个人观察）。

（王上上 译，刘孟国 校，徐峰 审）

参考文献

1. Lencastre A, Lamas A, Sá D, Tosti A. Onychoscopy. *Clin Dermatol* 2013; 31: 587–93.

2. de Farias D, Tosti A, Di Chiacchio N, Hirata SH. Dermoscopy of nail psoriasis. *An Bras Dermatol* 2010; 85: 101–3.

3. Iorizzo M, Dahdah M, Vincenzi C, Tosti A. Videodermoscopy of the hyponychium in nail bed psoriasis. *J Am Acad Dermatol* 2008; 58: 714–5.

4. Ohtsuka T, Yamakage A, Miyachi Y. Statistical definition of nail fold capillary pattern in patients with psoriasis. *Int J Dermatol* 1994; 33: 779–82.

5. Tosti A. Inflammatory nail disorders. In: Tosti A, ed. *Dermoscopy of the Hair and Nails*. 2nd ed. Boca Raton, FL: CRC Press; 2016: 179–81.

6. Errichetti E, Zabotti A, Stinco G et al. Dermoscopy of nail fold and elbow in the differential diagnosis of early psoriatic arthritis sine psoriasis and early rheumatoid arthritis. *J Dermatol* 2016; 43: 1217–20.

7. Zabotti A, Errichetti E, Zuliani F et al. early psoriatic arthritis versus early seronegative rheumatoid arthritis: role of dermoscopy combined with ultrasonography for differential diagnosis. *J Rheumatol* 2018. doi: 10.3899/jrheum.170962.

8. Errichetti E, Stinco G. Dermoscopy in facilitating the recognition of acrodermatitis continua of Hallopeau. *J Dermatol* 2017; 44: e286–7.

9. Nakamura R, Broce AA, Palencia DP, Ortiz NI, Leverone A. Dermatoscopy of nail lichen planus. *Int J Dermatol* 2013; 52: 684–7.

10. Friedman P, Sabban EC, Marcucci C, Peralta R, Cabo H. Dermoscopic findings in different clinical variants of lichen planus. Is dermoscopy useful? *Dermatol Pract Concept* 2015; 5: 51–5.

11. Kumar MG, Ciliberto H, Bayliss SJ. Long-term follow-up of pediatric trachyonychia. *Pediatr Dermatol* 2015; 32: 198–200.

12. Piraccini BM, Starace M. Nail disorders in infants and children. *Curr Opin Pediatr* 2014; 26: 440–5.

13. Piraccini BM, Starace M. Nail psoriasis in special populations: children, pregnant, elderly. In: Rigopoulos D, Tosti A, eds. *Nail Psoriasis: From A to Z*. 1st ed. Switzerland: Springer International Publishing; 2014: 132–46.

14. Alessandrini A, Starace M, Piraccini BM. Dermoscopy in the evaluation of nail disorders. *Skin Appendage Disord* 2017; 3: 70–82.

15. Suryawanshi H, Dhobley A, Sharma A, Kumar P. Darier disease: a rare genodermatosis. *J Oral Maxillofac Pathol* 2017; 21: 321.

16. Marques AR, Cohen JI. Herpes simplex. In: Goldsmith LA, Katz SI, Gilchrest BA, Paller AS, Leffell DJ, Wolff K, eds. *Fitzpatrick's Dermatology in General Medicine.* 8th ed. New York: McGraw-Hill; 2012; 2367–82.

17. Tosti A, Piraccini BM. Warts of the nail unit: surgical and non-approaches. *Dermatol Surg* 2001; 27: 235–9.

18. Herschthal J, McLeod MP, Zaiac M. Management of ungual warts. *Dermatol Ther* 2012; 25: 545–50.

19. Zalaudek I, Giacomel J, Cabo H et al. Entodermoscopy: a new tool for diagnosing skin infections and infestations. *Dermatology* 2008; 216: 14–23.

20. Maes M, Richert B, de la Brassinne M. Green nail syndrome or chloronychia. *Rev Med Liege* 2002; 57: 233–5.

21. Chiriac A, Brzezinski P, Foia L, Marincu I. Chloronychia: green nail syndrome caused by *Pseudomonas aeruginosa* in elderly persons. *Clin Interv Aging* 2015; 10: 265–7.

22. Leung LK, Harding J. A chemical mixer with dark-green nails. *BMJ Case Rep* 2015; 2015: bcr2014209203.

23. Totri CR, Feldstein S, Admani S, Friedlander SF, Eichenfield LF. Epidemiologic analysis of onychomycosis in the San Diego pediatric population. *Pediatr Dermatol* 2017; 34: 46–9.

24. Piraccini BM, Starace M, Bruni F. Onychomycosis in children. *Exp Rev Dermatol* 2012; 7: 569–78.

25. Bet DL, Reis AL, Di Chiacchio N, Belda Junior W. Dermoscopy and onychomycosis: guided nail abrasion for mycological samples. *An Bras Dermatol* 2015; 90: 904–6.

26. Elewski BE, Rich P, Tosti A et al. Onchomycosis: an overview. *J Drugs Dermatol* 2013; 12: s96–103.

27. Piraccini BM, Balestri R, Starace M, Rech G. Nail digital dermoscopy (onychoscopy) in the diagnosis of onychomycosis. *J Eur Acad Dermatol Venereol* 2013; 27: 509–13.

28. De Crignis G, Valgas N, Rezende P, Leverone A, Nakamura R. Dermatoscopy of onychomycosis. *Int J Dermatol* 2014; 53: e97–9.

29. Piraccini BM, Tosti A. White superficial onychomycosis: epidemiological, clinical, and pathological study of 79 patients. *Arch Dermatol* 2004; 140: 696–701.

30. Bodman MA. Point-of-care diagnosis of onychomycosis by dermoscopy. *J Am Podiatr Med Assoc* 2017; 107: 413–8.

31. Ronger S, Touzet S, Ligeron C et al. Dermoscopic examination of nail pigmentation. *Arch Dermatol* 2002; 138: 1327–33.

32. Haas N, Henz BM. Pitfall in pigmentation: pseudopods in the nail plate. *Dermatol Surg* 2002; 28: 966–7.

33. Baran R, Perrin C. Transverse leukonychia of toenails due to repeated microtrauma. *Br J Dermatol* 1995; 133: 267–9.

34. Tosti A. Traumatic nail disorders. In: Tosti A, ed. *Dermoscopy of the Hair and Nails.* 2nd ed. Boca Raton, FL: CRC Press; 2016: 183–7.

35. McIntosh I, Dreyer SD, Clough MV et al. Mutation analysis of LMX1B gene in nail patella syndrome patients. *Am J Hum Genet* 1998; 63: 1651–8.

36. Bongers EM, Gubler MC, Knoers NV. Nail–patella syndrome: overview on clinical and molecular findings. *Pediatr Nephrol* 2002; 17: 703–12.

37. Lipner SR, Scher RK. Congenital malalignment of the great toenails with acute paronychia. *Pediatr Dermatol* 2016; 33: e288–9.

38. Piraccini BM, Urciuoli B, Starace M, Tosti A, Balestri R. Yellow nail syndrome: clinical experience in a series of 21 patients. *J Dtsch Dermatol Ges* 2014; 12: 131–7.

39. Nanda A, Al-Essa FH, El-Shafei WM and Alsaleh QA. Congenital yellow nail syndrome: a case report and its relationship to nonimmune fetal hydrops. *Pediatr Dermatol* 2010; 27: 533–4.

40. Semiz S, Dagdeviren E, Ergin H et al. Congenital lymphoedema, bronchiectasis and seizure: case report. *East Afr Med J* 2008; 85: 145–9.

41. Dessart P, Deries X, Guérin-Moreau M, Troussier F, Martin L. Yellow nail syndrome: two pediatric case reports. *Ann Dermatol Venereol* 2014; 141: 611–9.

第五部分

有色人种皮肤病

第17章 色素性疾病

Sidharth Sonthalia, Atula Gupta, Abhijeet Kumar Jha,
Rashmi Sarkar, Balachandra Suryakant Ankad

17.1 色素沉着性疾病

Sidharth Sonthalia, Atula Gupta, Abhijeet
Kumar Jha, Rashmi Sarkar

17.1.1 简介

皮肤镜在评估深肤色患者的色素沉着性疾病中扮演着十分重要的角色,因为在天然的棕肤色背景下,这些疾病的临床表现可能非常类似[1]。另外,在许多累及面部的色素沉着性皮肤病中,皮肤活检面临随之而来的美观问题,因此在该类情况的随访中使用皮肤镜评估更具价值,其可以减少活检次数或指导在最相关的皮损区取样[1]。

17.1.2 黄褐斑

在深肤色人群中,黄褐斑(melasma)具有几项特征。皮肤镜下的色素模式可以多种多样,例如网状、假网状或网 - 球模式(最常见的模式)(图17.1)、颗粒形、斑片形和弥漫形[2-4]。此外,小球形、弧形及环形色素沉着的结构在深肤色的黄褐斑患者中同样常见,尤其是来自印度次大陆的人群中,这可能由于外源性褐黄病的重叠所致,这类情形的皮肤镜结构曾多次报道(详见下一节)[2-4]。

黄褐斑患者色素结构的颜色,表皮来源的通常为棕色,而真皮来源的呈蓝灰色。然而由于黛蓝色色调在深肤色患者中较难分辨,因此在临床检查中,要作出准确的分辨还是有一定的困难[2-4]。

最后,尽管棕色是最为显著的背景颜色,但在未经治疗的深肤色黄褐斑患者中,不同程度的红斑和毛细血管扩张(提示有大量血管参与)同样存在(图17.1)[5-9]。值得一提的是,随着抗血管治疗(例如氨甲环酸和脉冲染料激光)的普及,检测到血管正是使用该类治疗的潜在适应证。由于这些病灶显示出血管的参与,可能会从这类治疗中获得较大收益[10]。

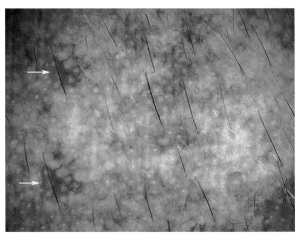

图17.1 黄褐斑。皮肤镜下主要可见生理性的棕色假色素网显著。轻微红斑和局灶毛细血管扩张(白色箭头)(提示毛细血管成分)同样可见

有趣的是,在深肤色黄褐斑患者中,由于局部滥用糖皮质激素或含有激素的脱色膏所导致的激素继发改变十分常见,包括网状毛细血管扩张(血管扩张)、苍白区(皮肤萎缩)以及偶见的多毛症和丘疹脓疱性皮损(图17.2)(作者的个人观察)。

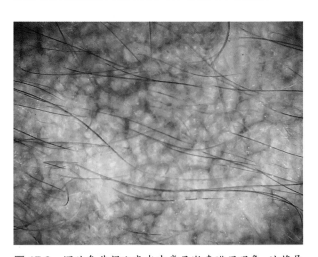

图17.2 深肤色黄褐斑患者中常见激素滥用现象,这将导致皮肤镜下所示的表皮萎缩(出现在临床体征出现前),尤其注意网状毛细血管扩张和苍白区。黄褐斑典型的特征,显著的弥漫性生理性棕色假网络同样可见

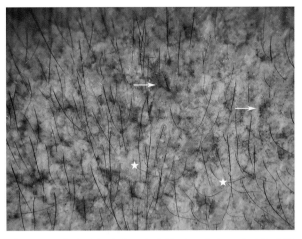

图 17.3　外源性褐黄病。皮肤镜显示具有不同形状的棕色结构，例如弧形、小球形和不规则形（白色箭头）。毛囊 / 皮脂腺开口消失和五彩纸屑样色素脱失（白色星星）同样可见

框 17.1　深肤色与浅肤色黄褐斑患者皮肤镜特点的总结

- 深肤色患者色素模式可能变化极大［例如网状、假网状或网状 - 小球状（最常见类型）、颗粒形、斑片形和弥漫形］。
- 小球状、弧形和环形色素结构同样可见于深肤色患者中，可能是由外源性褐黄病的重叠所致。
- 蓝色色调（暗示深层黄褐斑）在深肤色患者中较难发现。
- 红斑和毛细血管扩张在有色人种中常见。
- 滥用激素所致的皮肤改变常见。

17.1.3　外源性褐黄病

外源性褐黄病（exogenous ochronosis）是一种相对罕见的疾病，该病主要累及面部，多见于长期使用含氢醌美白霜的深肤色患者[11-15]。正如上节所述，因为氢醌被广泛用于治疗黄褐斑，临床上常见到同时患有黄褐斑和外源性褐黄病的患者[11-15]。

深肤色人群外源性褐黄病的皮肤镜模式与浅肤色患者相似，主要特征为具有不同形状的深棕色至蓝灰色结构，包括小球形、不规则形、弧形和环形结构，以及"鱼子酱样"、曲线形和"蠕虫样"区域（图 17.3）[11-15]。毛囊与皮脂腺的开口消失较为常见。多发的毛细血管扩张（红点）和五彩纸屑样色素脱失（白色无结构区域或大白点）也是皮肤镜表现，更多见于有色人种（图 17.3 和图 17.4）[11-15]。

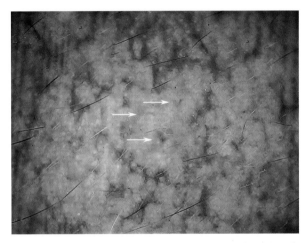

图 17.4　一例外源性褐黄病患者，皮肤镜下可见少许血管（白色箭头），棕色不规则区域同样可见

框 17.2　深肤色与浅肤色外源性褐黄病患者皮肤镜特点的总结

- 多发的毛细血管扩张（红点）和五彩纸屑样色素脱失（白色无结构区域或大白点）在深肤色患者中常见。
- 有色人种临床上常见皮肤镜下重叠表现（黄褐斑和外源性褐黄病）。

17.1.4　色素性扁平苔藓和灰皮病

色素性扁平苔藓（lichen planus pigmentosus）和灰皮病（ashy dermatosis）在有色人种中的皮肤镜表现同浅肤色人种极为相似，即在棕色（色素性扁平苔藓）或蓝色（灰皮病）背景上的棕灰色（色素性扁平苔藓）或蓝灰色（灰皮病）点 / 小球[16, 17]。然而，虽然在高加索患者中这些点 / 小球的分布通常离散或弥漫，但在有色人种中，它们可能相互结合从而表现出数种不同的模式，如网状（完整和不完整）（图 17.5）、假网状（面部）、镶边状、弧形、斑点状和环状（色素沉着环绕毛囊和小汗腺开口），前两者是最常见的模式，与毛囊和小汗腺周围常见的色素失禁有关（图 17.6）[18-22]。

红斑在深肤色患者的色素性扁平苔藓和灰皮病中偶被提及，尤其是早期活动性皮损（图 17.7）[18-22]。

需要记住的重要一点是，虽然对于高加索患者来说，颜色评估可能有利于鉴别色素性扁平苔藓和灰皮病（棕灰色相对蓝灰色），但在深肤色类型的天然有色背景下，如此的评估方法将难以辨别两者间的色差而减少可信度[16-22]。由于灰皮病的色素沉着局限于较深的真皮，因此它的典型表现是较小的点，因此，准确评估点 / 小球的大小才能有助于鉴别。

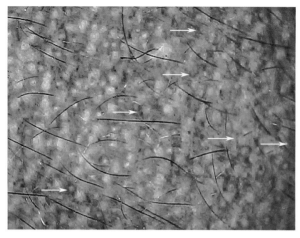

图 17.5　色素性扁平苔藓。皮肤镜显示棕灰色点，主要分布于毛囊／皮脂腺开口附近（白色箭头），它们形成一种不完整的网状模式，是有色人种中最常见的形态

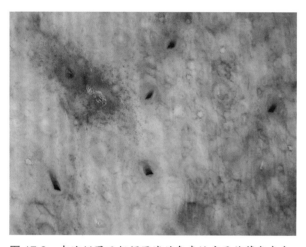

图 17.6　在这例累及胡须区域的色素性扁平苔藓患者中，毛囊周围的棕色点状结构非常明显

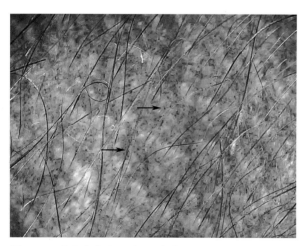

图 17.7　除棕灰色点以外（黑色箭头），轻微红斑也可见于深肤色的色素性扁平苔藓患者中

> **框 17.3　深肤色与浅肤色患者色素性扁平苔藓和灰皮病皮肤镜特点的总结**
>
> - 在深肤色患者中，点和小球可以融合成多种不同的色素模式。例如，网状（完整和不完整）、假网状（面部）、镶边状、弧形、斑点状和环状，前两者最为常见。
> - 局灶或弥漫的模糊红斑、毛细血管扩张、完整或部分缺失的面部毳毛是有肤色人群患者中额外的罕见特征。
> - 在深肤色患者中，由于天然的色素背景，通过评估点／小球的颜色来鉴别色素性扁平苔藓和灰皮病并无太多帮助。

17.1.5　里尔黑变病、斑状淀粉样变和苔藓样淀粉样变

这类疾病在深肤色人群中的皮肤镜表现与浅肤色人群相同（第 7 章和第 11 章）。

17.1.6　黑棘皮病

黑棘皮病（acanthosis nigricans）皮肤镜下通常表现为线状皮嵴和皮沟，以及皮嵴上局灶性色素沉着点（图 17.8）[23]。在较厚的成熟皮损中，外生型乳头样结构和充满角蛋白的棕色表皮内陷很常见[23]。与浅肤色患者相较，有色人群患者皮嵴上的点更多，充满角蛋白的沟颜色更深（图 17.9）（作者的个人观察）。

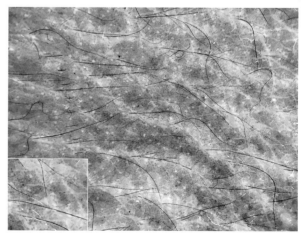

图 17.8　黑棘皮病。皮肤镜检测显示线状皮嵴和皮沟，同时在皮嵴处可见局灶分布的色素沉着点（框内更易见）

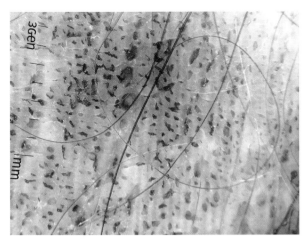

图 17.9 在黑棘皮病中，典型的增厚成熟皮损在皮肤镜下表现为外生型乳头样结构和充满角蛋白的深棕色表皮沟

框 17.4 **深肤色与浅肤色黑棘皮病患者皮肤镜特点的总结**

- 有色人群的皮嵴中点状结构更多。
- 有色人种群典型的较厚皮损中充满角蛋白的表皮沟颜色更深。

17.1.7 色素分界线

色素分界线（pigmentary demarcation line，PDL）是指色素沉着骤然移行为色素减退或正常肤色的区域，典型皮疹见于深肤色患者。目前描述过的主要有八种类型（PDL-A～PDL-H），可累及肢端、面部和躯干。皮肤镜下通常没有特异模式，仅有局限于毛囊和皮脂腺开口周围的污斑状棕色区域（图 17.10）（作者的个人观察）。

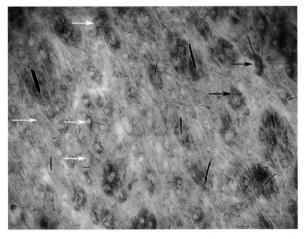

图 17.10 色素分界线通常没有特异性表现，主要包括常围绕毛囊（黑色箭头）和小汗腺（白色箭头）开口的污斑状棕色区域

17.1.8 贝克痣

与高加索患者不同，深肤色人群的贝克痣（Becker nevus）皮肤镜下表现通常为色素沉着（蓝灰色）的皮沟（作者的个人观察）。进一步来说，这些特点包括浅至深棕色色素性网状线、局灶 / 簇状棕色点 / 小球、多毛、局灶色素减退伴毛囊周围色素残留和细小的毛细血管扩张（作者的个人观察）。

17.2 色素减退性疾病

17.2.1 简介

色素减退性皮肤病在有色人种中相当常见，其中部分疾病由于面积不大并不引起重视，但也有部分疾病由于侵袭性病程对患者影响较大（例如白癜风和麻风），由于大面积皮肤或暴露部位受累，可能带来羞耻感。这种影响尤其见于深肤色患者，因为在深肤色的对比下，色素减退性病灶更为明显。在这种情况下，作出及时和正确的诊断至关重要，这将有利于开展恰当的治疗。这类疾病由于外观重叠，临床上往往不能直接识别，这时皮肤镜就成了一种有力的辅助工具。

17.2.2 硬化性苔藓

在深肤色患者中，硬化性苔藓（lichen sclerosus）（生殖器和生殖器外类型）的皮肤镜表现与浅肤色人群基本相同，主要特征表现为亮白色背景 / 区域（生殖器和生殖器外硬化性苔藓）、血管（包括线状、线状 - 不规则形、发夹形和 / 或点状）（生殖器硬化性苔藓），和白色 / 黄色毛囊角栓（生殖器外硬化性苔藓）（图 17.11）[25-28]。主要的区别可能在于有色人种皮肤病灶更常见棕色或灰色点，而病灶周围的红晕和血管结构较为少见（图 17.12）[27, 28]。

框 17.5 **深肤色与浅肤色硬化萎缩性苔藓患者皮肤镜特点的总结**

- 存在棕色或灰色点（皮肤病灶）。
- 缺乏病灶周围的红晕（皮肤病灶）。
- 血管结构较少见（皮肤病灶）。

17.2.3 花斑糠疹

如之前报道的浅肤色患者一样，花斑糠疹

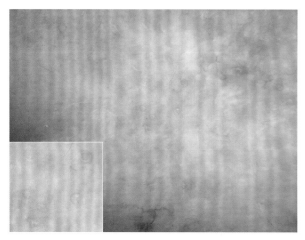

图 17.11　硬化性苔藓（生殖器外皮损）。皮肤镜显示亮白色背景上的白色／黄色毛囊角栓，线状－不规则血管同样可见

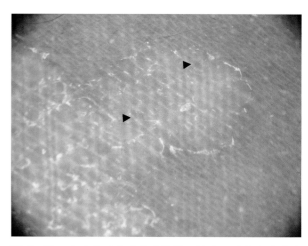

图 17.13　皮肤镜下色素减退性花斑糠疹。注意在边界清楚的白色背景上主要局限在皮沟中的细小鳞屑。模糊的棕色污斑（黑色三角）同样可见

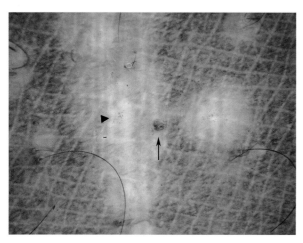

图 17.12　硬化性苔藓（生殖器外皮损）。皮肤镜不但显示出亮白色均质区域和毛囊角栓（黑色箭头），也显示出点状血管和棕色点（黑色三角）

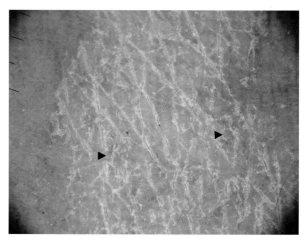

图 17.14　皮肤镜下色素减退性花斑糠疹。将皮损绷紧后，可清晰地看到双边鳞屑形成的棋盘样模式，模糊的棕色污斑（黑色三角）和棕色的网状区域同样可见

（pityriasis versicolor）在深肤色人群中的典型特征表现为在色素减退型和色素沉着型中主要位于皮沟内的细小鳞屑（图 17.13 和图 17.14）[17, 29]。然而，在有色人种，色素减退病灶的典型白色背景更多表现为清楚的边界（可能由于周围的深肤色对比），并常伴有模糊的棕色污斑／网状区域（色素残余）（图 17.13 和图 17.14）；而色素沉着病灶常表现为模糊的色素网络，而非在浅肤色患者中见到的弥漫的棕色背景或是典型网状条纹（作者的个人观察）。

　　此外，当皮肤紧绷时，皮沟处的鳞屑呈现双层边界并在高倍下表现为"棋盘样"模式（图 17.14）（作者的个人观察）。

框 17.6　**深肤色与浅肤色花斑糠疹患者皮肤镜特点的总结**

● 深肤色患者中，典型的色素减退病灶白色背景常伴有特征性的清楚边界。

● 深肤色患者中，色素沉着病灶常表现为模糊的色素网络，而非浅肤色患者中见到的弥漫的棕色背景或是典型网状条纹。

● 当皮肤绷紧时，双层边界的鳞屑所形成的"棋盘样"模式可在深肤色患者中见到。

17.2.4　界线类偏结核样型麻风

　　目前仅有深肤色麻风患者的皮肤镜数据（图 17.15 和图 17.16），详细描述见第 12 章。

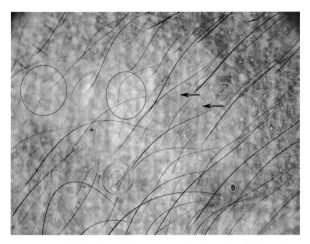

图 17.15　皮肤镜下界线类偏结核样型麻风的色素减退皮损，显示出白色区域（黑圈内）伴有少量的白色点（黑色箭头）

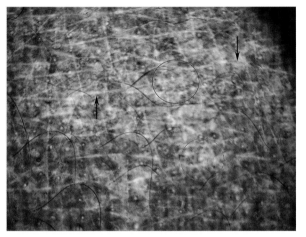

图 17.16　皮肤镜下界线类偏结核样型麻风的色素减退皮损，主要显示显著的白色皮纹（黑色箭头）

17.2.5　灰叶斑

灰叶斑（ash leaf macule）表现为无色素的斑疹 / 斑片，呈现茅尖形叶的形态（图 17.17），当数量超出三个时高度提示结节性硬化[30]。在有色人种中的主要鉴别诊断是白癜风和无色素痣。从皮肤镜的角度来看，该病并没有特异性发现，包括白色无结构区域内保留的模糊色素网络以及缺乏色素网络的区域（图 17.17）[30]。

17.2.6　白癜风

深肤色白癜风患者的皮肤镜表现具有多种不同的模式，与疾病不同阶段相关[31-33]。同浅肤色患者相仿，伴有残留的毛囊周围色素的亮白色区域是早期活动性白癜风的标志，虽然毛囊周围脱色素在深色皮肤类型中也并不少见（图 17.18）[31-33]。

病灶内的白发（leucotrichia）也具有特征性，虽然并不常见[31-33]。此外，在有色人种中，同样可能观察到色素网络的缺失（图 17.19）、残留（图 17.20），以及病灶周围或反转的色素网络，尤其是在早期阶段[31-33]。

皮肤镜同样有助于评估深肤色患者的皮疹稳定性。具体来说，毛囊周围色素脱失常见于稳定期皮损，而毛囊周围色素沉着更可能是活动期皮损的特征[31-33]。另一方面，"星爆样"的外观，变化的色素网络和"彗星尾状"外观（由于微小的 Koebner 现象）是进展期白癜风的典型表现[31-33]。新报道的皮肤镜特征，"木薯西米"（sabudana）外观（sabudana 是海地语，指木薯西米——一种谷物）（图 17.21）位于白癜风皮损旁的皮肤，这种现象仅见于进展

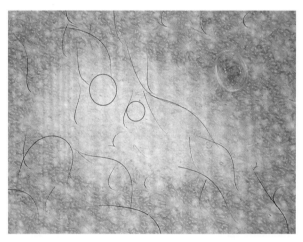

图 17.17　皮肤镜下灰叶斑，可见一处白色区域，其内保留有模糊不清的色素网络（黑圈内）以及缺乏色素网络的区域

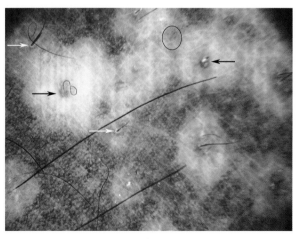

图 17.18　白癜风。除了亮白色区域和减少的色素网络以外，可能同时可以观察到毛囊周围的色素沉着（黑色箭头）以及毛囊周围脱色素（白色箭头）

图 17.19　白癜风。皮肤镜下显示亮白色区域，色素网络完全消失

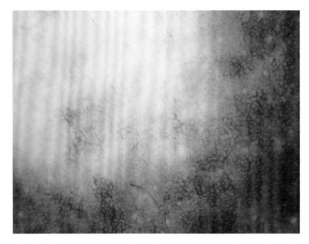

图 17.20　白癜风。这例患者在皮肤镜下可见亮白色区域内部分残留的色素网络

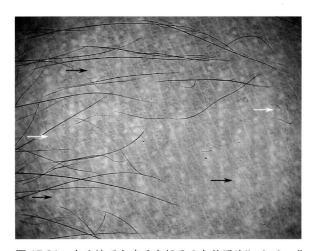

图 17.21　皮肤镜下白癜风皮损显示出所谓的"*sabudana*"或木薯西米征，表现为皮损周围的白色小球（黑色箭头），该征提示活动性皮损。注意它们与白色小圆点的区别，后者代表正常小汗腺开口（白色箭头）（由 Sidharth Sonthalia, MD 提供）

期白癜风患者[32,33]。最后，白发见于稳定期和对治疗抵抗的皮损，而边缘色素沉着是治疗后皮损稳定的特征[31-33]。

框 17.7　深肤色与浅肤色白癜风患者皮肤镜特点的总结

- 毛囊周围脱色素在深肤色患者中并不少见。
- 在有色人种中，同样有可能观察到缺失（图 17.19）、残留（图 17.20）、病灶周围或反转性的色素网络，尤其是在早期阶段。
- 较少见的模式诸如"星爆样"外观、"木薯西米"（*sabudana*）外观和"彗星尾状"外观也曾被报道。
- 皮肤镜同样有助于评估深肤色患者的皮损稳定性（毛囊周围脱色素和白发常见于稳定期皮损，毛囊周围色素沉着更可能是活动期皮损的特征，"星爆样"外观、"木薯西米"（*sabudana*）外观、变化的色素网络和"彗星尾状"外观是进展期白癜风的特征表现）。

17.2.7　特发性点状色素减少症

深肤色特发性点状色素减少症（idiopathic guttate hypomelanosis）患者的皮肤镜表现通常有异于浅肤色患者。这种不同尤其表现在皮损边缘，它在有色人种中更不规则[34]。基本来说，四种主要的变化类型已经被报道，包括阿米巴样（图 17.22）、花瓣样（图 17.23）、羽毛样和星云样（图 17.23）[35]。除星云样模式边界不清以外，其他模式都表现为标志性的边界清楚的白色区域[35]。各类型的区别主要涉及边界形态，伪足样、羽毛样、花瓣样边缘分别可以在阿米巴样、羽毛样和花瓣样模式中见到（图 17.22～图 17.25）[35]。

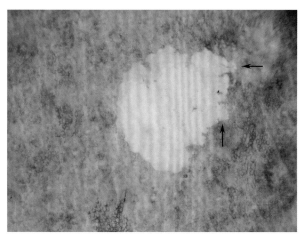

图 17.22　皮肤镜下特发性点状色素减少症。阿米巴样模式，可见白色区域周边向外延伸，状似伪足（黑色箭头）

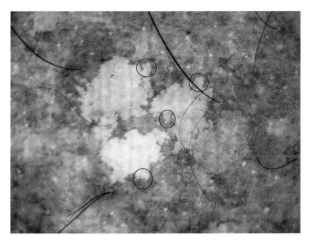

图 17.23 皮肤镜下特发性点状色素减少症。花瓣样模式,表现为白色区域向外似花瓣样的展开,形似多个花瓣(黑圈)

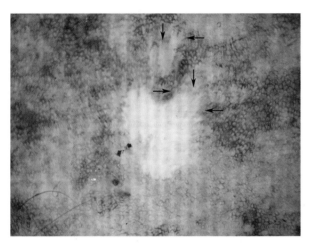

图 17.24 皮肤镜下特发性点状色素减少症。羽毛样模式,表现为白色区域以羽毛般的形态向外凸出(黑色箭头)

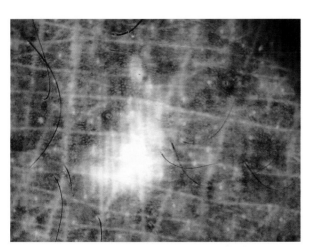

图 17.25 皮肤镜下特发性点状色素减少症。星云样模式,表现为边界模糊的白色区域,向外融入正常皮肤中

在深肤色的特发性点状色素减少症患者中,毛囊周围和皮损周围的色素沉着(图 17.26),以及血管结构(图 17.27)是额外但也很重要的皮肤镜特征[35]。重要的是,色素结构在有色人种中更为明显[35]。

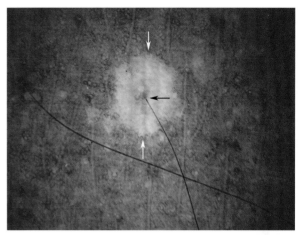

图 17.26 皮肤镜下特发性点状色素减少症。本图中可以清晰观察到毛囊周围(黑色箭头)和皮损周围(白色箭头)的色素沉着

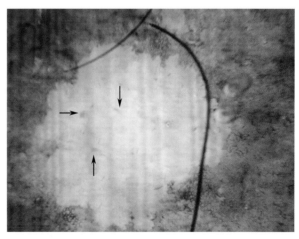

图 17.27 皮肤镜下特发性点状色素减少症。本图中注意观察红色小球模式的血管结构(黑色箭头)

框 17.8 深肤色与浅肤色特发性点状色素减少症患者皮肤镜特点的总结

- 皮肤镜改变在深肤色患者中更具多样性,尤其是皮损边缘的形态,包括四种模式(阿米巴样、花瓣样、羽毛样、星云样)。
- 色素结构在有色人种中更为明显。

17.2.8　无色素痣

无色素痣（nevus depigmentosus）临床表现为色素减退的斑疹伴有明显的锯齿状边缘[30,36]。皮肤镜也可以显示出白色无结构区域、模糊的色素网络、伪足样延伸和毛囊周围色素沉着（图17.28～图17.30）[36]。前两个特征在日本裔患者中被报道[37]，他们大多属于皮肤类型Ⅲ～Ⅳ型[38]，而这四种类型均在印度裔患者中被报道过，其肤色类型更深[36,39]。伪足样延伸（锯齿状/羽毛状边缘）显然是无色素痣最常见的皮肤镜特征，有助于与白癜风鉴别[36,37,39]。

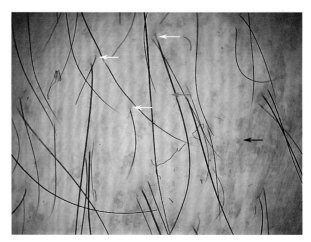

图17.30　皮肤镜下无色素痣。该图像显示伴有模糊色素网络的白色无结构区域，可见伪足（黑色箭头）及毛囊周围色素。白色毳毛样结构的存在是人为所致（蓝色箭头）（由Sidharth Sonthalia，MD 提供）

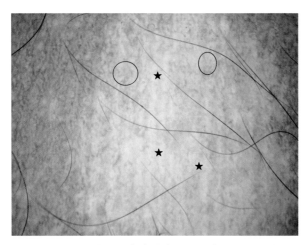

图17.28　皮肤镜下无色素痣表现为白色无结构区域（黑色星星）和模糊的色素网络（黑圈），注意锯齿状/羽毛状的边缘

皮损区域的发干颜色通常正常（图17.28～图17.30），这也是与白癜风鉴别的一个小特征，后者可能为白发[36,37,39]。

17.2.9　白色糠疹

有色人种白色糠疹（pityriasis alba）的皮肤镜下表现与浅肤色人群相似，表现为边界不清的淡白色区域，其上细小的薄层/糠秕状的鳞屑是该病最典型的特征。然而，在深肤色患者中，可能观察到白色区域内浅棕色的色素，这可能是正常的皮肤色岛（图17.31）（作者的个人观察）。此外，局灶分布的点状血管，更多见于浅肤色人群，并不常见（作者的个人观察）。

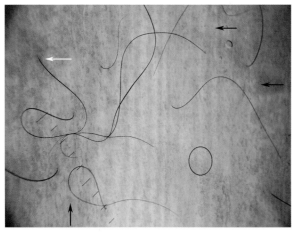

图17.29　皮肤镜下无色素痣表现为淡白色无结构区域和模糊的色素网络（黑圈），毛囊周围的色素（白色箭头）形似伪足（黑色箭头），这有助于与白癜风鉴别

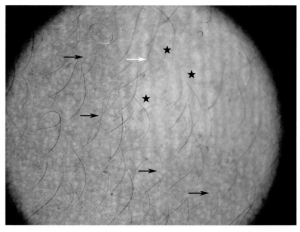

图17.31　白色糠疹。白色区域（黑色星星）伴有模糊的边界（黑色箭头），皮肤镜下同样可见白色区域内的淡棕色色素（白色箭头）

框 17.9 **深肤色与浅肤色白色糠疹患者皮肤镜特点的总结**

- 有色人种可见白色区域内模糊的棕色色素。
- 局灶分布的点状血管，更多见于浅肤色人群，而不常见于有色人种。

致谢

作者感谢 Nilendu Sarma，MD（印度加尔各答 Dr. BC Roy Institute of Paediatric Sciences 皮肤科助理教授及负责人），感谢他在"色素分界线"部分图文上的贡献。

（朱沁媛 译，王上上 校，徐峰 审）

参考文献

1. Sonthalia S, Errichetti E. Dermoscopy—Not just for diagnosis and not just for dermatologists! *Kathmandu Univ Med J (KUMJ)* 2017; 15: 1–2.

2. Simmons BJ, Griffith RD, Bray FN, Falto-Aizpurua LA, Nouri K. Exogenous ochronosis: a comprehensive review of the diagnosis, epidemiology, causes, and treatments. *Am J Clin Dermatol* 2015, 16. 205–12.

3. Zoccali G, Piccolo D, Allegra P, Giuliani M. Melasma treated with intense pulsed light. *Aesthetic Plast Surg* 2010; 34: 486–93.

4. Charlín R, Barcaui CB, Kac BK, Soares DB, Rabello-Fonseca R, Azulay-Abulafia L. Hydroquinone-induced exogenous ochronosis: a report of four cases and usefulness of dermoscopy. *Int J Dermatol* 2008; 47: 19–23.

5. Sonthalia S, Jha AK, Langar S. Dermoscopy of melasma. *Indian Dermatol Online J* 2017; 8: 525–6.

6. Yalamanchili R, Shastry V, Betkerur J. Clinico-epidemiological study and quality of life assessment in melasma. *Indian J Dermatol* 2015; 60: 519.

7. Neema S, Chatterjee M. Dermoscopic characteristics of melasma in Indians: a cross sectional study. *Int J Dermoscop* 2017; 1: 6–10.

8. Gil I, Segura S, Martínez-Escala E, Lloreta J, Puig S, Vélez M, Pujol RM, Herrero-González JE. Dermoscopic and reflectance confocal microscopic features of exogenous ochronosis. *Arch Dermatol* 2010; 146: 1021–5.

9. Sarkar R, Arora P, Garg VK, Sonthalia S, Gokhale N. Melasma update. *Indian Dermatol Online J* 2014; 5: 426–35.

10. Kong SH, Suh HS, Choi YS. Treatment of melasma with pulsed-dye laser and 1,064-nm Q-switched Nd:YAG laser: a split-face study. *Ann Dermatol* 2018; 30: 1–7.

11. Jha AK, Sonthalia S, Lallas A. Image gallery: dermoscopy as an auxiliary tool in exogenous ochronosis. *Br J Dermatol* 2017; 177: e28.

12. Mishra SN, Dhurat RS, Deshpande DJ, Nayak CS. Diagnostic utility of dermatoscopy in hydroquinone-induced exogenous ochronosis. *Int J Dermatol* 2013; 52: 413–7.

13. Khunger N, Kandhari R. Dermoscopic criteria for differentiating exogenous ochronosis from melasma. *Indian J Dermatol Venereol Leprol* 2013; 79: 819–21.

14. Bhattar PA, Zawar VP, Godse KV, Patil SP, Nadkarni NJ, Gautam MM. Exogenous ochronosis. *Indian J Dermatol* 2015; 60: 537–43.

15. Liu WC, Tey HL, Lee JS, Goh BK. Exogenous ochronosis in a Chinese patient: use of dermoscopy aids early diagnosis and selection of biopsy site. *Singapore Med J* 2014; 55: e1–3.

16. Errichetti E, Angione V, Stinco G. Dermoscopy in assisting the recognition of ashy dermatosis. *JAAD Case Rep* 2017; 3: 482–4.

17. Errichetti E, Stinco G. Dermoscopy in general dermatology: a practical overview. *Dermatol Ther (Heidelb)* 2016; 6: 471–507.

18. Neema S, Jha A. Lichen planus pigmentosus. *Pigment Int* 2017; 4: 48–9.

19. Sharma VK, Gupta V, Pahadiya P, Vedi KK, Arava S, Ramam M. Dermoscopy and patch testing in patients with lichen planus pigmentosus on face: a cross-sectional observational study in fifty Indian patients. *Indian J Dermatol Venereol Leprol* 2017; 83: 656–62.

20. Sonthalia S, Errichetti E, Kaliyadan F, Jha AK, Lallas A. Dermoscopy of lichen planus pigmentosus in Indian patients—pitfalls to avoid. *Indian J Dermatol Venereol Leprol* 2018; 84: 311–3.

21. Benvenuto-Andrade C, Dusza SW, Agero ALC et al. Differences between polarized light dermoscopy and immersion contact dermoscopy for the evaluation of skin lesions. *Arch Dermatol* 2007; 143: 329–38.

22. Pirmez R, Duque-Estrada B, Donati A et al. Clinical and dermoscopic features of lichen planus pigmentosus in 37 patients with frontal fibrosing alopecia. *Br J Dermatol* 2016; 175: 1387–90.

23. Nirmal B. Dermatoscopy image characteristics and differences among commonly used standard dermatoscopes. *Indian Dermatol Online J* 2017; 8: 233–4.

24. Ingordo V, Iannazzone SS, Cusano F, Naldi L. Dermoscopic features of congenital melanocytic nevus and Becker nevus in an adult male population: an analysis with a 10-fold magnification. *Dermatology* 2006; 212: 354–60.

25. Borghi A, Corazza M, Minghetti S, Bianchini E, Virgili A. Dermoscopic features of vulvar lichen sclerosus in the setting of a prospective cohort of patients: new observations. *Dermatology* 2016; 232: 71–7.

26. Errichetti E, Lallas A, Apalla Z, Di Stefani A, Stinco G. Dermoscopy of morphea and cutaneous lichen sclerosus: clinicopathological correlation study and comparative analysis. *Dermatology* 2017. doi: 10.1159/000484947.

27. Ankad BS, Beergouder SL. Dermoscopic patterns in lichen sclerosus: a report of three cases. *Indian Dermatol Online J* 2015; 6: 237–40.

28. Nóbrega MM, Cabral F, Corrêa MC, Barcaui CB, Bressan AL, Gripp AC. Lichen sclerosus associated with localized scleroderma: dermoscopy contribution. *An Bras Dermatol* 2016; 91: 534–6.

29. Zhou H, Tang XH, De Han J, Chen MK. Dermoscopy as an ancillary tool for the diagnosis of pityriasis versicolor. *J Am Acad Dermatol* 2015; 73: e205–6.

30. Malakar S, Mukharjee S. Differentiation of nevus depigmentosus, ash leaf macule and nevus anemicus. In: Chatarjee M, Neema S, Malakar S, eds. *Dermoscopy in Darker Skin*. 1st ed. New Delhi: Jaypee; 2017: 39–41.

31. Thatte SS, Khopkar US. The utility of dermoscopy in the diagnosis of evolving lesions of vitiligo. *Indian J Dermatol Venereol Leprol* 2014; 80: 505–8.

32. Kumar Jha A, Sonthalia S, Lallas A, Chaudhary RKP. Dermoscopy in vitiligo: diagnosis and beyond. *Int J Dermatol* 2018; 57: 50–54.

33. Jha AK, Sonthalia S, Lallas A. Dermoscopy as an evolving tool to assess vitiligo activity. *J Am Acad Dermatol* 2017. doi: 10.1016/j.jaad.2017.12.009.

34. Errichetti E, Stinco G. Dermoscopy of idiopathic guttate hypomelanosis. *J Dermatol* 2015; 42:1118–9.

35. Ankad BS, Beergouder SL. Dermoscopic evaluation of idiopathic guttate hypomelanosis: a preliminary observation. *Indian Dermatol Online J* 2015; 6: 164–7.

36. Ankad BS, Shah S. Dermoscopy of nevus depigmentosus. *Pigment Int* 2017; 4: 121–3.

37. Oiso N, Kawada A. The diagnostic usefulness of dermoscopy for nevus depigmentosus. *Eur J Dermatol* 2011; 21: 639–40.

38. Suzuki HS, Hammerschmidt M, Kakizaki P, Mukai MM. Phototype comparison between Caucasian and Asian skin types. *Surg Cosmet Dermatol* 2011; 3: 193–6.

39. Sarma N, Ankad BS. Dermoscopy in nevoid disorders. In: Chatarjee M, Neema S, Malakar S, eds. *Dermoscopy in Darker Skin*. 1st ed. New Delhi: Jaypee; 2017: 127–33.

第18章 炎症和感染性疾病

Vishal Gupta，Sidharth Sonthalia，Yasmeen Jabeen Bhat，Sonali Langar，Manal Bosseila

18.1 炎症性疾病

Vishal Gupta，Sidharth Sonthalia，Yasmeen Jabeen Bhat

18.1.1 扁平苔藓

Wickham 纹（Wickham striae，WS）是扁平苔藓在所有皮肤类型中的皮肤镜特征。许多 Wickham 纹的皮肤镜模式在浅色皮肤类型中已有描述，包括网状（最常见的）、环状、放射状条纹、线状、球状、幕状、叶脉状和 / 或"星空 / 白点"[1-6]。尽管网状排列（图 18.1 和图 18.2）和"星空"表现是最常见的模式，外周放射状条纹（蛹状）（图 18.3）或堆积线状结构在深色皮肤患者并不少见（图 18.4）（作者的个人观察）。重要的是，WS 可表现为不同的颜色，包括白色、黄色和蓝色，其中蓝色在深色皮肤患者更常见（图 18.2 和图 18.3）。

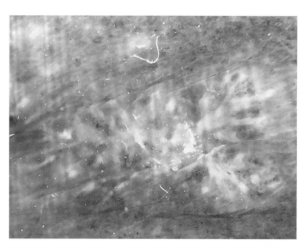

图 18.2 深色皮肤 LP 患者的皮肤镜表现（进展期病变）：蓝色 WS 呈网状 / 树枝状表现（由 Enzo Errichetti MD，MSc，DVD 提供）

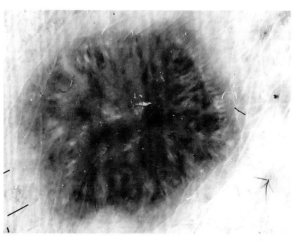

图 18.3 LP 的皮肤镜表现（进展期病变）：红棕色背景，WS 呈放射状排列的蓝白色线状条纹，伴有棕 / 蓝灰色点 / 小球和团块

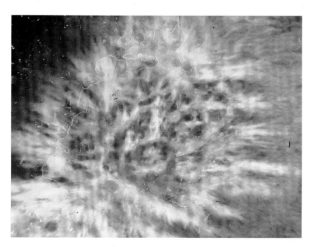

图 18.1 LP 皮肤镜表现（进展期病变）：粉红色 - 红色背景，白色 WS 呈网状排列

有色人群病变处背景颜色通常较深（暗红色到红棕色），因此早期皮损周围的血管结构较模糊（图 18.2～图 18.4）。

随着急性期消退，WS 消失且色素结构开始出现，如多个镶嵌的棕色至蓝灰色的点和小球（图 18.5 和图 18.6）或弥漫性色素沉着（图 18.7 和图 18.8）[1-6]。与浅色皮肤相比，在深色皮肤中这些点和小球更明显，持续时间更长（作者的个人观察）。

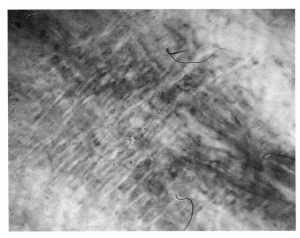

图 18.4　LP 皮肤镜表现（进展期病变）：WS 在红棕色背景上以堆积线状模式排列

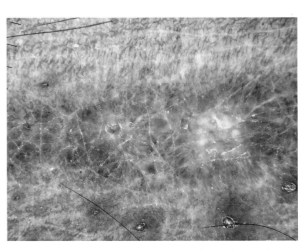

图 18.7　极深肤色 LP 患者的皮肤镜表现（愈合期病变）：弥漫性棕色背景为主，中央仍可见残余的 WS

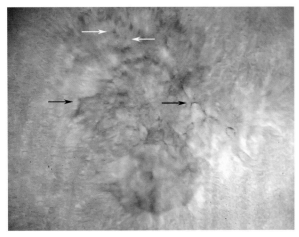

图 18.5　LP 的皮肤镜表现（愈合期病变）：WS 不明显，棕色结构[包括无结构区域、点 / 球（白色箭头）和线状 - 不规则结构明显（黑色箭头）]

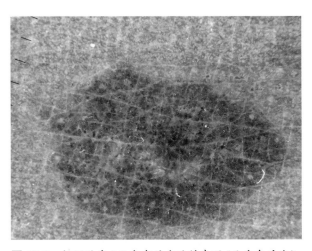

图 18.8　极深肤色 LP 患者的皮肤镜表现（已痊愈病变）：弥漫性深棕色色素沉着

　　肥厚性扁平苔藓的主要皮肤镜特征包括白色 / 黄色角栓（图 18.9），在有色人群皮肤中更为明显。

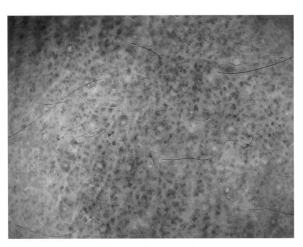

图 18.6　LP 的皮肤镜表现（已痊愈病变）：多个浅棕色至深棕色和深蓝灰色点和小球布满浅棕色背景，无 WS

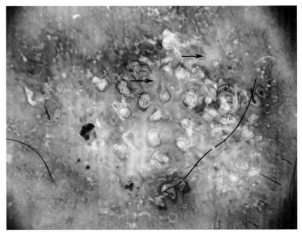

图 18.9　肥厚性 LP 的皮肤镜表现：除 WS 外，还有周围棕色色素沉着、蓝灰色小球（黑色箭头）、红点和小球以及毛囊角栓（由 Balachandra S. Ankad, MD 提供）

至于其他少见类型的扁平苔藓，皮肤镜检查结果通常与浅色皮肤患者相似，色素结构更突出而血管不明显（作者的个人观察）。

框 18.1　深肤色与浅肤色扁平苔藓（LP）患者的皮肤镜特征差异总结

- 背景更深。
- 不明显的血管结构。
- 具有特殊排列模式的 WS，蓝色更常见。
- 愈合中病变的色素结构颜色更深、更持久。

18.1.2　银屑病

银屑病活动期皮损的皮肤镜特征在有色皮肤与浅色皮肤方面基本相似，即浅红至暗红色背景、弥漫性白色鳞屑和规则分布的点状血管[2,5,6]，与慢性病变相比仍存在差异。特别是，长期未经治疗的病变通常可能显示色素结构，包括棕色到蓝棕色的小球、污斑和团块散布在红色背景中（图 18.10 和图 18.11）（作者的个人观察）。该结构可能与基底层局灶性色素沉着或局灶性色素失禁有关，因为表现这些皮肤镜特征的患者往往有剧烈瘙痒和搔抓病史。支持这种推测的证据是深肤色银屑病患者搔抓过的斑块中组织学上基底层局灶性色素沉着或局灶性色素失禁[8]。

值得注意的是，与 LP 不同，斑块型银屑病的血管形态和排列即使在深色皮肤（图 18.10 和图 18.11）中也能清楚显示，除非是肤色极深的患者，鳞屑颜色和分布是确诊的唯一指标（图 18.12）。

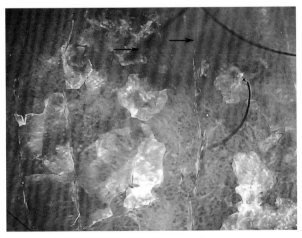

图 18.10　斑块型银屑病（慢性长期病变）的皮肤镜表现：除浅红至暗红色背景、白色鳞屑和规则排列的点状血管外，还有棕色区域（黑色箭头）

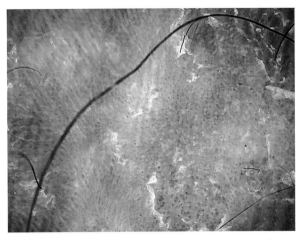

图 18.11　斑块型银屑病（慢性长期病变）的皮肤镜表现：除了浅红至暗红色背景、白色鳞屑和规则排列的点状血管外，还有棕色区域

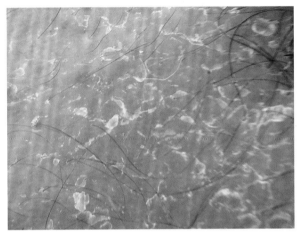

图 18.12　在极深肤色中，典型的均匀点状血管可能不明显，因此规则分布的白色鳞屑通常是银屑病的唯一诊断线索（由 Enzo Errichetti MD，MSc，DVD 提供）

关于银屑病的其他类型（脓疱性银屑病、掌跖银屑病、点滴型银屑病、反向性银屑病和红皮型银屑病），皮肤镜检查结果通常与浅色皮肤患者相似（作者的个人观察）。

框 18.2　深肤色与浅肤色银屑病患者的皮肤镜特征差异总结

- 在长期存在和搔抓的病变中存在色素结构。
- 在极深色皮肤中点状血管不显著。

18.1.3　皮炎（湿疹）

皮炎的皮肤镜表现因其分期而异。在急性渗出性病变以黄色浆痂为主（黄色团块征），而在亚

急性 / 慢性期,病变的典型特征是红色背景上斑片状分布的点状血管和斑片状的黄白色鳞屑[2,5,6]。然而,在有色人群中也存在相关差异。具体而言,急性渗出性病变的浆痂颜色较深(黄褐色到深棕色)(图 18.13 和图 18.14),背景色在亚急性期呈斑驳的表现,淡红色中间夹杂着棕色的色素结构(网状模式、线条、小球和团块),提示进展中的色素失禁(作者的个人观察)。

毛囊周围的鳞屑(图 18.15)和 / 或毛囊角化过度(图 18.16),后者更常见于长期病变(特别是特应性皮炎)[9]。

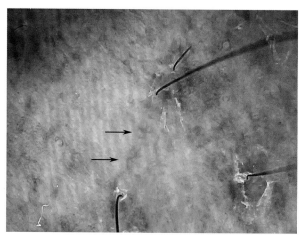

图 18.15　钱币状湿疹(晚期)的皮肤镜表现:淡红色背景上散在褐色网状色素沉着和褐色团块,也可见毛囊周围鳞屑和线状不规则血管(黑色箭头)

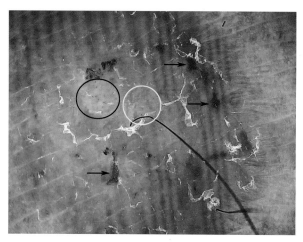

图 18.13　钱币状湿疹(急性渗出期)的皮肤镜表现:亮红色至暗红色背景,有多个黄棕色至深棕色浆痂(黑色箭头),局灶及外周附着白色鳞屑和成簇 / 斑片状的点状血管(黑色圆圈),呈线状至曲线状血管(黄色圆圈)

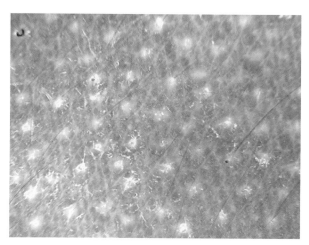

图 18.16　极深色皮肤的特应性皮炎患者皮肤镜表现毛囊角化过度(由 Enzo Errichetti MD, MSc, DVD 提供)

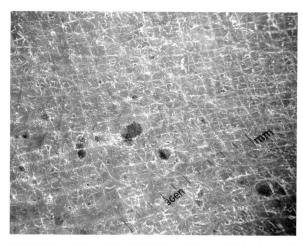

图 18.14　极深色皮肤的湿疹样皮炎的皮肤镜表现为弥漫性白色鳞屑和棕色浆痂,这通常是该皮肤类型的唯一诊断线索(由 Enzo Errichetti MD, MSc, DVD 提供)

深色皮肤的湿疹皮损血管模式也有所不同。除了通常描述的斑片状分布的点状血管外,其他血管模式也并不少见,比如红色小球和 / 或线状、曲线状、树枝状和环状血管(图 18.13 和图 18.15)。值得注意的是,极深肤色的患者红斑和血管皆不可见,发现黄棕色的浆痂和毛囊往往是唯一的诊断线索(图 18.14 和图 18.16)。

除此之外,鳞屑可以是白色或黄白色,但通常具有"脏"的棕色色调(图 18.13),且通常位于病变的边缘(非斑片状分布)(作者的个人观察)。另一个重要的区别是在深色皮肤的患者中,经常有

有色人群皮肤的手部湿疹表现出与浅色皮肤相同的特征,即棕橙色的小点或小球(对应微小的海绵状水疱)、黄色鳞屑 / 结痂、白色鳞屑和局灶性的点状血管[10],尽管在深色皮肤患者身上亦可见

局灶分布的"脏"白色鳞屑（作者的个人观察）。脂溢性皮炎的皮肤镜特征也与浅色皮肤患者相似，包括白色和黄色鳞屑，以及局灶分布的点状血管（尽管亦见线状不规则血管）[2,5,6]（作者的个人观察）。

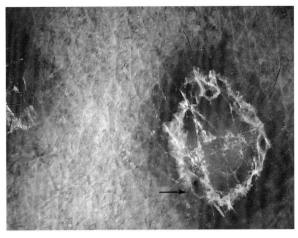

图 18.17 玫瑰糠疹的皮肤镜表现：红色背景，周边呈领圈状脱屑，有灰白色的斑点；局灶存在棕色区域（黑色箭头）

框 18.3 **深肤色和浅肤色的皮炎 / 湿疹皮肤镜特征差异总结**

- 急性渗出性病变中的棕色或黄棕色浆痂（而非黄色）。
- 亚急性病变背景呈斑驳表现（淡红色，中间有棕色色素结构）。
- 鳞屑：带有周边 / 局灶的"脏"白色色调。
- 其他血管结构（线状、曲线状、环状和树枝状血管）。
- 毛囊隆起 / 毛囊角化过度。

18.1.4 玫瑰糠疹

有色人群皮肤的玫瑰糠疹的皮肤镜特征与其他皮肤类型相同，为白色领圈状脱屑、局灶 / 稀疏点状血管和黄红色背景[2,5,6]。然而鳞屑的颜色也可能是"脏白色"，偶尔出现褐色色素结构（小点、小球和团块）（图 18.17）（作者的个人观察）。值得注意的是，在极深色的皮肤中，血管结构难以观察，背景通常呈褐色（图 18.18）（作者的个人观察）。

框 18.4 **深肤色和浅肤色的玫瑰糠疹患者皮肤镜特征差异总结**

- 鳞屑的颜色通常为灰白色。
- 存在棕色色素结构（点、小球和团块）。

18.1.5 肉芽肿性皮肤病

与浅肤色的患者相似，肉芽肿性皮肤病经常表现为明显的线状和分支状血管，而黄橙色的特征通常难以在有色人群皮肤中看到（图 18.19）[2,5,6]。此外，深色皮肤的结节病和寻常狼疮病例更易观察到白色瘢痕样区域（图 18.19）（作者的个人观察）。其他主要的肉芽肿性皮肤病（环状肉芽肿、类脂质渐进性坏死、利什曼病等），与皮肤类型没有相关的差异（作者的个人观察）。有趣的是，皮肤黑热病后皮肤利什曼病的皮肤镜特征（未经治疗或部分治疗的内脏利什曼病的晚期皮肤表现，由杜氏利什曼原虫致病，常见于印度和苏丹）与经典的皮肤利什曼病相似，病变主要表现为红斑和白色毛囊角栓（图 18.20）[11]。

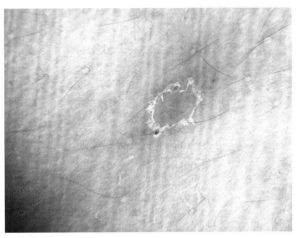

图 18.18 极深色皮肤的玫瑰糠疹，血管不明显且背景呈棕色，故周围的领圈状脱屑通常是唯一的诊断线索（由 Enzo Errichetti MD, MSc, DVD 提供）

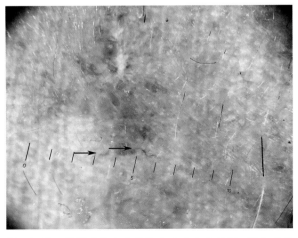

图 18.19 结节病的皮肤镜检查显示白色区域、线状不规则血管（黑色箭头）和暗橙色区域（与浅肤色患者相比通常不明显）

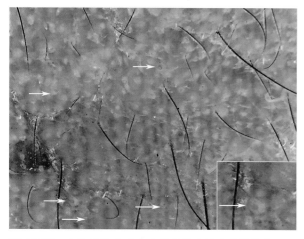

图 18.20 皮肤黑热病后皮肤利什曼病的皮肤镜检查显示红斑和毛囊角栓(在方框区更清晰)(白色箭头)(由 Abhijeet Kumar Jha, MD 提供)

框 18.5 深肤色和浅肤色肉芽肿性皮肤病患者的皮肤镜特征差异总结

- 黄橙色不太明显。
- 白色瘢痕样区域更常见于结节病和寻常狼疮。

18.1.6 盘状红斑狼疮

有色人群皮肤的盘状红斑狼疮早期皮损在皮肤镜下特征与传统描述相似,即毛囊角栓、毛囊周围的白色晕、白色鳞屑和均匀的暗红色背景(图 18.21 和图 18.22)[5]。另一方面,慢性皮损确实表现出一些差异,包括更明显的色素结构(即褐色结构、蓝灰色点 / 小球散布在整个病灶和边缘色素沉着)[16]

和不太明显的血管(毛细血管扩张)(图 18.23)(作者的个人观察)。此外,毛囊性红点(有时见于非常早期的阶段)不常见于深色皮肤的盘状红斑狼疮(作者的个人观察)。

框 18.6 深肤色和浅肤色盘状红斑狼疮患者的皮肤镜下特征差异总结

- 在长期的病变中色素结构更显著和常见。
- 毛细血管扩张和毛囊性红点不常见。

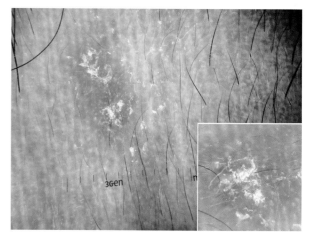

图 18.22 早期盘状红斑狼疮的皮肤镜检查显示褐色背景上白色鳞屑和白色毛囊角栓(在方框区更明显);无明显血管(由 Enzo Errichetti MD, MSc, DVD 提供)

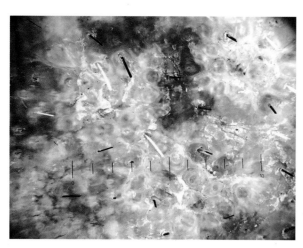

图 18.21 盘状红斑狼疮(早期病变)的皮肤镜表现:毛囊角栓、毛囊周围晕和暗红斑背景上的白色鳞屑

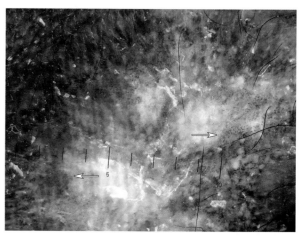

图 18.23 盘状红斑狼疮(晚期病变)的皮肤镜表现:中央瘢痕样色素减退、白色鳞屑,以及明显的深棕色至蓝灰色点 / 小球(白色箭头)等色素结构散布于病灶中和周围弥漫性色素沉着

18.1.7 汗孔角化病

所有类型汗孔角化症的皮肤镜特征是外周白色环形角化轨道，有两条游离缘（组织学上对应于"鸡眼样层板"）[5]。然而，在深色皮肤患者中，这种结构通常颜色较深（常为灰色或棕色）（图 18.24），在角化轨道的附近可见棕色和 / 或黑色点 / 小球组成的不完整环（对应于真皮内色素失禁和黑色素吞噬）（作者的个人观察）（图 18.25）。此外，在病变中央可见的血管结构，因被色素结构遮挡，通常在有色皮肤中不明显（图 18.24）（作者的个人观察）。

18.1.8 苔藓样糠疹

浅色皮肤的慢性苔藓样糠疹患者可见典型橙色区域和血管结构[12, 13]，在有色皮肤患者很难看到，皮肤镜唯一线索是有出血点和（云母状）中央致密鳞屑，或周围有内侧游离缘的圆形鳞屑，尽管这些发现并非绝对特异，而且可能缺失（有关图像和详细信息，请参阅第 1.8 节）。

深色皮肤患者的急性痘疮样苔藓样糠疹（PLEVA）与浅色皮肤患者有许多相同的皮肤镜特征，即早期皮损呈紫色，成熟皮损中央无定形棕色痂，愈合期的白色区域（常为弥漫性和中央性）[13]。有色皮肤患者可有额外的特征，包括由于真皮中黑色素沉着形成的中央蓝灰色区域，以及对应于海绵水肿和基底细胞变性的黄色小球 / 结构[14]。

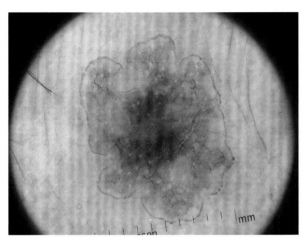

图 18.24　一例播散性浅表性光线性汗孔角化症的皮肤镜检查显示典型的外周角化轨迹，有两个棕色游离缘；这种颜色在浅色皮肤的患者中很难看到（由 Enzo Errichetti MD, MSc, DVD 提供）

18.1.9 结节性痒疹

浅色和深色皮肤结节性痒疹的典型皮肤镜表现均为所谓的"白色星爆"模式，它由棕色和 / 或红色背景上放射状排列的白色线或周围白色晕与一些离心性粗大的凸起组成[7, 15]。然而在极深色皮肤，红斑通常不可见，故背景一般是棕色的（图 18.26）（作者的个人观察）。

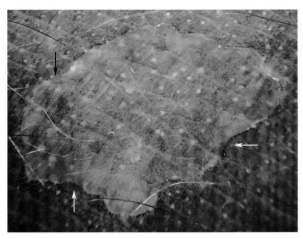

图 18.25　Mibelli 汗孔角化症的皮肤镜检查显示中央均匀的苍白区域，以多环双边缘"白色轨迹"为界（黑色箭头），由多个深棕色至黑色点状（白色箭头）形成不完整的外周"色素轨迹"；病变中央也可见明显的棕色点和小球

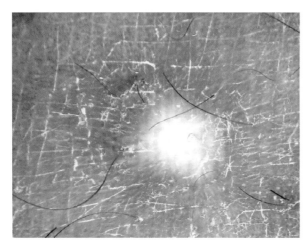

图 18.26 极深色皮肤结节性痒疹的皮肤镜检查显示，棕色背景上呈放射状排列的白色线条

18.2 感染性疾病

Yasmeen Jabeen Bhat, Sonali Langar, Manal Bosseila

18.2.1 皮肤癣菌感染

浅色皮肤和深色皮肤有大量关于头癣的数据，有色皮肤有一些证据充分的特征（第 19 章）。然而，皮肤癣菌感染涉及皮肤的其他部位，即体癣、股癣和手癣的皮肤镜特点还不多见。

深色皮肤中体癣的皮肤镜特征通常包括略明显的红斑、白色鳞屑、毛囊微脓疱和棕色点（图 18.27）（作者的个人观察）。此外，还可见毛发特征，包括毛囊周围鳞屑、断发、黑点（皮肤表面水平的断发）

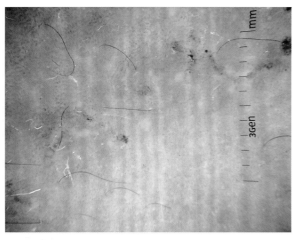

图 18.27 体癣的皮肤镜检查显示，外周有鳞屑、棕色点和微脓疱；也可见断发，特别在有色皮肤中是重要的皮肤镜线索（以及其他"毛囊性发现"）（由 Enzo Errichetti MD, MSc, DVD 提供）

（图 18.27）、半透明头发和"摩斯码状"发（毛发显示间断的水平白色条带）（作者的个人观察）。值得注意的是，在有色皮肤中，癣病变痊愈可伴有炎症后色素沉着，特别是在腹股沟区（图 18.28）（作者的个人意见）。

深色皮肤的难辨认癣通常表现为片状红斑、局灶毛细血管扩张、毛囊周围鳞屑和毛发的特征，即"摩斯码状"发、半透明发、弯曲的易变形发和断/营养不良发（图 18.29）（作者的个人观察）。

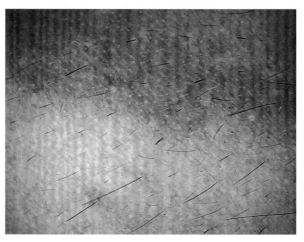

图 18.28 股癣治愈后，皮肤镜检查显示炎症后弥漫性棕色色素沉着

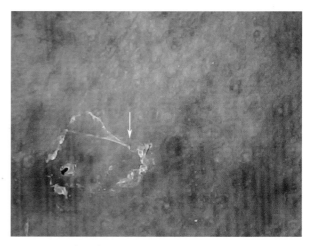

图 18.29 外用莫米松治疗 1 个月引起的难辨认癣，皮肤镜检查可见片状红斑、毛囊周围鳞屑（白色箭头）、弯曲的可变形发和断发

关于手癣，皮肤镜下有色皮肤的表现与浅色皮肤相似，最典型的特点是局限于掌纹的白色鳞屑；此外也可能出现片状的褐色鳞屑（作者的个人观察）。

- 治愈后皮损显著的棕色色素沉着（体癣/股癣）。
- 难辨认癣的其他特征（片状红斑、局灶性毛细血管扩
  张、多处弯曲的可变形发、半透明和营养不良发以及
  毛囊周围鳞屑）。
- 局限于掌横纹的斑片状棕色鳞屑和白色鳞屑。

18.2.2 虱病

头虱病的皮肤镜特征包括头皮糜烂、结痂和
红斑，其中红斑在深色皮肤中相对隐匿（作者的个
人观察）。可以根据颜色、透明度以及远端是否存
在"甜甜圈样"结构（称为卵盖），来识别附着于毛
发的三种不同形态类型的虱卵，即活虱卵（包含活
胚并且通常在紧邻头皮处发现；图 18.30）、死虱卵
（包含死胚和部分空隙，通常在驱虱治疗后发现紧
邻头皮，或者当它们自发形成时离头皮 5mm 以上
高度；图 18.31）和空虱卵［这代表（活的或死的）
胚排出后，剩余的包膜中没有虱，且最远离头皮超
过 1cm；图 18.32］。

若非感染严重，很难在人体见到成虫。它们的
颜色与所寄生的毛发颜色有关。因此，虱子在有色
宿主中显得颜色更深（图 18.33）（作者的个人观察）。

蓝灰色斑疹（青斑）代表虱子叮咬（阴虱或体
虱），在深色皮肤中不易察觉（作者的个人观察）。
阴虱相对活动性弱，当感染严重时可以通过肉眼
识别。然而，当它们的数量很少时，皮肤镜检查有
助于发现虱卵和攀附于阴毛的阴虱（图 18.34）[16]。

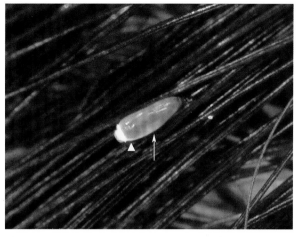

图 18.31 头虱病皮肤镜检查（死虱卵）：有一些空隙（白
色箭头）与固缩的死胚（白色三角）

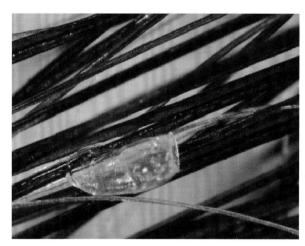

图 18.32 头虱病皮肤镜检查（空虱卵）：半透明、白色、开
口的空虱卵，没有卵盖，代表若虫或死胚排出后的空虱卵

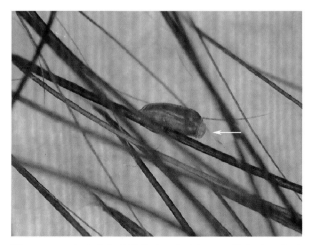

图 18.30 头虱病皮肤镜检查（活虱卵）：深棕色的闭合性
活虱卵，有紧张的、凸起的囊壁和完整的卵盖（白色箭头），
含有活胚

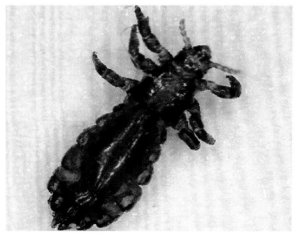

图 18.33 成熟头虱的皮肤镜下观察，头虱体长 3～4mm，
背腹部扁平，呈深灰棕色，有一对触角和三对足

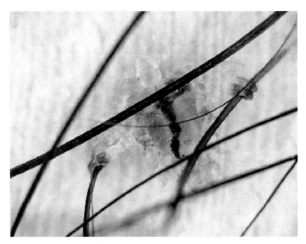

图 18.34　阴虱的皮肤镜检查显示虫体宽，中后足粗壮，爪子攀附于阴毛（由 Ishmeet Kaur, MD 提供）

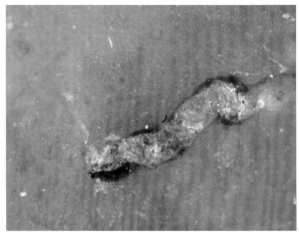

图 18.35　疥疮的皮肤镜检查：曲线形隧道，角质层中有凸起的浅灰色到肤色的匐行性隧道（由 Gagan Goel, MD 提供）

框 18.11　深肤色和浅肤色虱病患者的皮肤镜特征差异总结

- 头虱病头皮上的红斑很隐匿。
- 头虱是深灰色 - 棕色的，由于头发的天然深棕色 - 黑色，在体皮肤镜检查非常困难。
- 青斑不易观察。

18.2.3　疥疮

　　皮肤镜在诊断深色皮肤疥疮方面特别有用，原因有两个：①很难辨认疥疮的隧道；②鉴别局部外用皮质类固醇导致的难辨认疥疮，而这也是一种现象，主要存在于有色皮肤人群居住的区域。

　　深色皮肤疥疮的皮肤镜检查结果包括：

- 带鳞屑的曲线状隧道，这是疥疮最常见的皮肤镜结构，尤其在深色皮肤中。（图 18.35）[17]；高倍镜下（×150），在挖出的隧道中可见一个或多个带白色光泽的小球为疥卵（图 18.36）。
- V 形棕色结构对应于疥螨的前半部，称为"三角征""滑翔机征"或"喷气式飞机征"（图 18.37）[18, 19]。关于该特征的皮肤镜检测，在有色皮肤患者的有三个重要问题：①标准低倍镜放大（×10）检测不到该特征，通常需要更高的放大倍数；②与浅色皮肤相比，疥螨前半部的棕色在棕色或深色皮肤的背景下难以检测，故滑翔机征在极深色皮肤中难以识别 [20]；③非特异性结构或假象（最常见的由搔抓引起，如抓痕、结痂、出血或污垢颗粒）等类似结构经常可见（图 18.38 和图 18.39），应仔细鉴别它们与疥螨存在的区别。

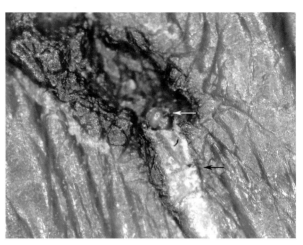

图 18.36　疥疮的皮肤镜检查：隧道（黑色箭头）及一个疥虫卵，后者在高倍镜下表现为白色光泽小球（白色箭头）（由 Gagan Goel, MD 提供）

- "飞机尾迹征"（疥螨挖掘隧道至末端）（图 18.37）[18, 19]。
- "小三角形征"（隧道内有微小成熟疥螨头部和卵，仅在高倍镜下可见）[21]。

框 18.12　深肤色和浅肤色疥疮患者的皮肤镜特征差异总结

- 滑翔机征在深色皮肤中很难辨认。
- 曲线形隧道是深色皮肤疥疮最常见和最容易检测的皮肤镜特征。
- 搔抓引起的假象（特别是非特异性的椭圆形棕色结构）需要与滑翔机征仔细鉴别。

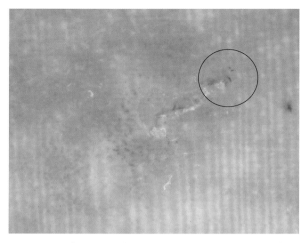

图 18.37　疥疮的皮肤镜检查："三角滑翔机征"（黑色圆圈）[V 形棕色结构对应疥螨的上半身，见于 S 形虫道末端（隧道）]；检测这种细微特征较困难，特别是在浅棕色背景的正常皮肤。疥螨的前半部加上 S 形虫道（隧道）形成了所谓的"飞机尾迹征"

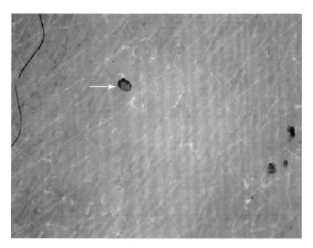

图 18.38　疥疮患者的一处假象的皮肤镜检查：椭圆形结构、边界清晰、深棕色，一端有三角形（白色箭头）；这可能模拟疥螨的前半部

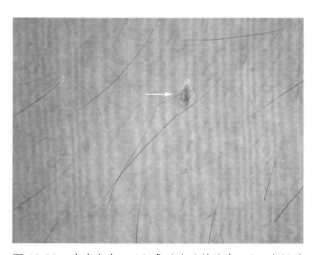

图 18.39　疥疮患者一处假象的皮肤镜检查：另一个椭圆形结构，边界模糊，中心浅棕色（白色），模拟三角形征

18.2.4　其他常见感染性疾病

有色皮肤患者的病毒疣和传染性软疣的皮肤镜检查结果通常与浅色皮肤患者相似，尽管病毒疣的背景通常较深（图 18.40），而且在深色皮肤患者中，传染性软疣的典型血管结构可能不太明显。肉芽肿性感染性皮肤病在第 18.1.5 节中有详细说明，其他感染性皮肤病在浅色皮肤和深色皮肤间可能存在的差异在第三部分中有详细说明。

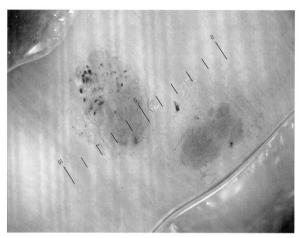

图 18.40　病毒疣，深色皮肤患者与浅色皮肤患者表现类似，即点状血管和出血点，尽管背景通常较深（棕色）（由 Enzo Errichetti MD，MSc，DVD 提供）

（李乔 译，慕彰磊 校，徐峰 审）

参考文献

1. Vázquez-López F, Manjón-Haces JA, Maldonado-Seral C, Raya-Aguado C, Pérez-Oliva N, Marghoob AA. Dermoscopic features of plaque psoriasis and lichen planus: new observations. *Dermatology* 2003; 207: 151–6.
2. Lallas A, Kyrgidis A, Tzellos TG et al. Accuracy of dermoscopic criteria for the diagnosis of psoriasis, dermatitis, lichen planus and pityriasis rosea. *Br J Dermatol* 2012; 166: 1198–205.
3. Friedman P, Sabban EC, Marcucci C, Peralta R, Cabo H. Dermoscopic findings in different clinical variants of lichen planus. Is dermoscopy useful? *Dermatol Pract Concept* 2015; 5: 51–5.
4. Güngör Ş, Topal IO, Göncü EK. Dermoscopic patterns in active and regressive lichen planus and lichen planus variants: A morphological study. *Dermatol Pract Concept* 2015; 5: 45–53.
5. Errichetti E, Stinco G. Dermoscopy in general dermatology: a practical overview. *Dermatol Ther (Heidelb)* 2016; 6: 471–507.
6. Errichetti E, Stinco G. The practical usefulness of dermoscopy in general dermatology. *G Ital Dermatol Venereol* 2015; 150: 533–46.

7. Ankad BS, Beergouder SL. Hypertrophic lichen planus versus prurigo nodularis: a dermoscopic perspective. *Dermatol Practical Concept* 2016; 6: 9–15.

8. Dadzie OE, Petit A, Alexis AF. *Ethnic Dermatology: Principles and Practice*. London: Wiley-Blackwell; 2013.

9. Errichetti E, Stinco G. Lichen nitidus. In: Micali G, Lacarrubba F, Stinco G, Argenziano G, Neri I, eds. *Atlas of Pediatric Dermatoscopy*. 1st ed. Switzerland: Springer International Publishing; 2018. doi.org/10.1007/978-3-319-71168-3_13.

10. Errichetti E, Stinco G. Dermoscopy in differential diagnosis of palmar psoriasis and chronic hand eczema. *J Dermatol* 2016; 43: 423–5.

11. Jha AK, Sonthalia S, Lallas A. Dermoscopy of post kala-azar dermal leishmaniasis. *Indian Dermatol Online J* 2018; 9: 78–9.

12. Errichetti E, Lacarrubba F, Micali G, Piccirillo A, Stinco G. Differentiation of pityriasis lichenoides chronica from guttate psoriasis by dermoscopy. *Clin Exp Dermatol* 2015; 40: 804–6.

13. Errichetti E, Stinco G. Pityriasis lichenoides. In: Micali G, Lacarrubba F, Stinco G, Argenziano G, Neri I, eds. *Atlas of Pediatric Dermatoscopy*. 1st ed. Switzerland: Springer International Publishing; 2018: https://doi.org/10.1007/978-3-319-71168-3_13.

14. Ankad BS, Beergouder SL. Pityriasis lichenoides et varioliformis acuta in skin of color: new observations by dermoscopy. *Dermatol Pract Concept* 2017; 7: 27–34.

15. Errichetti E, Piccirillo A, Stinco G. Dermoscopy of prurigo nodularis *J Dermatol* 2015; 42: 632–4.

16. Chuh A, Lee A, Wong W, Ooi C, Zawar V. Diagnosis of Pediculosis pubis: a novel application of digital epiluminescence dermatoscopy. *J Eur Acad Dermatol Venereol* 2007; 21: 837–8.

17. Argenziano G, Fabbrocini G, Delfino M. Epiluminescence microscopy. A new approach to in vivo detection of Sarcoptes scabiei. *Arch Dermatol* 1997; 133: 751–3.

18. Park JH, Kim CW, Kim SS. The diagnostic accuracy of dermoscopy for scabies. *Ann Dermatol* 2012; 24: 194–9.

19. Prins C, Stucki L, French L, Saurat JH, Braun RP. Dermoscopy for the in vivo detection of sarcoptes scabiei. *Dermatology* 2004; 208: 241–3.

20. Walter B, Heukelbach J, Fengler G, Worth C, Hengge U, Feldmeier H. Comparison of dermoscopy, skin scraping, and the adhesive tape test for the diagnosis of scabies in a resource-poor setting. *Arch Dermatol* 2011; 147: 468–73.

21. Fox G. Diagnosis of scabies by dermoscopy. *BMJ Case Rep* 2009. doi: 10.1136/bcr.06.2008.0279.

第19章 毛发和甲疾病

Arshdeep，Mathapat Shivamurthy Sukesh，Prashant Agarwal，Deepak Jakhar，Sidharth Sonthalia

19.1 毛发疾病

Arshdeep，Mathapat Shivamurthy Sukesh，Prashant Agarwal

19.1.1 正常头皮

19.1.1.1 毛囊间区域

正常深色头皮呈均质性的褐色蜂窝状色素网络（图 19.1），这与表皮基底层色素密度增加有关。正常深色头皮的毛发镜特点极为常见，尤其在日光暴露区域尤为明显，是有色人种和白色人种头皮毛发镜特点的主要差异。无论是非瘢痕性脱发（图 19.2）或毛囊间区域未受累的瘢痕性脱发（如毛发扁平苔藓）（图 19.3），脱发区域由于日光暴露增加，色素网络都会更明显。不同于白色人种，蜂窝状色素网络通常主要见于雄激素性脱发[1]。有趣的是，在瘢痕性脱发晚期，蜂窝状色素沉着可能消失，这使得有光泽的萎缩区域与相邻的色素沉着区域界限更为清晰。

19.1.1.2 血管模式

头皮正常血管（如毛囊间红色血管祥和分支状血管）在白色皮肤中更易于观察（图 19.4），而在深色头皮明显的色素模式背景下显得模糊不清[2]（图 19.5），尽管枕部区域可能会见到一些分支状血管。因此，虽然增加放大倍率有助于观察血管，但肤色会对细微血管变化的辨识造成困扰。

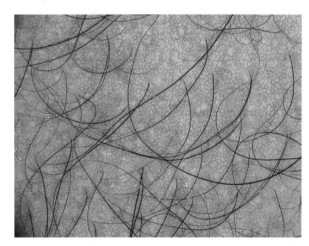

图 19.2 雄激素性脱发：日光暴露区域头皮中突出的蜂窝状色素网络

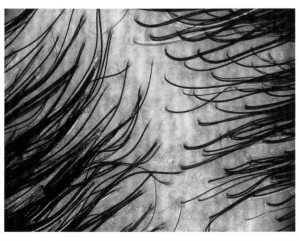

图 19.1 正常深色头皮：均质性的蜂窝状色素网络，由色素减退孔和深色网状线条组成

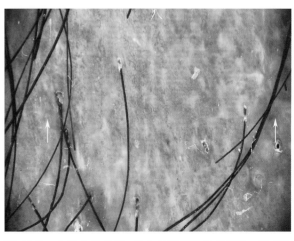

图 19.3 毛发扁平苔藓：突出的蜂窝状色素网络，还可见瘢痕、毛周鳞屑和管型，以及蓝灰色靶样点（白色箭头）

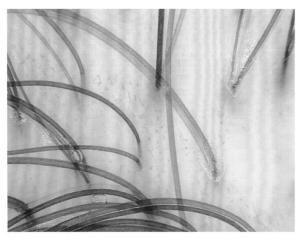

图 19.4　白色头皮显而易见的正常真皮乳头层发夹样环状血管

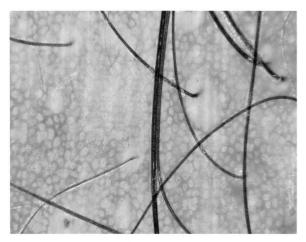

图 19.5　深色头皮的正常血管在明显的色素网络背景下显得模糊不清

19.1.1.3　汗管开口

汗管开口毛发镜下呈针尖状白点，深色皮肤者由于其深色背景衬托而更明显（图 19.6）。该结构需与毛囊开口（毛囊开口的白点更大，中央有毛发）以及所谓"黄点征"（见于斑秃和雄激素性秃发，对应毛囊内积聚的角质 / 皮脂）区分开来。深色皮肤中表现为淡白色、肤色或浅褐色（图 19.7），而非黄色（白色皮肤中所见）[2]。值得一提的是，该特点解释了深色皮肤黄点征报道率较低的原因[3]。

19.1.1.4　毛干

深色人种的深色头发与头皮（毛囊间区域）对比较强，毛干改变更为明显（如雄激素性秃发毛囊微小化，毛干改变如念珠状发、假性念珠状发、结节性脆发症和套叠性脆发症）。发白的结构如虱

卵、假性虱卵（图 19.8 和图 19.9）以及细小的毛周鳞屑，更易与有色毛发识别。

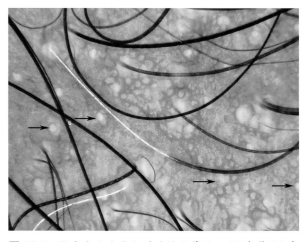

图 19.6　针尖大小白点征对应的汗管开口（黑色箭头）在深色头皮中尤为明显

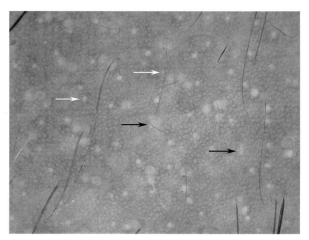

图 19.7　在一例斑秃患者中，对应汗管开口的针尖大小白点（白色箭头）显得尤为突出，而由于蜂窝状色素沉着背景中的淡白色使得"黄点征"难以见到

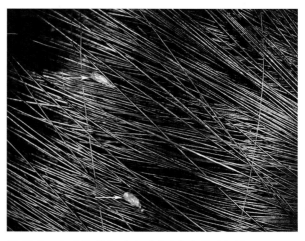

图 19.8　头虱恢复期的空虱卵（白色箭头）（由 Sidharth Sonthalia，MD 提供）

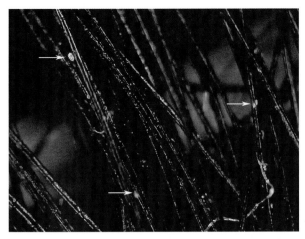

图 19.9　皮脂溢出形成的假性虮卵（白色箭头）（由 Sidharth Sonthalia, MD 提供）

框 19.1　深肤色和浅肤色头皮毛发镜特点鉴别

- 褐色蜂窝状网络具有特征性，是正常的。
- 色素网络会影响其他毛发镜特点的观察。
- 毛囊间血管模式不易于观察。
- 白点征（汗管开口）和较大的白色区域（瘢痕区域）易于观察。
- 黄点征难以辨认、不易观察。
- 发白的结构（虮卵和假性虮卵）由于毛干发色深而易于发现。

19.1.2　非瘢痕性脱发与瘢痕性脱发

在深色头皮中，针尖状白点征（毛囊皮脂腺和汗管开口）分布规律，有助于区别非瘢痕性脱发与瘢痕性脱发（图 19.10）[4]。值得注意的是，瘢痕性脱发早期即可见明显的毛囊开口消失（图 19.11），有利于迅速诊断。后期可见或多或少的弥漫性白色纤维化区域（图 19.12）。

19.1.3　常见的非瘢痕性脱发

19.1.3.1　雄激素性秃发（androgeneticalopecia，AGA）

深色人种头皮毛发镜特点与高加索患者相似，即头皮前部可见毛发直径差异、毳毛、细短新生毛发、毛周征（毛周炎症所致毛囊开口处褐色色素沉着）（图 19.13）和黄点征（扩张的毛囊漏斗部内充满皮脂）[5]。亚洲人中后 2 种毛发镜特点报道率较低（图 19.10），可能由于色素网络掩盖轻度的毛周色素沉着[5]。此外，印度次大陆常用的红褐色指

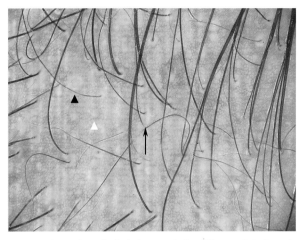

图 19.10　深色头皮非瘢痕性脱发中汗管开口的针尖状白点（白色三角）、毛囊开口（黑色箭头）、黄点征（黑色三角）。需注意毛囊开口大于针尖状白点，而黄点大于正常毛囊开口，且表现为淡黄白色，这与扩张的毛囊漏斗部内充满皮脂有关

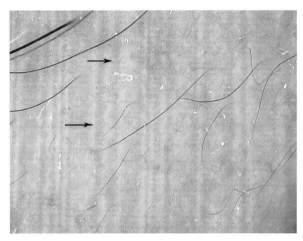

图 19.11　一例牵拉性脱发的毛囊开口消失，确定形成了瘢痕性脱发。可见一些未受累的空毛囊开口（黑色箭头）。尽管汗管开口的圆形白点易于观察，但还有一些类似的点对应空毛囊开口或黄点

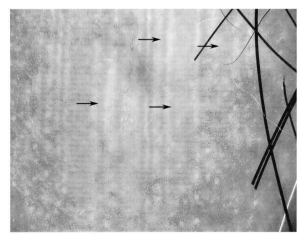

图 19.12　深色头皮瘢痕性脱发的皮肤镜观察：与瘢痕性脱发相关的白斑（黑色箭头），掩盖了毛囊开口，与蜂窝状色素模式相邻

甲花染料（海娜）（甚至褐色毛发）会造成假性毛周征/褐点征（图 19.14）。

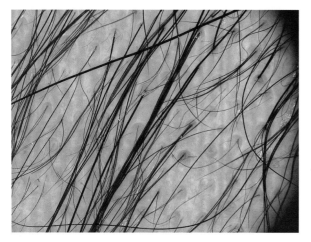

图 19.13　有色头皮雄激素性秃发毛发镜：毛周征，即毛囊开口褐色色素改变

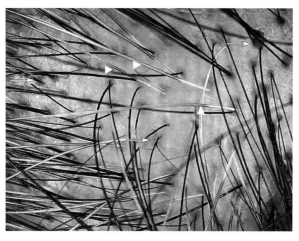

图 19.14　一例 10 天前用过海娜染料的印度雄激素性秃发患者可见假性毛周征/褐点征：褐点（白色箭头）、褐色毛干（白色三角）。由于海娜染料染色所致，可能与毛周征混淆（由 Sidharth Sonthalia, MD 提供）

框 19.2　**深肤色和浅肤色雄激素性秃发患者的毛发镜特点差异总结**

- 深色头皮深色毛发的毛发直径差异早期即可发现。
- 由于头皮的深色背景掩盖作用，毛周征较少见。
- 黄点征由于其色调不同（有色或淡白色）难以观察。
- 传统使用的红褐色指甲花染料（海娜）会导致假性毛周征。

19.1.3.2　斑秃（alopecia areata）

　　深色皮肤（Ⅲ~Ⅴ型）的斑秃毛发镜特点包括黑点征、锥形发（惊叹号样发）、断发、黄点征和聚

积的短毳毛（长度 <10mm）[6]。即便在深色头皮中黑点征也易于观察（图 19.15），这是斑秃特征性标志之一，提示病情严重及活动。色素减退的短毳毛在深色头皮上更易观察（图 19.16），是深色皮肤患者的敏感性标志，其数量与疾病严重程度和活动性相关[6]。亚洲患者发色深，更易于观察到新生短发。环形发（包括猪尾样发）和新生短发提示治疗有效和毛发再生（图 19.16）。黄点在蜂窝状色素沉着背景反衬下表现为淡白色，与雄激素性秃发相同（图 19.17）。

框 19.3　**深肤色与浅肤色斑秃患者的毛发镜特点鉴别总结**

- 短毳毛和新生短发易于观察。
- 黄点征由于其色调不同（皮色或淡白色）难以观察。

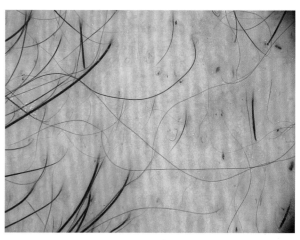

图 19.15　斑秃毛发镜：一例亚洲斑秃患者可见黑点征

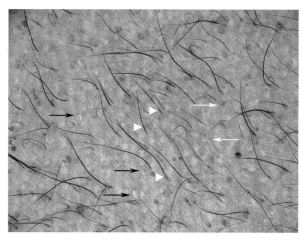

图 19.16　斑秃毛发镜：一恢复期斑秃脱发斑可见多发黄点征、黑点征相对缺乏、色素减退的毳毛（白色箭头）、短新生毛发（白色三角）和环形发（黑色箭头）

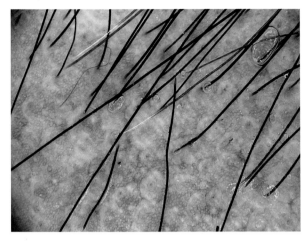

图 19.17　斑秃毛发镜：斑秃脱发斑边缘以黄点征为主，可有少量黑点征

19.1.3.3　头癣（tinea capitis）

逗号样发是头癣的毛发镜特点，可能由于充满菌丝的毛干发生断裂弯曲所致[7]。螺旋状发和 Z 形发是逗号样发的变异型。Z 形发在有色皮肤中较为少见，而螺旋状发常见于Ⅳ～Ⅵ型皮肤头癣患者（图 19.18）。值得一提的是，有些学者质疑螺旋状发究竟是Ⅵ型皮肤中逗号样发的变异型或是苏丹毛癣菌（Trichophyton soudanense）感染特异性表现[8]。不少学者认为螺旋状发可能与深色皮肤患者本身毛发卷曲有关[9]。环形发包括猪尾样发和环状发常见于深色头皮（图 19.18）[10]。有意思的是，有学者还报道发现螺旋状发和猪尾样发在非偏振光模式下更易观察，而逗号样发在偏振光和非偏振光下均可观察[11]。"摩斯码状"（"条形码样"）发在有色头皮中仅在放大倍率较高时才可见到。

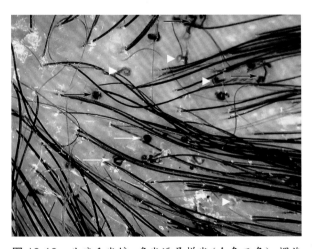

图 19.18　头癣毛发镜：多发逗号样发（白色三角）、螺旋状发（黑色箭头）、环状发和祥状发（白色箭头）以及黑点征和灶性鳞屑鞘（由 Vishal Gupta, MD 提供）

19.1.3.4　牵拉性脱发（traction alopecia）

深色皮肤牵拉性脱发患者的毛发镜特点包括断发、毛发管型、毛囊微型化伴毛干直径差异、毳毛、毛发密度减少和空毛囊单位。后期可转变为瘢痕性脱发，毛发镜下见不规律分布的针尖大小白点征，色素模式被白色斑片所替代[12]。鉴于不同的文化习惯，发型和洗发方式有所不同，某些人群的特定区域会出现牵拉性脱发，例如印度和非洲妇女儿童的颞部发际线区，及锡克人的胡须区域。

19.1.4　常见瘢痕性脱发疾病

19.1.4.1　毛发扁平苔藓（lichen planopilaris）

毛周管型、蓝灰色点呈靶样分布及毛囊单位减少是毛发扁平苔藓具有诊断意义的毛发镜特点，在有色皮肤患者中亦如是（图 19.19 和图 19.20）。毛周管型在偏振光毛发镜下更易识别，还可见于活动期毛发扁平苔藓的受累体毛（图 19.21），有助于选择病理活检取材的最佳部位[13]。毛周红斑可见于白人皮肤前额纤维性脱发患者的活动期早期[14]，在深色皮肤患者中可能遗漏或表现为红褐色色素沉着（图 19.22）。毳毛缺乏是前额纤维性脱发的诊断性特点，有助于与雄激素性秃发（图 19.23 和图 19.24）和牵拉性脱发的后退发际线相鉴别。面部毛发扁平苔藓丘疹处的面部毳毛亦缺乏（图 19.25），与色素性扁平苔藓相同。亚洲前额纤维性脱发患者常伴发面部丘疹和色素性扁平苔藓[15]。

19.1.4.2　盘状红斑狼疮（discoid lupus erythematosus, DLE）

盘状红斑狼疮常见于非洲裔患者。毛发镜特点包括色素网络消失、角栓、扩张的血管和白色斑片（瘢痕期）（图 19.26 和图 19.27）[16]。红点（毛囊性开口围绕扩张的血管），可见于白人头皮疾病早期，是预后较好的指标[16]，在深色头皮中较少见。但红点在色素沉着背景下易于观察到（图 19.28）。

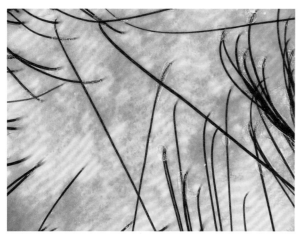

图 19.19　毛发扁平苔藓的非偏振光毛发镜：毛囊开口消失、群集性蓝灰色点表现为毛周靶形模式

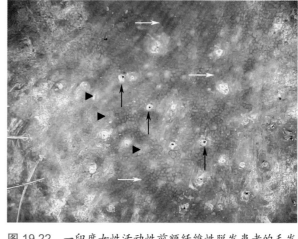

图 19.22　一印度女性活动性前额纤维性脱发患者的毛发镜：对应空毛囊开口的多发大白点（黑色三角）、显著的毛囊角化过度和角栓围绕营养不良性发残留形成中央黑点（黑色箭头）。白色头皮上的毛周红斑在深色头皮蜂窝状色素沉着的背景下呈现为深红褐色色素沉着（白色箭头）（由 Sidharth Sonthalia，MD 提供）

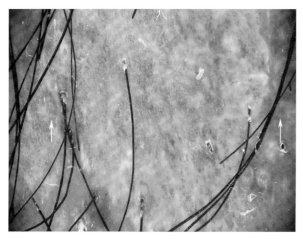

图 19.20　毛发扁平苔藓的偏振光毛发镜：毛周管型、断发、蓝灰色点呈靶形模式（白色箭头）和白色斑片。另可见一些尚保留的毛囊单位

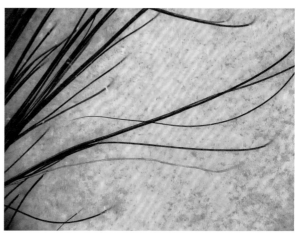

图 19.23　前额纤维性脱发：毳毛消失及不甚明显的毛周管型

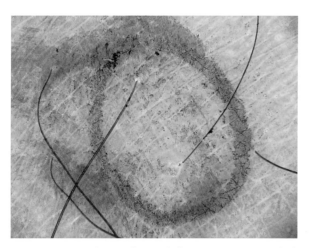

图 19.21　毛发扁平苔藓累及手臂的偏振光毛发镜：手臂一脱发斑可见毛周管型，是确诊进行活检取材的最佳部位

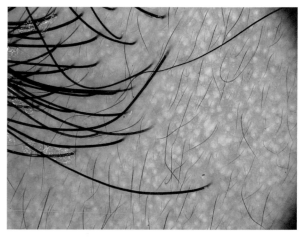

图 19.24　雄激素性秃发：发际线后退伴大量毳毛，可见对应汗管开口的小白点呈规律分布

图 19.25　前额纤维性脱发的面部皮肤毛发镜。注意一例印度前额纤维性脱发患者颞区毳毛消失、面部丘疹和色素性扁平苔藓

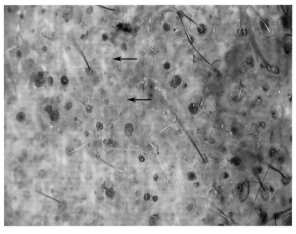

图 19.28　盘状红斑狼疮所致头皮瘢痕性脱发。毛发镜下可见断发、角栓和红点征（黑色箭头），其中红点征在脱色区域中较为明显。海娜染料使毛囊开口人为着色而尤为显著

19.1.4.3　中央离心性瘢痕性脱发（central centrifugal cicatricial alopecia）

　　在非裔美籍女性中，中央离心性瘢痕性脱发和斑秃临床上较难区分，而毛发镜有助于鉴别[17]。毛周灰白色晕，对应层状毛周纤维化，是中央离心性瘢痕性脱发的典型毛发镜特点（图 19.29）[18]。

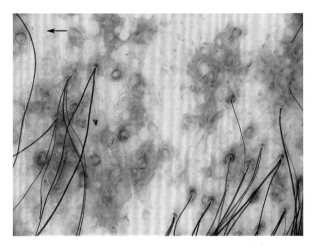

图 19.26　深色头皮盘状红斑狼疮的毛发镜：色素网络缺失、角栓形成和白色斑片（黑色箭头）。毛囊间区域扩张的血管没有在白色头皮中那么显著，主要可见于白色或脱色的瘢痕区

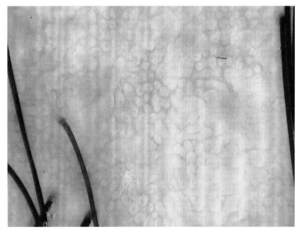

图 19.29　一例印度女性中央离心性瘢痕性脱发患者。毛发镜下可见灰白色毛周圈/点

框 19.5　**深肤色与浅肤色瘢痕性脱发患者毛发镜特点差异总结**

- 由于棕色蜂窝状色素网背景的对比，瘢痕区域的白色斑片显示更清晰。
- 毛发扁平苔藓的毛周管型在偏振光毛发镜显示更清晰。
- 毛周红斑显示前额纤维素性脱发病情活动，与色素背景重合显示为红褐色。
- 红点征是 DLE 毛发再生的预后较好指标，但不常见。

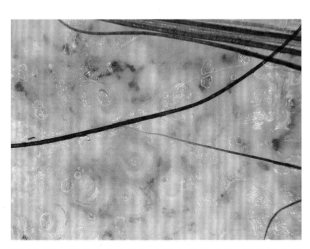

图 19.27　深色头皮盘状红斑狼疮的毛发镜：扩张的血管在高放大倍率下更明显

19.1.5 混合毛发疾病

深色皮肤患者中，同时有 2 种或 2 种以上毛发疾病并不罕见，如雄激素性秃发合并拔毛癖（图 19.30）、雄激素性秃发合并牵拉性脱发等。目前已证实毛发镜在这些病例中使用极有意义。此外，比较不同头皮区域的毛发镜特点有时也很关键（如雄激素性秃发进展期可见前额相较枕部短纤细的新生毛发增多，而休止期脱发可见整个头皮弥漫性短的直立新生毛发，图 19.31）。

19.1.6 有色皮肤的毛发镜伪像

深色皮肤者头皮上使用的某些产品包括化妆品或文化习俗用品，可能导致在用毛发镜检测时出现伪像，这种情况临床医生应予以正确辨别（图 19.32）。来自亚洲人的常见例子包括海娜和毛发颜料 / 染料（图 19.33 和图 19.34）、朱砂（朱砂痣）（图 19.35）以及印度胡里节使用的颜料（图 19.36 和图 19.37）。还有一些毛发镜伪像与肤色无关，但也需要引起注意，例如发用化妆品、米诺地尔溶液形成的微晶、纤维发粉（图 19.38）以及环境中的粉尘颗粒，尤其是儿童多见（图 19.39）。

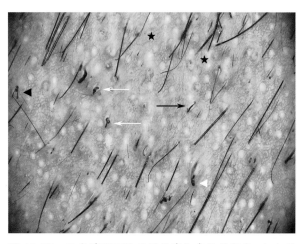

图 19.30　毛发镜下可见不同长度和直径的断发、大小不同的黑点和毳毛，提示雄激素性秃发合并拔毛癣。还可见拔毛癣的其他毛发镜特点：郁金香样发、卷曲发（白色箭头）、火焰状发（白色三角）、钩状发（黑色箭头）、纵裂发（黑色星星）、断发和 V 字征（黑色三角）

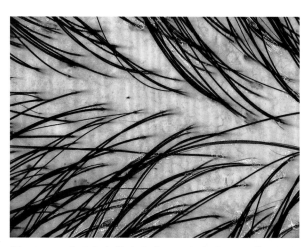

图 19.32　由于发色所致毛囊开口尤为明显，可导致假性毛周征

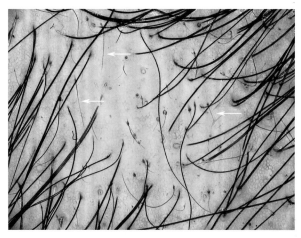

图 19.31　一例混合性脱发：大量短的纤细直立新生毛发（白色箭头）（提示休止期脱发）以及前额头皮毛发直径差异背景下的空毛囊单位（提示雄激素性秃发）

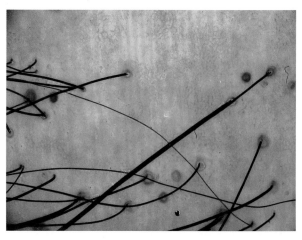

图 19.33　海娜染料渗入毛囊开口，伪装成黄点或褐点

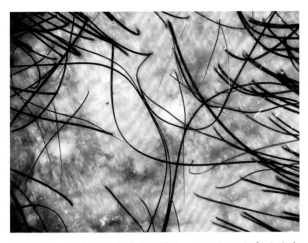

图 19.34 毛囊间区域染发剂残留：可见污斑和杂乱的染料色素沉积

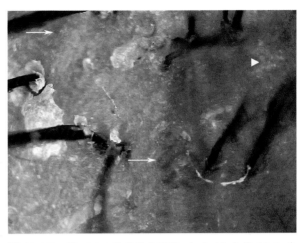

图 19.37 图 19.36 的高倍率图像：红色（白色箭头）和黄色（白色三角）颗粒可能分别类似血管和浆痂

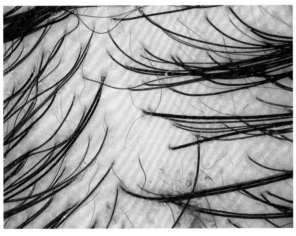

图 19.35 朱砂，亦称为"朱砂痣"，在北印度作为文化习俗，用于已婚印度妇女的前额发际线中央。毛发镜下呈红色点、小球和弥漫性沉积，可能会被误认为血管结构

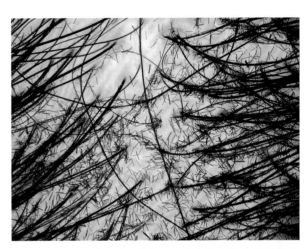

图 19.38 毛发镜伪像：喷涂的纤维发粉在静电作用下黏附于头皮

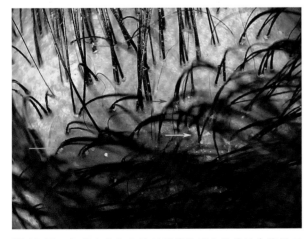

图 19.36 印度 2 月和 3 月胡里节依照文化传统会泼撒不同颜色粉末（箭头），即使洗发，头皮着色会被误认为不同形态和颜色的结构

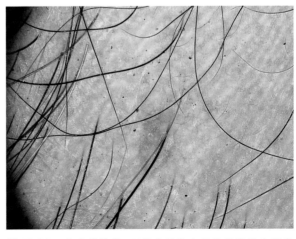

图 19.39 毛发镜伪像：环境中的粉尘颗粒被误认为黑点征。毛发镜检测前用洗发水清洗或采用棉签蘸取异丙醇清洁可避免这些伪像

19.2　甲病

19.2.1　黑甲

研究黑甲的第一步是区分出血与黑素[19]。血肿表现为从红色到棕色到黑色不等的球状结构，有或无远端条纹（图19.40）。不过甲下血肿不能除外合并的甲肿瘤，尤其是黑色素瘤[19]。

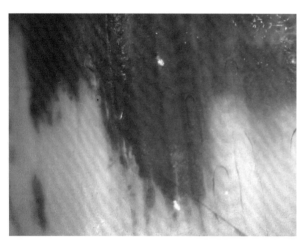

图19.40　甲下血肿的甲镜：均质性黑色色素沉重伴黑色小球和远端条纹

涉及一个或多个手指和/或脚趾指甲的纵行黑甲常常困扰患者。深肤色人群如黑人、亚洲人、西班牙裔和中东人等常有良性的种族性纵行色素条带[20]。其数目和宽度随年龄增长而增加。

良性纵行黑甲可由黑素细胞活化（药物或种族）或黑素细胞增生引起[19-21]。均匀的灰色带有细的纵向灰色线提示黑素细胞活化（图19.41）[19-21]。黑素细胞增生（色素痣或雀斑样痣）表现为明显的棕色背景，规则的平行线，并且颜色、间距和宽度一致（图19.42）[19-21]。有色人群中线的模式与白人相同，只是条带可能更深[19-21]。由于近端甲母产生甲板的背侧，远端甲母产生甲板的中间层和深层，通过观察甲板的远端边缘，可以辨别出色素的来源[19-21]。

除了种族原因外，有色人群出现良性纵行黑甲的病因还包括Laugier-Hunzicker综合征、扁平苔藓和药物诱发[19, 20]。

有色人群中甲的黑色素瘤较少见[19, 20]。恶性黑色素瘤的纵行线条颜色、宽度、间距和平行度均不规则[21]。不规则的颜色和宽度是黑色素瘤的一个有力指征[21]。值得注意的是，在深肤色皮肤的

患者中，黑素瘤可能表现为弥漫性色素沉着，几乎看不到线条。在这种情况下，即使没有不规则的线条，如果发现弥漫性黑色斑片中出现不同颜色的色素颗粒也提示黑素瘤。微Hutchinson征是另一个重要的提示黑色素瘤的特征，尽管在有些种族中近端甲皱襞可能本来就是偏黑的[19-21]。

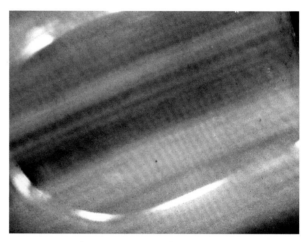

图19.41　深色皮肤纵行黑甲患者的甲镜：蓝灰色背景伴均质性深色色素线条提示为黑素细胞活化引起的良性黑甲

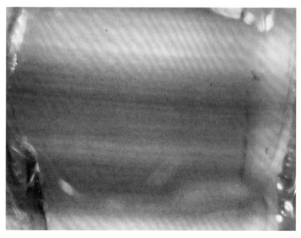

图19.42　深色皮肤纵行黑甲患者的甲镜：颜色、间距和宽度一致的规则的平行线条和均质的棕色背景，提示为良性黑素细胞增殖

框19.6　**深肤色与浅肤色人群黑甲相比甲镜表现不同的总结**

- 大部分纵行黑甲都是良性的（经常是家族性的）。
- 色素带颜色较深。
- 黑素瘤非常少见，可以表现为深色条带伴有不同的色素沉着。
- 先天性近端甲皱襞的色素沉着可以和微Hutchinson征类似。

19.2.2　炎症和感染性甲疾病

浅肤色和深肤色人群甲银屑病（图 19.43）和甲扁平苔藓的甲镜特征是相同的。皮肤镜下甲真菌病的特征包括甲分离的带尖刺的锯齿状边缘、"北极光"模式、破坏模式和真菌性黑甲（图 19.44）[21]。尽管这些特征在浅肤色和深肤色人群中相似，但由于有色人群中甲真菌病的发病率较高，使得皮肤镜检查成为早期诊断和治疗的重要工具[21]。

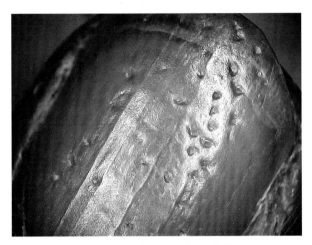

图 19.43　甲银屑病的甲镜：顶针样凹陷

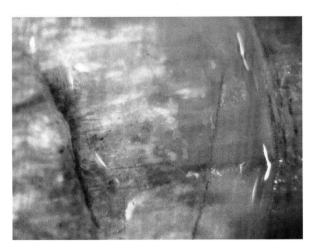

图 19.44　甲真菌病的甲镜：甲分离伴锯齿状边缘

19.2.3　甲皱襞变化

种族对甲皱襞血管有着明显的影响。有色人群中近端甲皱襞的色素沉着会使甲襞毛细血管的可见度降低（图 19.45 和图 19.46）。在这种情况下必须要使用浸润液（例如浸润油或超声凝胶）并采用偏振光。有色人群中毛细血管密度为 6～11 条 /mm，而浅肤色人群中的密度为 7～12 条 /mm[22]。而其他特征，如扩张的毛细血管、迂曲的毛细血管、微出血、无血管区等在深肤色人群中没有显著差异。

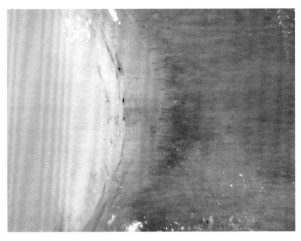

图 19.45　甲皱襞的毛细血管镜：正常近端甲皱襞毛细血管表现为规律分布的发夹样状

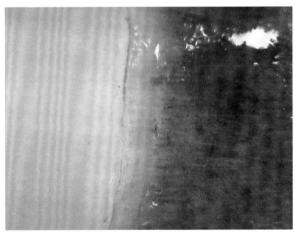

图 19.46　近端甲皱襞的色素沉着会使甲襞毛细血管的可见度降低

框 19.7　**深肤色与浅肤色人群相比甲皱襞改变的总结**

- 近端甲皱襞的色素沉着使得毛细血管不容易观察。
- 必须要用浸润液。
- 有色人群中甲皱襞毛细血管密度较低。

（胡瑞铭　王上上　译，慕彰磊　校，徐峰　审）

参考文献

1. Kibar M, Aktan S, Bilgin M. Scalp dermatoscopic findings in androgenetic alopecia and their relations with disease severity. *Ann Dermatol* 2014; 26: 478–84.
2. Jain N, Doshi B, Khopkar U. Trichoscopy in alopecias: diagnosis simplified. *Int J Trichology* 2013; 5: 170–8.

3. Abraham LS, Piñeiro-Maceira J, Duque-Estrada B, Barcaui CB, Sodré CT. Pinpoint white dots in the scalp: dermoscopic and histopathologic correlation. *J Am Acad Dermatol* 2010; 63: 721–2.

4. de Moura LH, Duque-Estrada B, Abraham LS, Barcaui CB, Sodre CT. Dermoscopy findings of alopecia areata in an African-American patient. *J Dermatol Case Rep* 2008; 2: 52–4.

5. Inui S, Nakajima T, Itami S. Scalp dermoscopy of androgenetic alopecia in Asian people. *J Dermatol* 2009; 36: 82–5.

6. Inui S, Nakajima T, Nakagawa K, Itami S. Clinical significance of dermoscopy in alopecia areata: analysis of 300 cases. *Int J Dermatol* 2008; 47: 688–93.

7. Lin Y, Li Y. The dermoscopic comma, zigzag, and bar code-like hairs: markers of fungal infection of the hair follicles. *Dermatol Sin* 2014; 32: 160–3.

8. Hughes R, Chiaverini C, Bahadoran P, Lacour JP. Corkscrew hair: a new dermoscopic sign for diagnosis of tinea capitis in black children. *Arch Dermatol* 2011; 147: 355–6.

9. Elghblawi E. Tinea capitis in children and trichoscopic criteria. *Int J Trichology* 2017; 9: 47–9.

10. Chiramel MJ, Sharma VK, Khandpur S, Sreenivas V. Relevance of trichoscopy in the differential diagnosis of alopecia: a cross-sectional study from North India. *Indian J Dermatol Venereol Leprol* 2016; 82: 651–8.

11. Nikam VV, Mehta HH. A nonrandomized study of trichoscopy patterns using nonpolarized (contact) and polarized (noncontact) dermatoscopy in hair and shaft disorders. *Int J Trichology* 2014; 6: 54–62.

12. Tosti A, Miteva M, Torres F, Vincenzi C, Romanelli P. Hair casts are a dermoscopic clue for the diagnosis of traction alopecia. *Br J Dermatol* 2010; 163: 1353–5.

13. Miteva M, Tosti A. Dermoscopy guided scalp biopsy in cicatricial alopecia. *J Eur Acad Dermatol Venereol* 2013; 27: 1299–303.

14. Toledo-Pastrana T, Hernández MJ, Camacho Martínez FM. Perifollicular erythema as a trichoscopy sign of progression in frontal fibrosing alopecia. *Int J Trichology* 2013; 5: 151–3.

15. Pirmez R, Duque-Estrada B, Donati A et al. Clinical and dermoscopic features of lichen planus pigmentosus in 37 patients with frontal fibrosing alopecia. *Br J Dermatol* 2016; 175: 1387–90.

16. Tosti A, Torres F, Misciali C et al. Follicular red dots: a novel dermoscopic pattern observed in scalp discoid lupus erythematosus. *Arch Dermatol* 2009; 145: 1406–9.

17. Courtney M Johnson, Miteva M. Alopecia areata on vertex as a potential pitfall for misdiagnosis of central centrifugal cicatricial alopecia in African-American women. *Int J Trichology* 2017; 9: 73–5.

18. Miteva M, Tosti A. Dermatoscopic features of central centrifugal cicatricial alopecia. *J Am Acad Dermatol* 2014; 71: 443–9.

19. Di Chiacchio ND, Farias DC, Piraccini BM et al. Consensus on melanonychia nail plate dermoscopy. *An Bras Dermatol* 2013; 88: 309–13.

20. Jefferson J, Rich P. Melanonychia. *Dermatol Res Pract* 2012; 2012: 952186.

21. Grover C, Jakhar D. Diagnostic utility of onychoscopy: review of literature. *Indian J Dermatopathol Diagn Dermatol* 2017; 4: 31–40.

22. Andrade LE, Gabriel Júnior A, Assad RL, Ferrari AJ, Atra E. Panoramic nailfold capillaroscopy: a new reading method and normal range. *Semin Arthritis Rheum* 1990; 20: 21–31.

第 20 章　监测治疗反应以及其他应用

Sidharth Sonthalia, Tejinder Kaur, Sakshi Srivastava

20.1　简介

　　从主要用于评估黑素细胞病变开始，皮肤镜的范畴已扩展到几乎所有皮肤、毛发和甲疾病的诊断，包括在其他非诊断性使用中的正确应用[1]。患者对卫生保健的态度发生了巨大变化，主要受到社交媒体和网络的不平衡影响，这也不可避免地影响了皮肤科医生管理患者的方法。有色人种不仅要面对皮肤病的生理和精神影响，而且东方很多国家和民族盛行的古老社会文化习俗也阻碍着患者管理。因此，皮肤镜的通用性尤其有助于有色人种患者的整体管理，这点应予重视。

20.2　治疗反应的监测

　　在临床症状改善出现前，皮肤镜可以随访疾病活动性表现的消失和 / 或痊愈体征的出现（反应标志——例如斑秃中的猪尾发和直立再生发），因此，近年来皮肤镜作为一些皮肤病治疗反应监测的有效工具获得了越来越多的重视[1,2]。这种优势跟每天的临床工作密切相关，因为临床上一些慢性皮肤病出现效果可能需要数月，医生在继续还是改变治疗方案中陷入两难境地，可能造成患者的不满意和依从性差[1]。这在有色人种的患者中经常出现，尤其是处理一些顽固性色素性疾病如黄褐斑和色素性扁平苔藓以及脱发的时候[1]。在这种情况下，随访时皮肤镜再次评估基线皮损，不仅使临床医生可以评估早期治疗效果（或者缺乏效果），而且可以向患者肯定开始出现改善，因此保证他 / 她治疗的依从性[1,3,4]。

　　在深肤色人群中，治疗后皮肤镜监测可能获益的皮肤病主要包括黄褐斑、外源性褐黄病（图 20.1）、斑秃（图 20.2）、瘢痕性秃发、虱病、疥疮、疣、传染性软疣、面部皮肤病（如蠕形螨病和盘状红斑狼疮）和白癜风[1-5]。

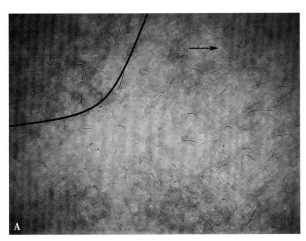
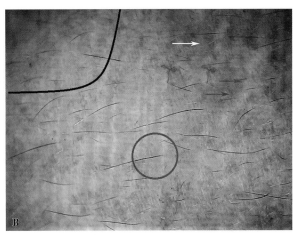

图 20.1　黄褐斑治疗的皮肤镜随访。A. 基线图片显示深褐色色素沉着的非特异模式（黑色弧线下区域）以及簇集的深褐色结构（黑色箭头）包括小球、弧形、环状结构和团块。B. 治疗后 30 天，无模式的深褐色色素沉着明显减少（黑色弧线下区域），簇集的深褐色结构颜色减轻，从褐色变为淡红色（白色箭头）。还可观察到激素诱发的亚临床不良反应，如多毛、毛细血管扩张（蓝色箭头）和微弱的草莓色区域（蓝色圆圈），提示即将萎缩

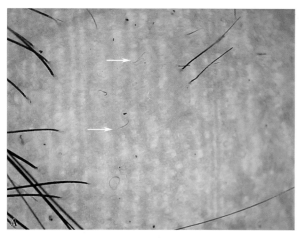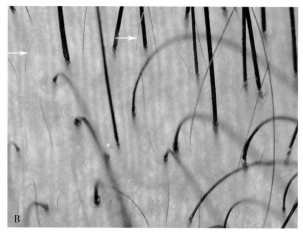

图 20.2　斑秃治疗的皮肤镜随访。A. 治疗前头皮脱发斑可见多个黑点征、少量黄点征、毳毛和断发（白色箭头）。B. 皮损内注射曲安奈德 2 个疗程后，该脱发区可见毛发生长、黑点征明显减少、仍存在的黄点征以及多个直立再生发（白色箭头），提示治疗效果良好

20.3　皮肤镜引导取材

"皮肤镜引导皮肤活检"的概念在处理肿瘤的时候广为人知（如恶性雀斑样痣和基底细胞癌），在普通皮肤病领域的应用也越来越普遍，可用于寻找最佳的取材部位，可以提高组织病理确诊的可能，减少二次活检的病例数量[1, 6-11]。

尽管任何皮肤病都可能从皮肤镜引导取材中获益（用于活检或培养），在有色人种这个操作非常方便，尤其是当处理面部黑变病（如黄褐斑和伴发外源性褐黄病）、血管炎、硬化性苔藓 / 硬斑病、瘢痕性秃发及收集真菌检查的甲屑时[6-11]。值得注意的是，皮肤镜在确定 Behcet 病针刺反应阳性的小脓疱时（随后也可进行活检）也非常有用[12]。

20.4　其他的可能应用

20.4.1　确定疾病的活动性 / 不稳定性

在深肤色白癜风患者，皮肤镜是确定疾病活动性 / 不稳定性的一种可靠工具，因此影响治疗的选择[13, 14]。药物治疗仍然是白癜风治疗的主要手段，后期通常需要外科治疗。为此，疾病和皮损应处于"稳定"期（至少 6 个月内无新发皮损和 / 或原皮损无进展，最好 2 年）[13, 14]。此时皮肤镜下出现毛囊周围色素脱失、白发和皮损边缘色素沉着，高度提示稳定期白癜风（图 20.3），而毛囊周围色素残留、色素模式改变、和 / 或某些专属特征（如"星爆样""彗星尾征"和"西米露样"），提示活动性 / 不稳定性白癜风（第 17 章）[13, 14]。

除了白癜风，皮肤镜评估还有助于评价有色人种其他疾病的活动性（如斑秃、扁平苔藓、湿疹等，见第 18 章和第 19 章）。

20.4.2　皮肤镜指导治疗

皮肤镜还可用于指导一些疾病的治疗，特别是临床上少见的皮疹[1]。这在感染性皮损中发挥着显著作用（疣、传染性软疣等），因为如果遗留了未治疗皮疹，它们就可能传染。在深肤色人群中，笔者发现在男性胡须部位和女性口周区域扁平疣的治疗中，皮肤镜指导的治疗非常有用。与传统的清除肉眼可见皮疹相比，治疗前的皮肤镜评估可以确保清除更多皮疹（作者的个人观察）[1]。

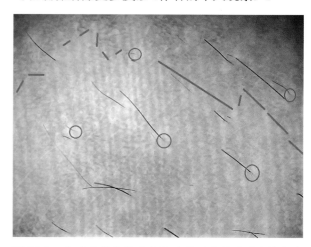

图 20.3　白癜风稳定期皮损皮肤镜下皮损周围边缘色素沉着（蓝色虚线）、毛囊周围色素脱失的特征（红色圆圈），这些是疾病稳定的标志

20.4.3 斑贴试验解读

由于深肤色种族的皮肤颜色深，后背斑贴试验的反应即便用手持放大镜，有时也难以分辨。对不确定 / 微弱的反应，皮肤镜图像有助于确定是真阳性（边界不清的红斑、有或无浸润 / 水疱）还是刺激（边界清楚的红斑、脓疱和 / 或水疱）（作者的个人观察）（图 20.4）。

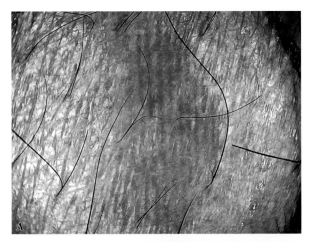

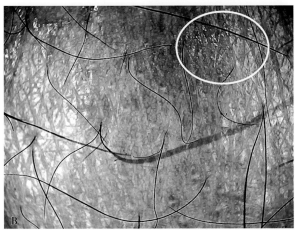

图 20.4 皮肤镜辅助确定斑贴试验结果：A. 弱阳性反应显示边界不清的红斑，受试区轻度浸润。B. 虽然可见微小水疱（白色圆圈），但是缺乏其他特征（边界不清的红斑和浸润）能够排除真阳性反应，从而确定为刺激反应

20.4.4 检测残留缝线和异物

残留的缝线或异物有时在临床上难以看到，因为在有毛区或重度结痂的伤口上难以看清 [15, 16]。深肤色因为较浅肤色缺乏色差，更难识别。这种情况下，皮肤镜评估可以快速便捷地识别（图 20.5），因此临床医生可以清除它们，从而避免异物肉芽肿的形成 [15, 16]。

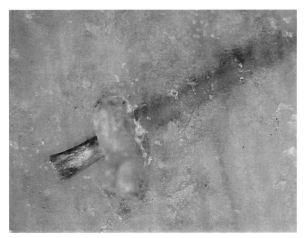

图 20.5 皮肤镜检查显示皮肤内异物

20.4.5 美学应用

近期皮肤镜光老化量表已经出现，在白人面部皮肤光老化定量评价中，是一种可靠和有效的诊断工具，可用于研究皮肤老化的预防和治疗手段的效果。[17]

眶周色沉和下眼袋的皮肤镜评估可用于检测主要的异常（皮肤色沉、血管结构异常和皮肤松弛）和个体化治疗方案的制定 [18]。近期一项研究评估了埃及人黑眼圈的常压氧治疗效果，皮肤镜作为主要工具记录了治疗后的改善情况，显示血管和色素的显著下降 [18]。

在有色人种中，选择正确的激光 / 光设备对于预防激光引起的灼伤和治疗后色素沉着至关重要。根据笔者的经验，激光治疗前皮肤镜评估毛发分布和粗细对于深肤色人群多毛症治疗很有用，可以据此微调出最佳的激光参数。此外，担忧的患者可以看到激光引起的毛发变稀和变细，保持 / 提高了依从性。事实上，近期埃及的研究强调了女性激光脱毛时采用毛发镜监测的实用性 [19]。

毛发镜在毛发移植后也具有重要价值，因为它可记录供区和受区存在的毛囊单位数量、每个毛囊单位的毛发数量、毛囊的大小以及毛囊间的距离 [20]。此外，毛发镜检测也可用于确定和鉴别毛发移植后的并发症，如毛囊炎和继发性的毛发扁平苔藓 [20]。

20.5 皮肤镜的心理学——皮肤科医生的听诊器

大部分皮肤和毛发疾病是慢性、复发性的，多数对于治疗抵抗。皮肤镜检查皮损、跟患者和家属讨论图像可以让他们感到被关心，增加他们对于医生水平的信任。展示皮肤镜图像时，急于知道所患皮肤病原因（病因）的患者会更容易接受、更平静，这有助于增强治疗的依从性。重要的是，那些拒绝皮肤活检的患者，往往在看过皮肤镜图像中显著的疾病特异性特征时，会同意进行活检，这种方法称为"皮肤镜诱导的皮肤活检"（dermoscopy-induced skin biopsy）[1]。

总之，皮肤镜架起了医患沟通之间关于疾病总体处理的桥梁。

（慕彰磊　译，刘孟国　校，徐峰　审）

参考文献

1. Sonthalia S, Errichetti E. Dermoscopy–not just for diagnosis and not just for dermatologists! *Kathmandu Univ Med J (KUMJ)* 2017; 15: 1–2.

2. Ganjoo S, Thappa DM. Dermoscopic evaluation of therapeutic response to an intralesional corticosteroid in the treatment of alopecia areata. *Indian J Dermatol Venereol Leprol* 2013; 79: 408–17.

3. Lacarrubba F, Pellacani G, Gurgone S, Verzì AE, Micali G. Advances in non-invasive techniques as aids to the diagnosis and monitoring of therapeutic response in plaque psoriasis: a review. *Int J Dermatol* 2015; 54: 626–34.

4. Micali G, Tedeschi A, West DP, Dinotta F, Lacarrubba F. The use of videodermatoscopy to monitor treatment of scabies and pediculosis. *J Dermatol Treat* 2011; 22: 133–7.

5. Errichetti E, Stinco G. Dermoscopy in general dermatology: a practical overview. *Dermatol Ther (Heidelb)* 2016; 6: 471–507.

6. Liu WC, Tey HL, Lee JS, Goh BK. Exogenous ochronosis in a Chinese patient: use of dermoscopy aids early diagnosis and selection of biopsy site. *Singapore Med J* 2014; 55: e1–3.

7. Merkel EA, Amin SM, Lee CY, et al. The utility of dermoscopy-guided histologic sectioning for the diagnosis of melanocytic lesions: a case-control study. *J Am Acad Dermatol* 2016; 74: 1107–13.

8. Choo JY, Bae JM, Lee JH, Lee JY, Park YM. Blue-gray blotch: a helpful dermoscopic finding in optimal biopsy site selection for true vasculitis. *J Am Acad Dermatol* 2016; 75: 836–8.

9. Bet DL, Reis AL, Di Chiacchio N, Belda Junior W. Dermoscopy and Onychomycosis: guided nail abrasion for mycological samples. *An Bras Dermatol* 2015; 90: 904–6.

10. Miteva M, Tosti A. Dermoscopy guided scalp biopsy in cicatricial alopecia. *J Eur Acad Dermatol Venereol* 2013; 27: 1299–303.

11. Caresana G, Giardini R. Dermoscopy-guided surgery in basal cell carcinoma. *J Eur Acad Dermatol Venereol* 2010; 24: 1395–9.

12. Scherrer MA, de Castro LP, Rocha VB, Pacheco L. The dermatoscopy in the skin pathergy testing: case series in patients with suspected Behçet's Disease. *Rev Bras Reumatol* 2014; 54: 494–8.

13. Kumar Jha A, Sonthalia S, Lallas A, Chaudhary RKP. Dermoscopy in vitiligo: diagnosis and beyond. *Int J Dermatol* 2018; 57: 50–4.

14. Jha AK, Sonthalia S, Lallas A. Dermoscopy as an evolving tool to assess vitiligo activity. *J Am Acad Dermatol* 2018; 78: 1017–19.

15. Naimer SA. Dermoscopic prevention and improved detection of retained sutures. *J Am Acad Dermatol* 2014; 70: e57–8.

16. Naimer SA. Therapeutic dermoscopy to facilitate detection and extraction of foreign bodies. *J Am Board Fam Med* 2017; 30: 374–6.

17. Isik B, Gurel MS, Erdemir AT, Kesmezacar O. Development of skin aging scale by using dermoscopy. *Skin Res Technol* 2013; 19: 69–74.

18. Mostafa WZ, Kadry DM, Mohamed EF. The effects of normobaric oxygen therapy on patients with periorbital darkening: an open, uncontrolled trial. *Indian J Dermatol Venereol Leprol* 2015; 81: 427–9.

19. Mohamed EE, Ahmed AM, Tawfik KM, Ibrahim SM. Trichoscopic changes in hair during treatment of hirsutism with 1064-nm neodymium:yttrium-aluminum-garnet laser. *J Cosmet Dermatol* 2016; 15: 31–5.

20. Olszewska M, Rakowska A, Rudnicka L. Hair Transplantation. In: Rudnicka L, Olszewska M, Rakowska A, eds. *Atlas of Trichoscopy—Dermoscopy in Hair and Scalp Disease*. 1st ed. London: Springer; 2012: 347–51.

附录　皮肤镜鉴别诊断

附录 I　躯干和 / 或四肢鳞屑性红斑 / 丘疹的鉴别诊断

常见疾病的主要线索

银屑病 （图 I.1）	皮炎（所有类型） （图 I.2）	玫瑰糠疹 （图 I.3）	扁平苔藓 （图 I.4）	汗孔角化症 （图 I.5）
● 均匀分布的点状血管 ● 白色鳞屑	● 黄色浆痂 ● 片状分布的点状血管	● 边缘白色鳞屑 ● 片状或散在分布的点状血管	● 白色网纹（Wickham 纹） ● 边缘分布的点状 / 短线状血管	● 具有双层游离缘的边缘角质环 ● 中央白色或点状血管

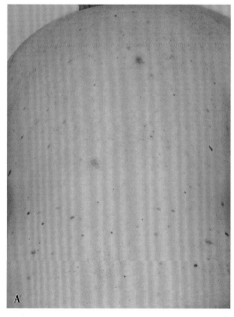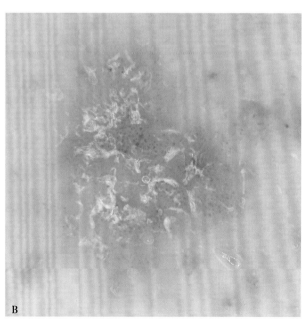

图 I.1　A. 银屑病。B. 以均匀分布的点状血管和白色鳞屑为特征

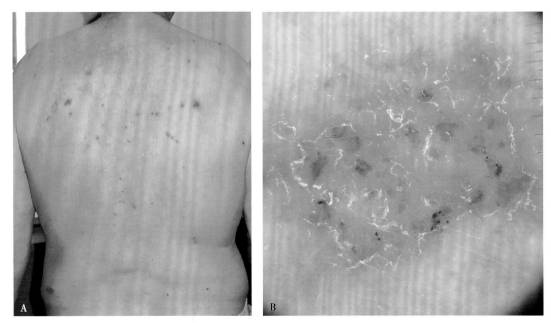

图 I.2 A. 皮炎。B. 特征是有多个黄色浆痂

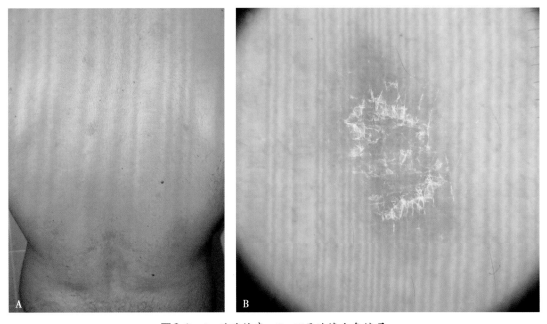

图 I.3 A. 玫瑰糠疹。B. 可见边缘白色鳞屑

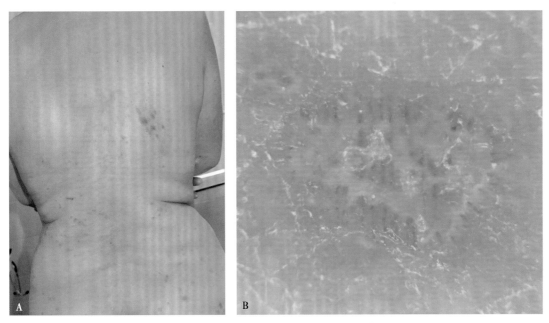

图Ⅰ.4　A. 扁平苔藓。B. 特征为中央的白色网纹

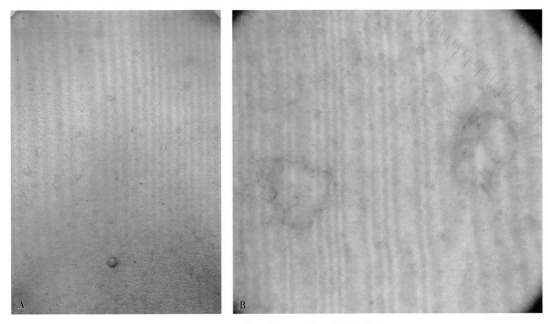

图Ⅰ.5　A. 汗孔角化症。B. 特征为边缘角化环

附录Ⅱ　面部红色斑疹／斑块的鉴别诊断

常见疾病的主要线索

玫瑰痤疮 （图Ⅱ.1）	脂溢性皮炎 （图Ⅱ.2）	盘状红斑狼疮 （图Ⅱ.3）	结节病 （图Ⅱ.4）
• 多角形血管	• 黄色浆痂或黄色鳞屑 • 片状分布的点状血管	• 毛囊角栓 • 毛囊周白晕 • 角化过度	• 橘黄色区 • 显著的线状树枝状血管

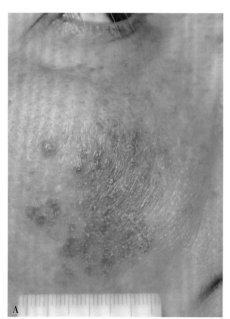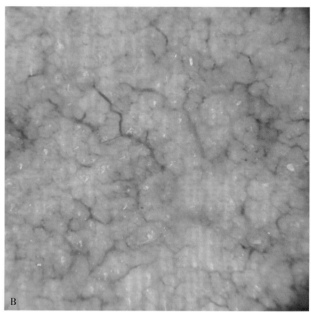

图Ⅱ.1　A. 玫瑰痤疮。B. 特征是多角形血管

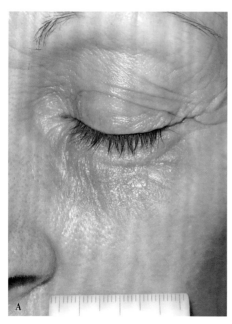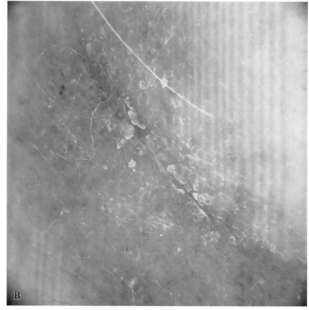

图Ⅱ.2　A. 脂溢性皮炎。B. 特征是多发油腻性黄色鳞屑和一些点状血管

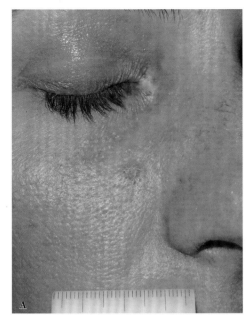
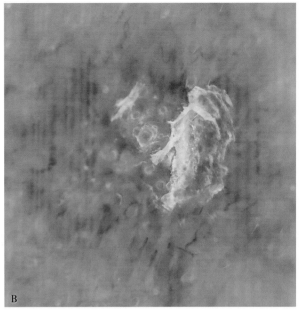

图Ⅱ.3　A. 盘状红斑狼疮。B. 可见毛囊角栓

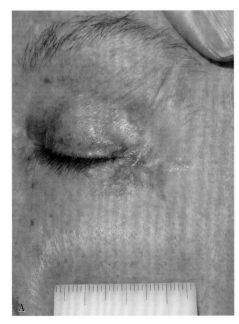
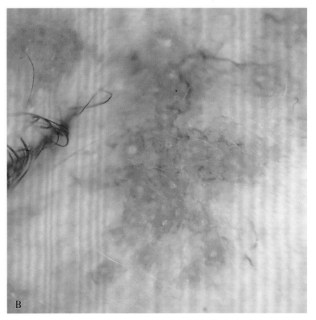

图Ⅱ.4　A. 结节病。B. 显示橘黄色小斑片和线状树枝状血管

附录Ⅲ　掌跖角化性皮肤病的鉴别诊断

常见疾病的主要线索

银屑病 （图Ⅲ.1）	慢性湿疹 （图Ⅲ.2）	癣 （图Ⅲ.3）	扁平苔藓 （图Ⅲ.4）	毛发红糠疹 （图Ⅲ.5）
• 弥漫的白色鳞屑	• 黄色鳞屑或浆痂 • 棕黄色点 / 小球 （海绵状水疱）	• 主要位于皱褶部位的白色鳞屑	• 圆形黄色区（常伴边缘凸起） • 白晕	• 片状分布的橘色均质化无结构区

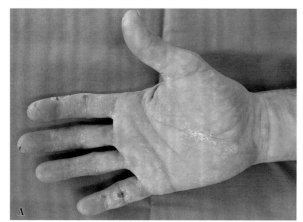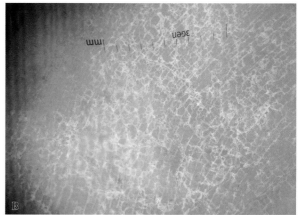

图Ⅲ.1　A. 掌部银屑病。B. 显示弥漫的白色鳞屑

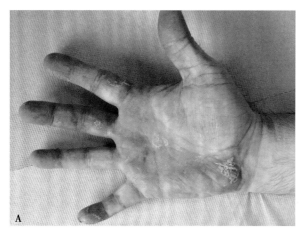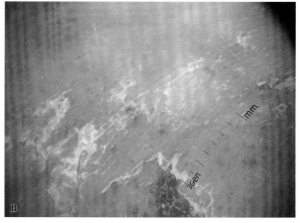

图Ⅲ.2　A. 慢性手部湿疹。B. 特征是黄色鳞屑和棕黄色点 / 小球（海绵状水疱），也可见白色鳞屑（通常与前两个表现共同出现）

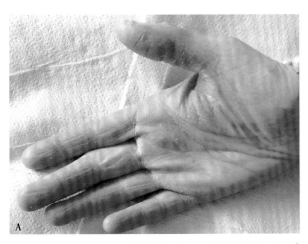
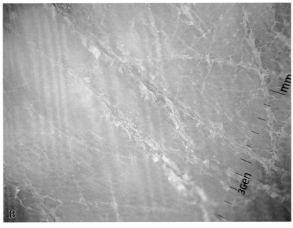

图Ⅲ.3　A. 一例手癣病例。B. 表现为主要位于皱褶部位的白色鳞屑

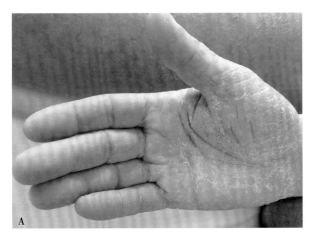
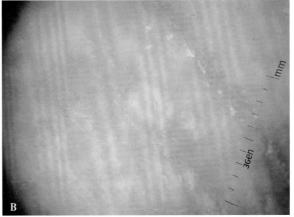

图Ⅲ.4　A. 掌跖部位的扁平苔藓。B. 特征是圆形黄色区（常伴边缘凸起），通常绕以白晕

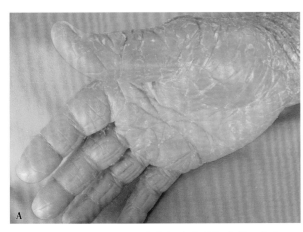
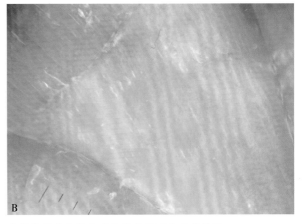

图Ⅲ.5　A. 毛发红糠疹引起的掌跖角化。B. 通常表现为片状分布的橘色均质化无结构区

附录Ⅳ　躯干和/或四肢硬化萎缩性斑片的鉴别诊断

常见疾病的主要线索

类脂质渐进性坏死 （图Ⅳ.1）	硬斑病 （图Ⅳ.2）	硬化性苔藓 （图Ⅳ.3）
● 橘黄色区 ● 显著的树枝状匍行性血管 ● 白色区	● 白色云状结构（边缘模糊的小的暗白色区）	● 毛囊角栓 ● 亮白色/黄白色斑片 ● 出血点

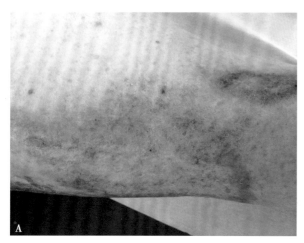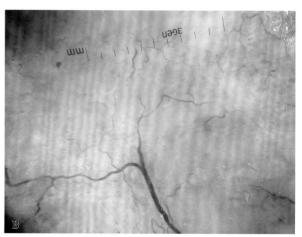

图Ⅳ.1　A. 类脂质渐进性坏死典型的成熟/晚期皮损。B. 特征为沿着显著的树枝状匍行性血管（从中央到周围直径逐渐变细）多灶性分布的橘黄色区；通常也可见白色区

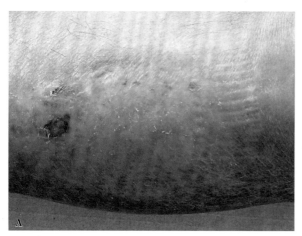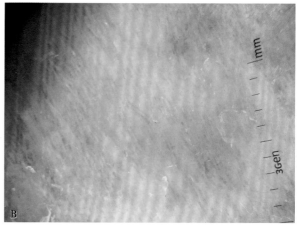

图Ⅳ.2　A. 硬斑病。B. 特征为白色云状结构，由边缘模糊的小的暗白色区组成

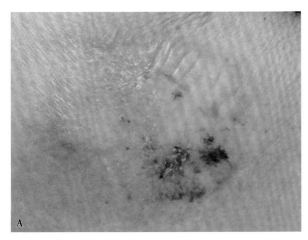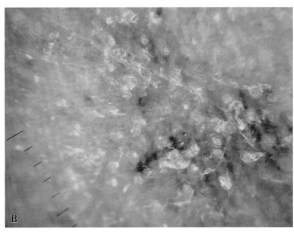

图Ⅳ.3　A. 硬化性苔藓。B. 皮肤镜下最具特征的表现为亮白色背景上的黄白色毛囊角栓；出血点并不常见，但它们在硬化萎缩性疾病中相当特异

附录V 躯干和／或四肢的色素沉着斑／丘疹的鉴别诊断

常见疾病的主要线索

色素性荨麻疹 （图V.1）	色素性扁平苔藓 （图V.2）	花斑癣 （图V.3）	摩擦黑变病 （图V.4）	斑状淀粉样变病 （图V.5）	灰皮病 （图V.6）
• 均质的浅棕色污斑和／或粗色素网	• 棕灰色或棕色点／小球 • 棕色背景	• 主要位于皮沟的细小白色鳞屑 • 由棕色条纹或弥漫的棕色色素沉着构成的色素网	• 网状排列的棕色无结构区或网状区	• 中央白色或棕色中心 • 边缘色素沉着呈不同形状[a]	• 蓝灰色或蓝色小点 • 浅蓝色背景

[a] 细放射状条纹，点，叶状凸起，球状凸起。

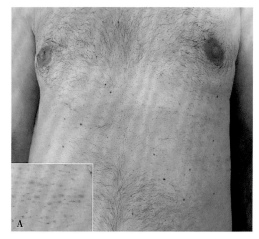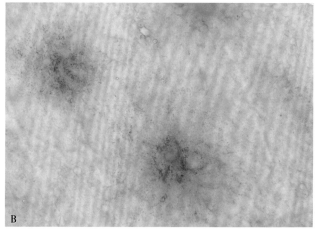

图V.1 A.色素性荨麻疹。B.通常表现为粗色素网

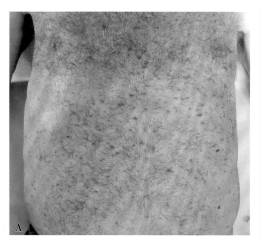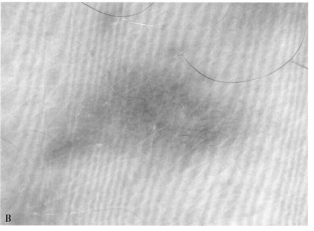

图V.2 A.色素性扁平苔藓。B.特征是棕色背景上的棕灰色或棕色点／小球

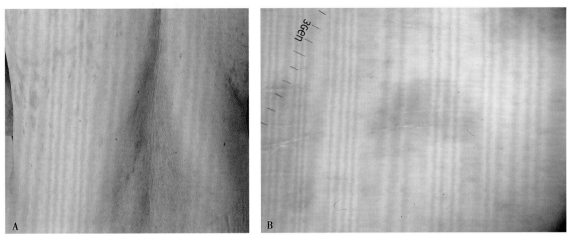

图 V.3　A. 花斑癣。B. 特征是主要位于皮沟的细小白色鳞屑和弥漫的棕色色素沉着

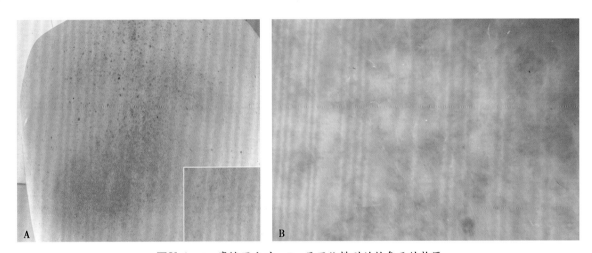

图 V.4　A. 摩擦黑变病。B. 呈网状排列的棕色无结构区

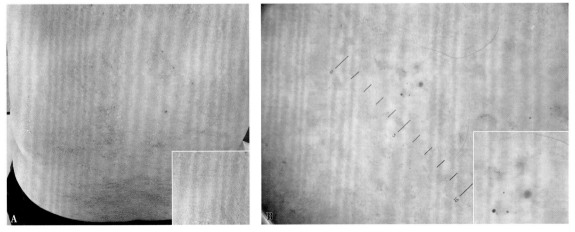

图 V.5　A. 斑状淀粉样变病。B. 特征是中央棕色中心（圆形区），边缘为棕色凸起（见框内放大图）

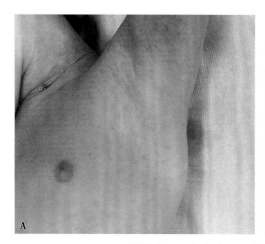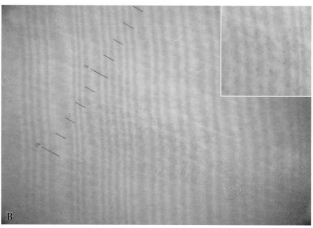

图 V.6　A. 灰皮病。B. 特征是蓝色背景上的蓝灰色或浅蓝色小点

附录Ⅵ 躯干和/或四肢的色素减退斑的鉴别诊断

常见疾病的主要线索

硬化性苔藓 （图Ⅵ.1）	白癜风 （图Ⅵ.2）	无色素性花斑癣 （图Ⅵ.3）	炎症后色素减退 （图Ⅵ.4）	特发性滴状色素减少症 （图Ⅵ.5）
• 毛囊角栓 • 亮白色/黄白色斑片 • 出血点	• 边界清晰的密集/亮白色区 • 毛囊周围色素沉着 • 白发	• 边界较清晰的白色区 • 皮沟细小鳞屑	• 皮肤镜下有典型的原发皮损	• "多云的天空样"或"多云"模式 [a]

[a] "多云的天空样"模式由多个小区域融合成的不规则/多环形斑构成，具有数种白色调，兼具清晰及模糊的边缘，周围有片状色素沉着网；而"多云模式"由边缘清晰或不清晰的圆形均质化白色区构成，周围有片状色素沉着网。

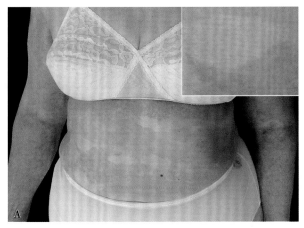
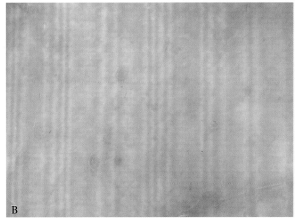

图Ⅵ.1 A.硬化性苔藓。B.表现为亮白色背景上的黄白色毛囊角栓

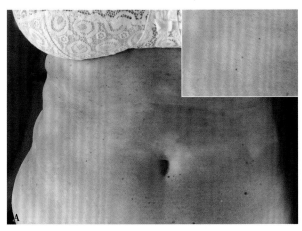
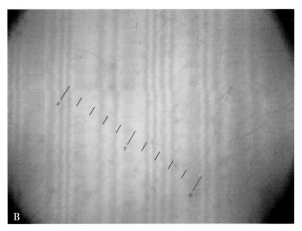

图Ⅵ.2 A.白癜风。B.特征是密集/亮白色背景上有毛囊周围色素沉着

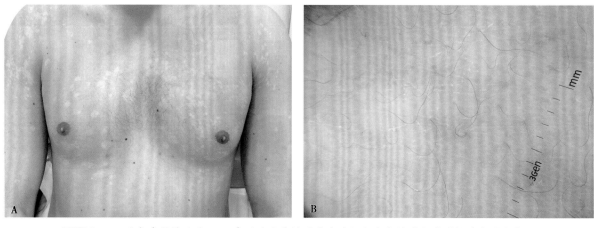

图Ⅵ.3　A.无色素性花斑癣。B.表现为主要位于皮沟的细小白色鳞屑和边界较清晰的白色区

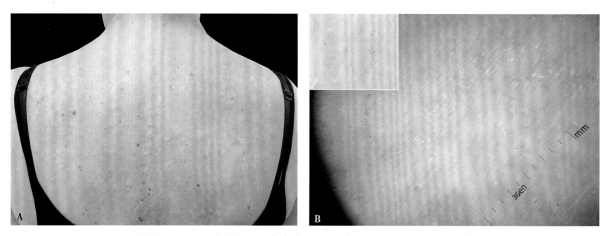

图Ⅵ.4　A.银屑病炎症后色素减退。B.表现为弥漫性的点状血管

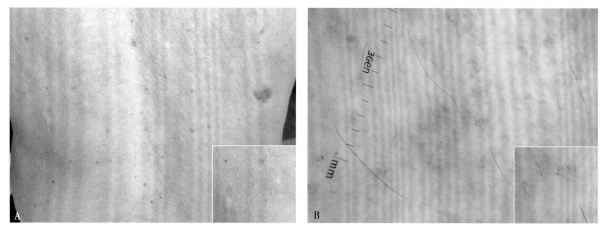

图Ⅵ.5　A.特发性滴状色素减少症。B.表现为多个小区域融合成的不规则/多环斑,具有数种白色色调,兼具清晰和模糊的边缘,周围有片状色素沉着网(小框图更易见)("多云的天空样"模式)

附录Ⅶ　躯干和/或四肢瘙痒性丘疹/结节的鉴别诊断

常见疾病的主要线索

肥厚性扁平苔藓 （图Ⅶ.1）	苔藓样淀粉样变病 （图Ⅶ.2）	胫前瘙痒性丘疹性皮炎 （图Ⅶ.3）	结节性痒疹 （图Ⅶ.4）	获得性穿通性皮肤病 （图Ⅶ.5）
● 毛囊白色/黄色角栓	● 中央白色或棕色中心 ● 边缘色素沉着呈不同形状 [a]	● 点状/球状血管 ● 粉白色背景 ● 边缘白色领圈样鳞屑，呈花瓣状模式	●"白色星爆样"模式 [b]	● 不同表现/颜色的三个同心区

[a] 细放射状条纹、点、叶状凸起和球状凸起。
[b] 由棕色和/或红色背景上放射状分布的白色线条或外周白晕以及一些粗的离心性凸起构成，可围绕棕红色/棕黄色痂、糜烂和/或角化过度/鳞屑。

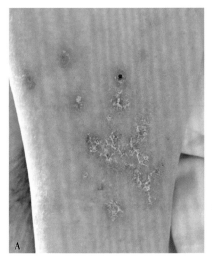
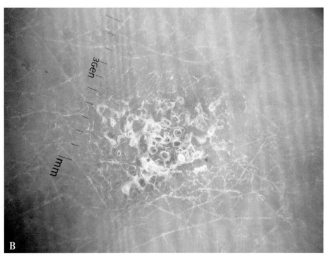

图Ⅶ.1　A.肥厚性扁平苔藓。B.表现为紫色背景上的毛囊白色角栓和白色鳞屑

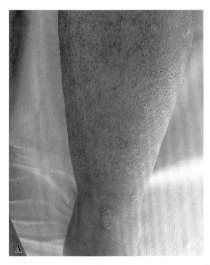
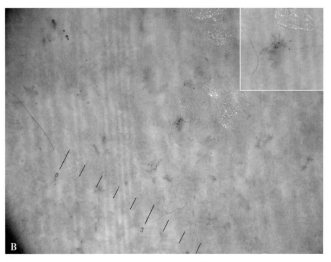

图Ⅶ.2　A.苔藓样淀粉样变病。B.表现为中央棕色中心（圆形区域），边缘棕色凸起（见框内放大图）

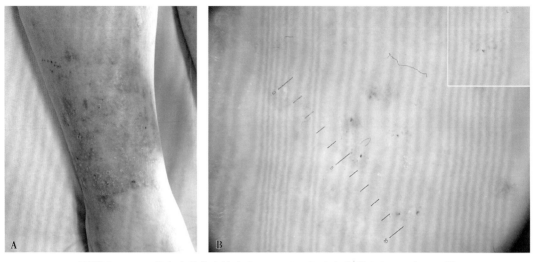

图Ⅶ.3　A.胫前瘙痒性丘疹性皮炎。B.显示粉白色背景上点状/球状血管

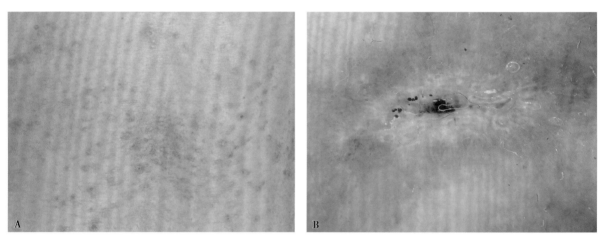

图Ⅶ.4　A.结节性痒疹。B.特征为红棕色背景上边缘白色凸起和线条（"白色星爆样"模式），中央出血性区域

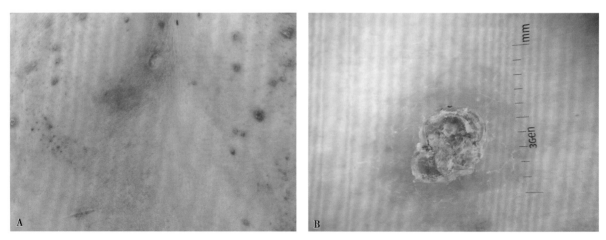

图Ⅶ.5　A.获得性穿通性皮肤病（反应性穿通性胶原病）。B.特征是典型的"三个同心区"模式，中央圆形棕绿色/黄棕色无结构区，周围有白色角化性领圈和红晕

附录 Ⅷ　沿 Blaschko 线分布的炎性丘疹的鉴别诊断

常见疾病的主要线索

扁平苔藓 （图 Ⅷ.1）	线状苔藓 （图 Ⅷ.2）	金黄色苔藓 （图 Ⅷ.3）	汗孔角化症 （图 Ⅷ.4）	Darier 病 （图 Ⅷ.5）
● Wickham 纹	● 混合的血管形态（点状、不规则线状） ● 白色鳞屑	● 出血点 ● 橙色背景	● 具有双游离缘的外周角化性轨道	● 中央星状 / 多角分支状 / 圆形 - 卵圆形黄色区 ● 周围晕环

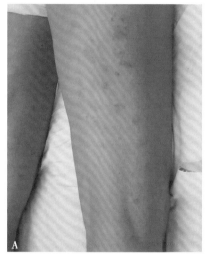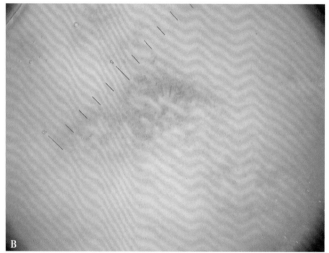

图 Ⅷ.1　A. 扁平苔藓。B. 可见 Wickham 纹

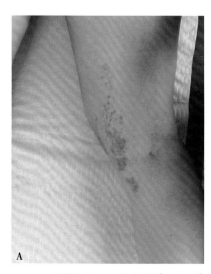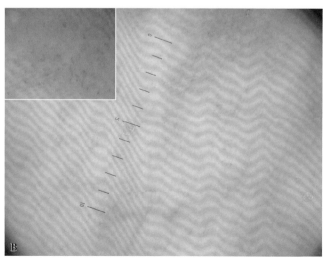

图 Ⅷ.2　A. 线状苔藓。B. 特征为混合的血管形态（点状、不规则线状）（小框图更易见）

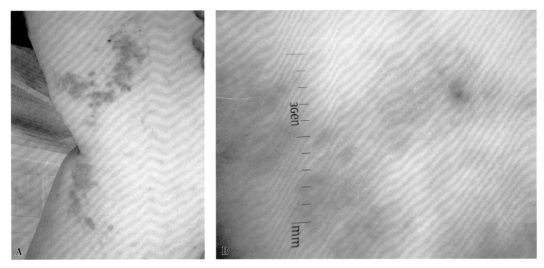

图Ⅷ.3　A.金黄色苔藓。B.可见橘色背景和出血点

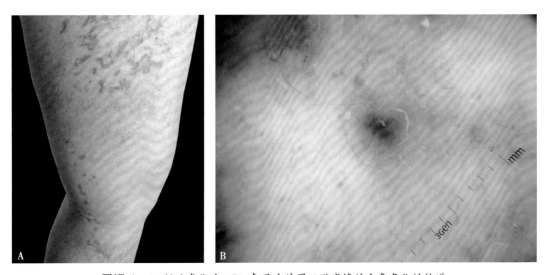

图Ⅷ.4　A.汗孔角化症。B.表现为外周双游离缘的白色角化性轨道

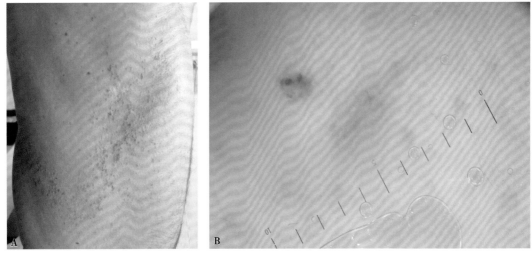

图Ⅷ.5　A. Darier 病。B.显示中央星状黄色区域，周边伴有晕环（由 Vincenzo Maione，MD 提供）

附录IX　紫癜性斑疹／斑片的鉴别诊断

常见疾病的主要线索

皮肤小血管炎 （图IX.1）	色素性紫癜性皮病（毛细血管炎） （图IX.2）
• 紫色和模糊的紫癜性斑片／小球 • 蓝灰色斑片	• 显著的红色紫癜性点／小球

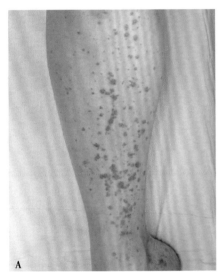 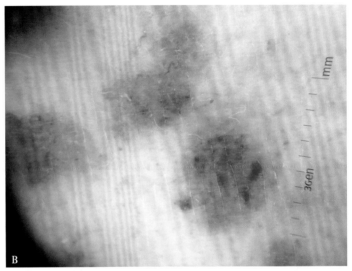

图IX.1　A.皮肤小血管炎。B.显示为紫色背景上紫色和模糊的色紫癜性斑片／小球

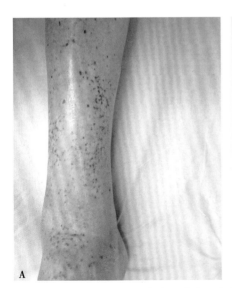 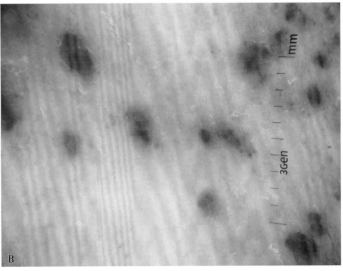

图IX.2　A.色素性紫癜性皮病（毛细血管炎）。B.特征是显著的红色紫癜性点／小球

附录X   非瘢痕性脱发的鉴别诊断

常见疾病的主要线索

雄激素性秃发 （图X.1）	斑秃 （图X.2）	拔毛癖 （图X.3）	头癣 （图X.4）
● 毛干直径异质性	● 感叹号发	● 毛发破坏（卷曲、火焰样）	● 逗号样或螺旋状发
● 单根毛发的毛囊	● 黄点征	● 出血	● 摩斯码征

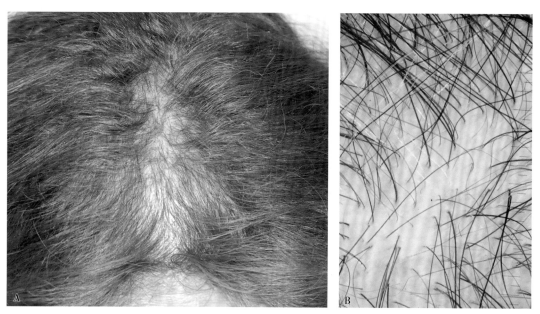

图X.1   A. 雄激素性秃发。B. 特征是毛干直径异质性，是指同时存在正常毛发、变细毛发和毳毛，该特征是由于毛囊微小化所致。此外，大量毛囊中只有单根毛发

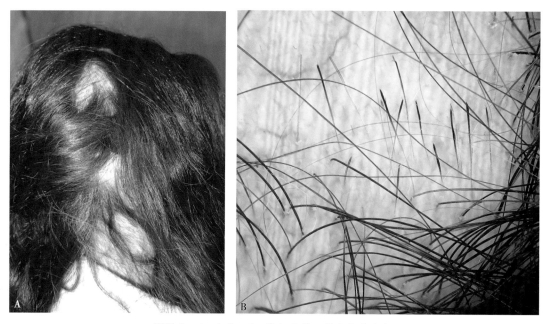

图X.2   A. 斑秃。B. 特征为感叹号发和黄点征

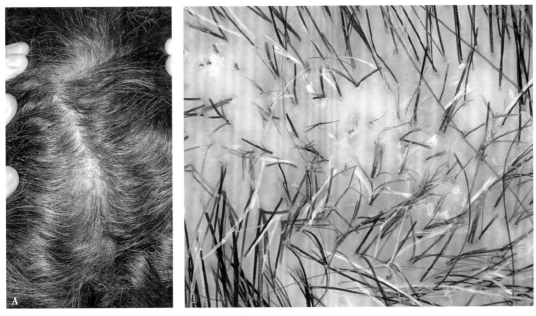

图 X.3 A. 拔毛癣。B. 在皮肤镜下表现为毛干的机械性损伤

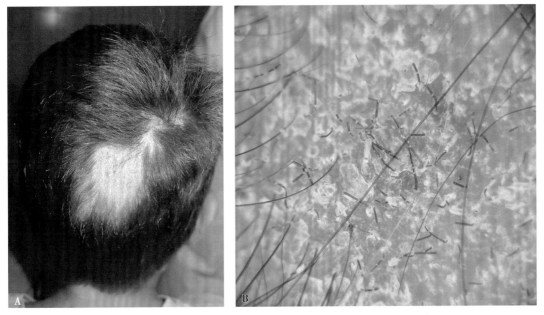

图 X.4 A. 头癣。B. 最常见的特征性表现为逗号样发。常合并严重的角化过度

附录Ⅺ　瘢痕性脱发的鉴别诊断

常见疾病的主要线索

毛发扁平苔藓 （图Ⅺ.1）	盘状红斑狼疮 （图Ⅺ.2）	秃发性毛囊炎 （图Ⅺ.3）
• 毛囊周鳞屑 • 管状鳞屑	• 毛囊角栓 • 线状血管	• 脓疱

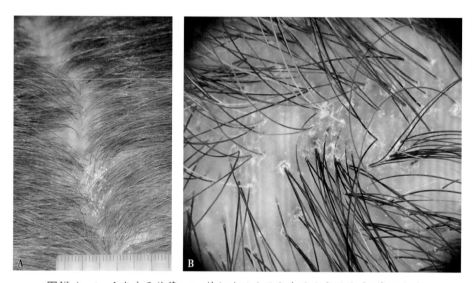

图Ⅺ.1　A.毛发扁平苔藓。B.特征为沿毛干分布的毛囊周鳞屑（管状鳞屑）

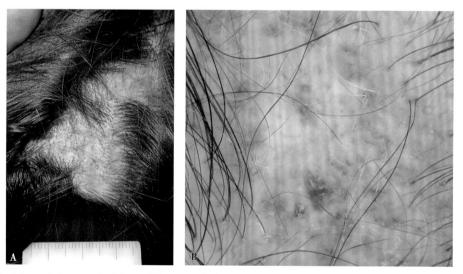

图Ⅺ.2　A.盘状红斑狼疮。B.主要皮肤镜特征是毛囊角栓。与其他类型的瘢痕性脱发相比，检测到线状血管也有助于诊断狼疮

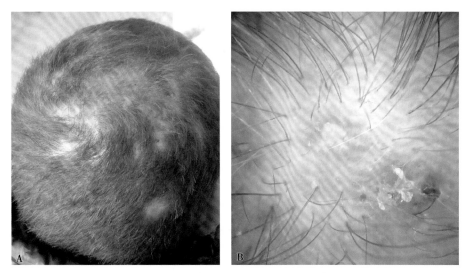

图XI.3 A.秃发性毛囊炎。B.皮肤镜下显示特征性的脓疱

附录XII 毛发管型的鉴别诊断

常见疾病的主要线索

虱病 （图XII.1）	脂溢性皮炎 （图XII.2）
● 牢固黏附在毛干上的卵圆形半透明结构	● 不牢固黏附在毛干上的白色无定形结构

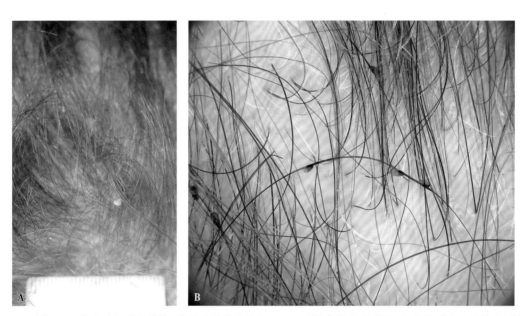

图XII.1 A.虱卵。B.表现为卵圆形结构，牢固地黏附于毛干上。可为深色或半透明状，取决于新生虱子是否还在虫卵中

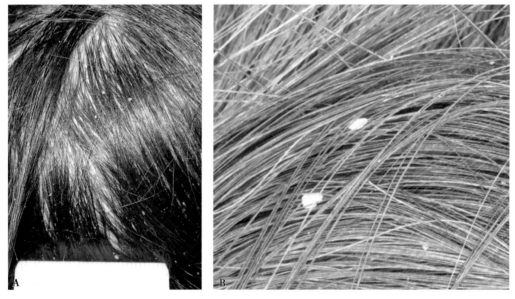

图XII.2 A.假性虱卵或毛发管型。B.表现为不牢固黏附于毛干上的白色无定形结构。可发生于脂溢性皮炎，或为发胶的碎屑

附录ⅩⅢ　甲分离的鉴别诊断

常见疾病的主要线索

银屑病 （图ⅩⅢ.1）	甲真菌病 （图ⅩⅢ.2）	外伤性甲分离 （图ⅩⅢ.3）	特发性甲分离 （图ⅩⅢ.4）	甲下肿块 （图ⅩⅢ.5）
• 围绕分离近端的亮橙黄色边界（边缘轻微凹陷） • 裂片形出血	• 甲分离近端的锯齿状边缘，黄白色尖锐结构（尖峰）指向甲近端 • 受累甲板整体表现为不同颜色的平行条纹带，类似于北极光	• 甲板分离近端线状边缘规则而平滑（周围呈正常的淡粉色） • 白色至黄色	• 广泛的均质表现 • 白色，甲分离近端边缘通常呈线状，直而规则，表现为过山车样特征	• 轻度凹陷边缘 • 根据甲下肿块的不同而呈现不同的颜色（甲乳头状瘤：丝状角化过度性团块，甲母质瘤：蜂窝状模式，甲下外生骨疣：血管扩张）

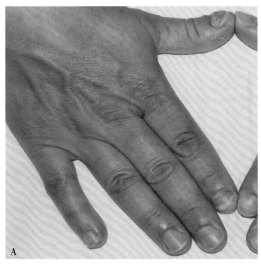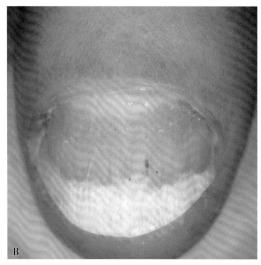

图ⅩⅢ.1　A. 银屑病甲分离。B. 伴边缘凹陷的橙黄色边界和裂片形出血

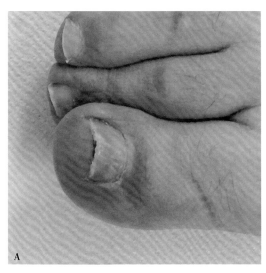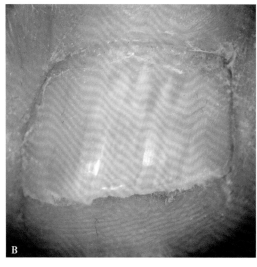

图ⅩⅢ.2　A. 甲真菌病的甲分离。B. 可见黄白色短刺和北极光模式

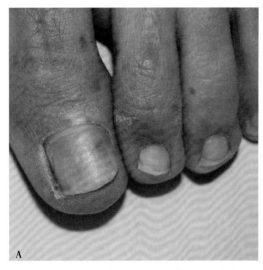
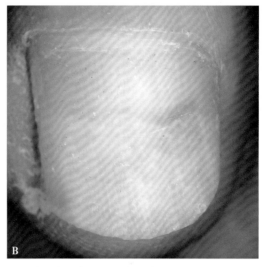

图XIII.3　A.外伤性甲分离。B.呈均质白色和线状的分离边缘

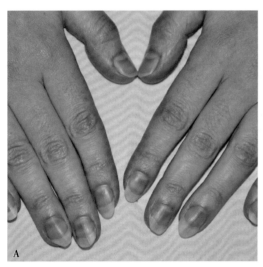
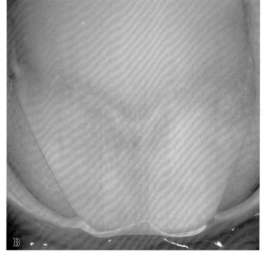

图XIII.4　A.特发性甲分离。B.有过山车样的边缘

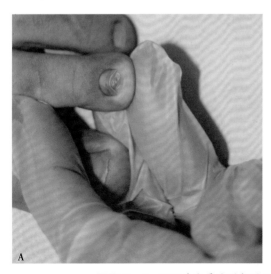
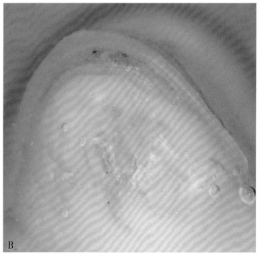

图XIII.5　A.甲下外生骨疣引起的甲分离。B.甲板下可见扩张的血管

附录 XIV 甲板凹点的鉴别诊断

常见疾病的主要线索

银屑病 （图 XIV.1）	斑秃 （图 XIV.2）	砂纸甲 （图 XIV.3）
● 不规则排列 ● 宽度、大小和深度不同	● 表浅 ● 几何形分布	● 由于凹点融合，表现为细而紧密的纵向分布 ● 鳞屑覆盖引起表面粗糙

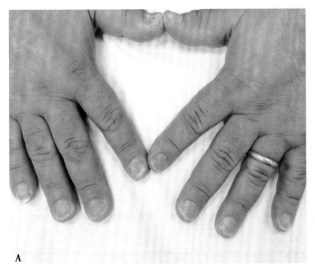
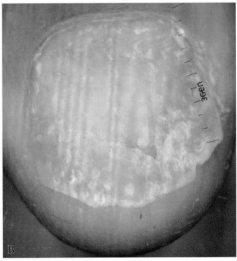

图 XIV.1 A. 银屑病甲。B. 不规则凹点

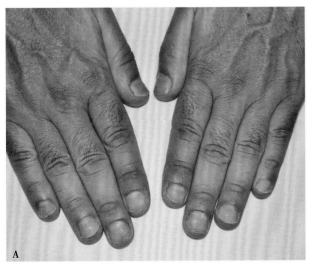
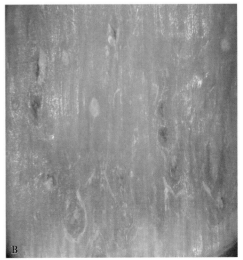

图 XIV.2 A. 斑秃。B. 规则凹点

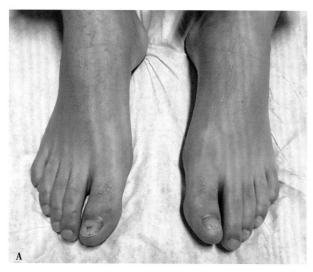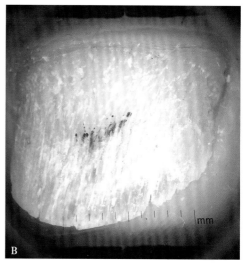

图ⅩⅣ.3   A.砂纸甲。B.甲板表面特征性改变

（任捷 译，慕彰磊 校，徐峰 审）